CHIRURGISCH-ANATOMISCHES

VADEMEKUM

FÜR STUDIERENDE UND ÄRZTE

VON

W. ROSER,

PROFESSOR DER CHIRURGIE AN DER UNIVERSITÄT MARBURG.

SIEBENTE, VERBESSERTE UND VERMEHRTE AUFLAGE.

MIT 133 HOLZSCHNITTEN.

LEIPZIG,

VERLAG VON VEIT & COMP.

1886.

Druck von Metzger & Wittig in Leipzig.

Vorwort

zur vierten, fünften, sechsten und siebenten Auflage.

Die Notwendigkeit, ein Buch mit topographisch-anatomischen Abbildungen zu besitzen, sieht jeder Anfänger in der Medizin heutzutage ein. Aber je mehr man die Wahrnehmung macht, daß die Bücher solcher Art gegenwärtig viel gekauft und eifrig studiert werden, desto ernstlicher wird immer wieder daran erinnert werden müssen, daß das Lesen solcher Bücher die Übungen im Seziersaal nicht ersetzen kann. Das Vademekum ist nicht dazu verfaßt, um den angehenden Ärzten ein genaueres Studium an der Leiche zu ersparen, und um ein bequemeres und rascher vollendetes Studium auf dem Papier an dessen Stelle zu setzen, sondern es soll ganz vorzugsweise dazu dienen, zu den chirurgisch-anatomischen Übungen am Kadaver anzutreiben und anzuleiten.

In letzterer Beziehung scheint es notwendig, die Methode hervorzuheben, durch welche die Studierenden am besten in die topographische Auffassung der Anatomie eingeführt werden. Es ist dies die Methode der Fensterschnitte. Wer sich orientieren will, wer in der chirurgisch-anatomischen Orientierung Übung bekommen will, dem raten wir dieselbe Art des chirurgisch-anatomischen Präparierens an, welche den meisten Abbildungen dieses Buches zu Grunde gelegt ist. Nicht das systematische Präparieren, nicht jenes so leicht zur Gedankenlosigkeit führende Herausschnitzeln der Arterienzweigchen oder Abschaben des Fettes von den Nervenfädchen bildet den Diagnostiker oder Operateur zu seinem Berufe vor, sondern nur das topographische Präparieren, wie es vorzugsweise bei solchen Fensterschnitten getrieben wird. Wer seine Studien vollendet hat, muß dies selbst erfahren haben, aber den Anfängern kann eine solche Erfahrung kaum nachdrücklich genug zur Beherzigung empfohlen werden. Darum sollte auch diese Gelegenheit nicht vorübergehen, ohne daß auf den hochwichtigen Gegenstand nochmals aufmerksam gemacht würde.

W. Roser.

Inhalt.

ZWEITE ABTEILUNG.

Hals.

DRITTE ABTEILUNG.

Brust.

VIERTE ABTEILUNG.

Bauch.

FÜNFTE ABTEILUNG.

Becken.

SECHSTE ABTEILUNG.

Obere Extremität.

SIEBENTE ABTEILUNG.

Untere Extremität.

ERSTE ABTEILUNG.

Kopf.

Schädelgegend. Auge. Ohr. Nase. Lippen und Wangen. Kiefer und Zähne. Zunge. Gaumen.

I. Schädelgegend.

Äußere Umhüllungen des Schädels. Knöchernes Schädelgewölbe. Grundfläche des Schädels. Hirnhäute und ihre Gefäße. Gehirn.

Äufsere Umhüllungen des Schädels.

Die äußere Umhüllung des Schädels besteht hauptsächlich aus der behaarten Kopfhaut nebst den mit ihr verbundenen Hautmuskeln, dem Occipitalis und Frontalis, und der zu diesen Muskeln gehörigen Hautsehne, der Galea aponeurotica. Die Kopfhaut und die Galea aponeurotica, welche durch eine feste, kurzfaserige, nur wenig Fett enthaltende Zellgewebsschicht mit der Kopfhaut verwachsen ist, bilden miteinander die Kopfschwarte. Die feste Verbindung beider Häute macht, daß oben auf dem Scheitel ein Abpräparieren der Haut von der Galea zum Zweck einer Operation ziemlich erschwert ist. Erst gegen die Schädelbasis hin wird dieses wieder leichter, indem dort die Kopfhaube ihre sehnigte Beschaffenheit nicht mehr besitzt, sondern vorne und hinten die Muskeln und zu beiden Seiten eine cellulöse Fascie an ihre Stelle treten. Dagegen besitzt in der Scheitelgegend die Kopfhaut, in Gemeinschaft mit der sehnigten Haube, eine ziemliche Verschiebbarkeit auf dem Schädel; sie ist dort nur durch eine dünne Zellgewebsschichte mit dem Knochen verbunden und läßt sich von dem letzteren leicht abtrennen. An den Stellen, wo die Kopfhaut mit der Galea eng verbunden ist, wird sich, eben um des festen Baues willen, nicht leicht ein größeres Blutextravasat oder eine starke Eiteranhäufung im subkutanen Zellgewebe bilden können, wohl aber ist dies zwischen der Galea und dem Schädel, in dem dortigen mehr lockeren Zellgewebe möglich. Eine Eiteransammlung an der letzteren Stelle wird nur schwer und erst spät sich nach außen Bahn brechen können; es ergibt sich hieraus die Notwendigkeit künstlicher Eröffnung bei solchen Abscessen.

Zu beiden Seiten des Schädelgewölbes befinden sich die Temporalmuskel, die mit einer festen Aponeurose überzogen sind; dieselbe besteht aus zwei durch etwas Zellgewebe getrennten Blättern, von denen sich das eine an der inneren, das andere an der äußeren Kante des obern Jochbeinrandes ansetzt. Am Hinterhaupt legen sich die Nackenmuskel an, besonders der Sternocleidomastoideus und Cucullaris, ferner der Splenius capitis, Complexus und Biventer (Fig. 1).

Dem Stirnmuskel schließt sich der Corrugator supercilii an, der hinter ihm liegt, und der Orbicularis palpebrarum, der über seinen unteren Rand sich herlegt (Fig. 1 [7]).

Die Hauptarterien der Kopfhaut sind die Occipitalis (Fig. 1, [5]) und Temporalis ([2]). Letztere teilt sich in einen vorderen und seitlichen Ast. Zur inneren Stirngegend kommt die Supraorbitalis (Fig. 1, [8]), und zur hinteren Ohrgegend die Auricularis posterior ([4]). Die Arterien der Kopfschwarte laufen vielfach geschlängelt zwischen der Haut und der Galea hin, auch anastomosieren sie mehrfach untereinander. Die Festigkeit des Gewebes der Kopfschwarte bringt es mit sich, daß man öfters einige Schwierigkeit findet, die spritzenden Arterien der Kopfschwarte zu unterbinden; zuweilen wird aus diesem Grunde eine Umstechung derselben nötig.

Einige Venenzweige, aus den Venen der Schädelknochen kommend, anastomosieren durch die Kopfschwarte durch mit den äußeren Hautvenen des Kopfs. Man erklärte einst hieraus, wie es möglich sei, die Hirngefäße durch eine örtliche Blutentziehung an der Kopfhaut zu entleeren.

Fig. 1.

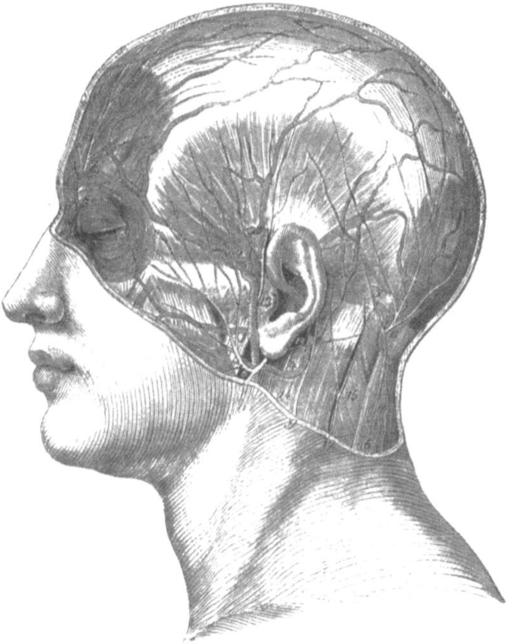

Die Haut am Schädel über der Galea aponeurotica und den Hautmuskeln wegpräpariert; am Ohr auch die Parotis entfernt. 1. A. transversa faciei. 2. A. temporalis. 3. A. frontalis. 4. A. auricularis posterior. 5. A. occipitalis. 6. N. facialis. 7. N. frontalis. 8. N. supratrochlearis. 9. N. auricularis magnus. 10. N. auricularis posterior (vom Facialis). 11. N. occipitalis major. 12. N. occipitalis minor. 13. N. temporalis superficialis. Man erkennt die Hautmuskel, M. orbicularis, frontalis, attrahens und retrahens auriculae, occipitalis, ferner den M. zygomaticus, Masseter, Sternocleidomastoideus 14, Splenius capitis und colli 15, Cucullaris 16.

Von Lymphdrüsen sind besonders die der hinteren und vorderen Ohrgegend angehörenden bemerkenswert. Die hinter dem Ohr, am Hinterhaupt gelegenen Drüschen trifft man häufig bei Syphilis angeschwollen. Das vordere Lymphdrüschen der Ohrgegend sieht man vorzugsweise nach Augenblennorrhöe von Entzündung ergriffen werden.

Ihre Nerven erhält die Kopfhaut teils vom Quintus, N. frontalis, supraorbitalis, temporalis, teils von den Nerven des Nackens her, dem N. occipitalis major und minor und auricularis major; die Hautmuskeln am Schädel werden vom Facialis versorgt.

Knöchernes Schädelgewölbe.

Der gewölbte Teil des Schädels ist zusammengesetzt aus dem Stirnbein, den Scheitelbeinen, den großen Flügeln des Keilbeins, den beiden Schläfenbeinen und dem Hinterhauptsbein. Die Verbindung dieser sämtlichen Knochen geschieht durch die hier sehr stark ausgebildeten Nähte. Es ist wichtig, sich die Formen der Nähte genau einzuprägen, damit nicht eine Naht mit einem Sprung verwechselt werde. Die Stellen, wo eine solche Verwechslung am leichtesten eintreten könnte, sind besonders die Schläfen, wo das Schläfenbein und der Keilbeinflügel sich oberhalb an das Scheitelbein anfügen, sodann aber die Hinterhauptsnaht, wenn nämlich dort eine anomale Naht, ein Worm'scher Knochen sich findet.

Am kindlichen Schädel finden sich noch keine deutlich ausgebildeten Nähte, sondern die einzelnen Knochen sind nächst der Dura Mater durch eine fibröse Zwischenmasse miteinander verbunden, und an den Stellen, wo später mehrere Nähte zusammenlaufen, finden sich die Fontanellen. Die beiden oberen Fontanellen, die Stirn- und Hinterhaupts-Fontanelle, sind viel bedeutender als die beiden seitlichen, welche den seitlichen Ecken der Scheitelbeine entsprechen.

Die Knochen des Schädelgewölbes bestehen, wie andere platte Knochen, aus Rindensubstanz und aus gefäßreicher Diploe; die innere Rinde, Lamina vitrea, ist härter und zum Springen und Splittern mehr geneigt als die äußere. An manchen Stellen, wo der Knochen am dünnsten ist, bemerkt man keine Diploe.

Man findet die Dicke der Knochen am Schädelgewölbe an verschiedenen Stellen und bei verschiedenen Individuen sehr verschieden. Die Gehirnwindungen, die Sinus der harten Hirnhaut, die Arterien der letzteren, endlich auch die sogenannten Pachionischen Granulationen der Arachnoidea erzeugen größere oder geringere Vertiefungen auf der inneren Knochenfläche, wodurch diese Fläche sehr ungleich wird. Im allgemeinen ist die Dicke des Schädels in der Schläfengegend am geringsten, dort wird auch der Knochen wegen seiner platten, nicht gewölbten Form am leichtesten eingeschlagen werden können. In der unteren Stirngegend, wo der Sinus frontalis liegt, ist die Wandung der Schädelhöhle, zumal bei manchen Individuen mit breiter Stirnhöhle (vgl. Fig. 2, [13]), doppelt; hier könnte also die äußere Wand des Schädels eingedrückt werden, ohne daß das Gehirn den mindesten Anteil daran nähme. Die Beurteilung der Verletzungen dieser Gegend wird erschwert durch die große Verschiedenheit, welche die Stirnhöhle bei verschiedenen Individuen darbietet. Die Stirnhöhle ist bei manchen Menschen so hoch und breit, daß sie fast über die halbe Stirn sich erstreckt; bei anderen ist sie sehr unbedeutend. Wohl die meisten Menschen haben drei Stirnhöhlen, eine mittlere (Fig. 4) und zwei seitliche. Es ist aber nichts Seltenes, daß vier Stirnhöhlen angetroffen werden, sogar sechsteilige Stirnhöhlen kommen vor.

Die Schädelknochen sind sehr gefäßreich, sie erhalten ihr Blut hauptsächlich von der Meningea media; einige Knochenvenen, welche durch die sogenannten Emissarien nach außen münden, vermitteln die Kommunikation der Gehirnvenen mit denen der äußeren Weichteile. Von Wichtigkeit ist die Einbettung der Arteria meningea media in die innere Tafel des Schädelknochens, öfters besitzt die Arterie sogar eine Strecke weit einen vollständigen Knochenkanal; es ist damit die Teilnahme der Arterie an einer Knochenverletzung sehr erleichtert. Die Stelle, wo die Arterie dieser Gefahr am meisten ausgesetzt scheint, befindet sich in der Mitte der Schläfengegend; sie entspricht ungefähr dem oberen Ende des großen Keilbeinflügels. Bei einer Fraktur an dieser Stelle darf man sich auf ein großes Extravasat gefaßt machen, und wenn man hier trepanieren würde, so könnte durch den Trepan die Arterie angegriffen werden und eine starke Blutung erfolgen.

Grundfläche des Schädels.

Die Grundfläche des Schädels setzt sich zusammen aus dem Stirnbein und Siebbein, dem Keilbein, Schläfenbein und

Hinterhauptbein. Es liegen hier die Nerven, die Arterien und Venenstämme des Gehirns, und es grenzt hier die Schädelhöhle zusammen mit der Nasenhöhle, der Augenhöhle, der Stirnhöhle, der Keilbeinhöhle, dem Gehörorgane (Trommelhöhle), dem Kiefergelenk, der Schlundgegend und der Rückenmarks- und Wirbelgegend. Alle diese Zusammengrenzungen können eine besondere pathologische Wichtigkeit erhalten, sofern eine Krankheit dieser Teile sich bis in die Schädelhöhle fortsetzt, oder umgekehrt eine Krankheit des Schädels sich diesen Umgebungen mitteilt. So kann z. B. eine Caries des Kiefergelenks oder des inneren Ohres, eine Geschwulst im Keilbeinsinus, oder ein Nasenknochenbruch, der bis ins Siebbein geht, für das Gehirn gefährlich werden. Wenn der Schädelknochen

Fig. 2.

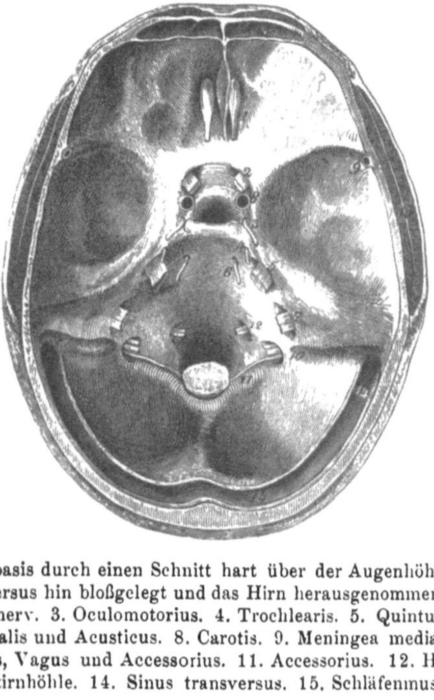

Die Schädelbasis durch einen Schnitt hart über der Augenhöhle und dem Sinus transversus hin bloßgelegt und das Hirn herausgenommen. 1. Riechnerv. 2. Sehnerv. 3. Oculomotorius. 4. Trochlearis. 5. Quintus. 6. Abducens. 7. Facialis und Acusticus. 8. Carotis. 9. Meningea media. 10. Glossopharyngeus, Vagus und Accessorius. 11. Accessorius. 12. Hypoglossus. 13. Stirnhöhle. 14. Sinus transversus. 15. Schläfenmuskel.

an den Stellen krank wird, wo die Nerven durchlaufen, so sind Neuralgien und Lähmungen eine wohl zu begreifende Erscheinung.

Hirnhäute und ihre Gefäfse.

Die hauptsächlichste Arterie der harten Hirnhaut ist die A. meningea media, welche durch das Foramen spinosum hereintritt und, eingebettet in die Furchen des Os temporale, des großen Keilbeinflügels und des Os parietale, sich nach

Fig. 3.

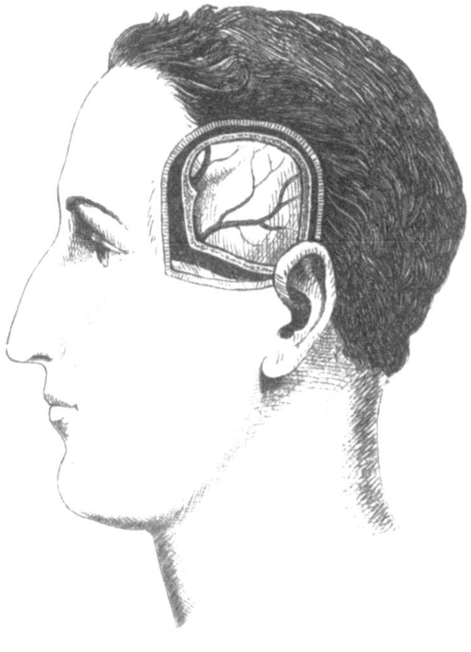

Man erkennt an Fig. 3 die Verzweigungen der Meningea, nach Wegnahme des Temporalmuskels und der Knochenteile der Schläfengegend.

vorn und hinten hin verzweigt. Da die Wandungen der Arterie sehr zart sind, und da die Lage der Ader, bald ganz oder halb im Knochen, bald auch eng mit der harten Hirnhaut verwachsen, das Fassen des Gefäßes äußerst schwierig machen kann, so würde im Fall einer tiefliegenden Verletzung derselben eher die Kompression gegen den inneren Knochenrand als die Unterbindung zur Anwendung kommen.

Fig. 4.

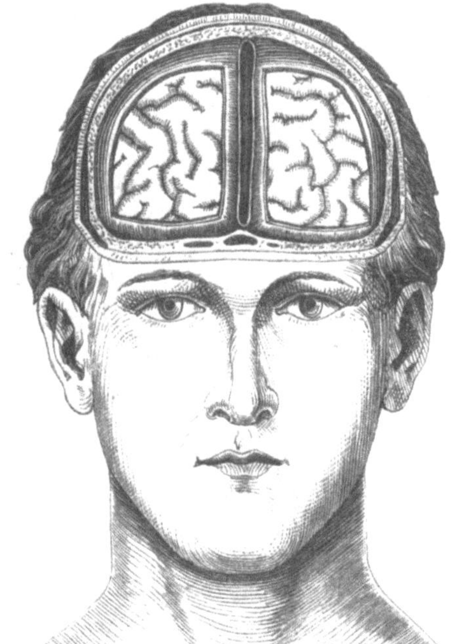

Wegnahme des Schädeldachs in der Stirngegend; die mittlere Stirnhöhle im Querschnitt. Sinus longitudinalis der Dura gespalten. Vordere Hirnlappen durch Herausnahme eines großen Stücks der Hirnhäute auf jeder Seite entblößt.

Die Venen, welche das Blut aus dem Gehirn und seinen Häuten zurückführen, ebenso die Venen der Schädelknochen, ergießen ihr Blut in die venösen Sinus der harten Hirnhaut. Diese Sinus sind zwischen zwei Platten der Dura Mater aufgenommen, sie unterscheiden sich von anderen Venen dadurch, daß sie, wenn sie angeschnitten werden, ihrer festen Wände wegen nicht zusammenfallen. Hinsichtlich der Schädel-

Fig. 5.

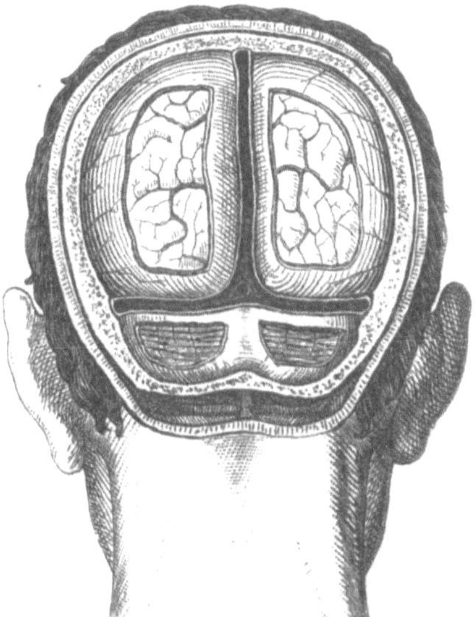

Bei Fig. 5 erkennt man die Lage des Kleinhirns und der hinteren Großhirnpartien; der Sinus longitudinalis nebst den beiden Sinus transversi ist aufgeschnitten. Die bloßliegenden Hirnteile in den Fensterlücken der Dura sind noch von der Arachnoidea und Pia und ihren Blutgefäßen eingehüllt.

verletzungen sind fast nur die zwei Hauptsinus, der Longitudinalis superior und die beiden Transversi, für den Chirurgen von Wichtigkeit; man vermeidet gern aus Rücksicht auf den ersteren dieser Sinus das Trepanieren in der Mittellinie. Bei einer Trepanation in der mittleren Höhe des Hinterhauptknochens würde der Sinus transversus getroffen. In dieser Gegend, wo schon das kleine Gehirn beginnt und außen die Nackenmuskel sich anlegen, trepaniert man aber überhaupt nicht leicht. — Die Sinus der harten Hirnhaut stehen mittels der Emissarien mit den äußeren Venen des

Fig. 6.

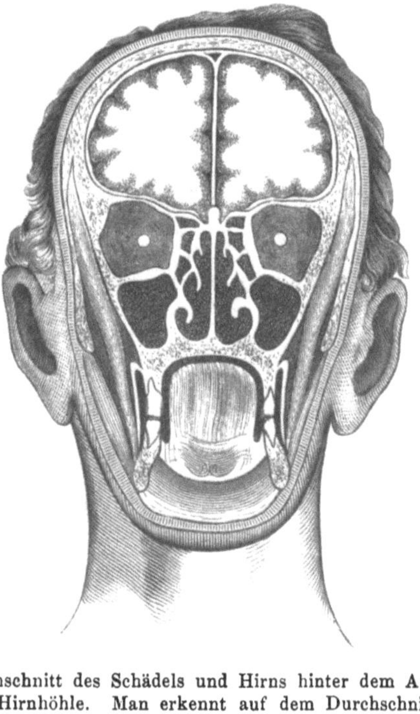

Frontal-Durchschnitt des Schädels und Hirns hinter dem Augapfel und diesseits der Hirnhöhle. Man erkennt auf dem Durchschnitt die Sehnerven, die Siebbeinzellen, die Nasenmuscheln, die Kieferhöhle u. s. w.

Gesichtes und Halses in Verbindung; manche Ärzte halten diese Verbindung für sehr wichtig, sofern man durch Blutegel, in die Nähe dieser Emissarien gesetzt, eine Hyperämie des Gehirns bekämpfen könne. Die hauptsächlichsten dieser Emissarien sind die, welche durch das Foramen mastoideum und parietale zu den Hinterhauptvenen, und die durch das Foramen coecum und die Siebbeinlöcher zu den Nasenvenen führen.

Die harte Hirnhaut muß als das innere Periosteum des Schädels angesehen werden; zugleich dient sie durch ihre

Fig. 7.

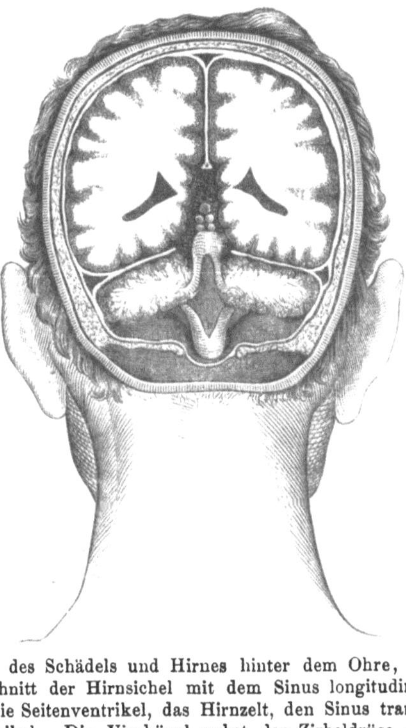

Durchschnitt des Schädels und Hirnes hinter dem Ohre, man erkennt den Durchschnitt der Hirnsichel mit dem Sinus longitudinalis superior et inferior, die Seitenventrikel, das Hirnzelt, den Sinus transversus, den vierten Ventrikel. Die Vierhügel nebst der Zirbeldrüse sind schematisch angedeutet.

Falten zur Befestigung und Sonderung der einzelnen Teile des Gehirns. Sie ist, wenigstens bei Erwachsenen, im normalen Zustand nur lose mit dem Schädelknochen in Verbindung, so daß sie leicht abgetrennt werden kann; bei Kindern und an den Stellen, wo die sogenannten Pachionischen Granulationen sich befinden, ist die Verwachsung inniger. Bei Schädelverletzungen bildet sich öfters ein Blutextravasat in dem Raum zwischen dem Knochen und der harten Hirnhaut; eine solche Blutansammlung verbreitet sich aber nicht leicht über die nächste Sutur hinaus, weil dort die Dura wieder fester adhäriert.

Die Arachnoidea des Gehirns besteht aus zwei Blättern das äußere ist eng mit der Dura, das innere mit der Pia verbunden, beide Blätter hängen durch die Gefäße die zu den Sinus gehen, miteinander zusammen.

Die Pia besteht aus einem sehr gefäßreichen Zellstoff, der sich zwischen die Hirnwindungen hereinlegt. Sie ist der Sitz der sogenannten Cerebrospinalflüssigkeit. Bei Verletzungen der Hirnhäute sieht man diese Flüssigkeit sich herausdrängen. Man hat öfters beobachtet, daß bei Frakturen des Felsenbeins ein Ausfluß von seröser Flüssigkeit aus dem Ohr entstand, welcher Tage lang fortdauerte; ähnliche Ausflüsse sah man aus der Nasenhöhle kommen bei Frakturen, die sich ins Keilbein und Siebbein herein erstreckten; es hat alle Wahrscheinlichkeit für sich, diese Ausflüsse von Verletzung der Arachnoidea und Pia herzuleiten.

Gehirn.

Für die chirurgischen Zwecke ist besonders die Lage der einzelnen Hirnteile dem Schädel gegenüber von Wichtigkeit. Hinter dem Stirnbein, dem sich der große Keilbeinflügel anschließt, liegen die drei Stirnwindungen (Fig. 4), die hinterste derselben hat in neuerer Zeit ein besonderes Interesse erhalten, weil man mit eiteriger Zerstörung der dritten frontalen Hirnwindung der linken Seite die Aphasie entstehen, d. h. das Gedächtnis für die Formation der Wortlaute verloren gehen sah.

Hinter dem Scheitelbein zieht sich, schief nach vorne und außen verlaufend, die Fissura Rolandi (Fig. 8) hin; an dieselbe grenzend liegen die vorderen und hinteren Scheitelwindungen, deren traumatische Reizung sich zuweilen der oberen und

Fig. 8.

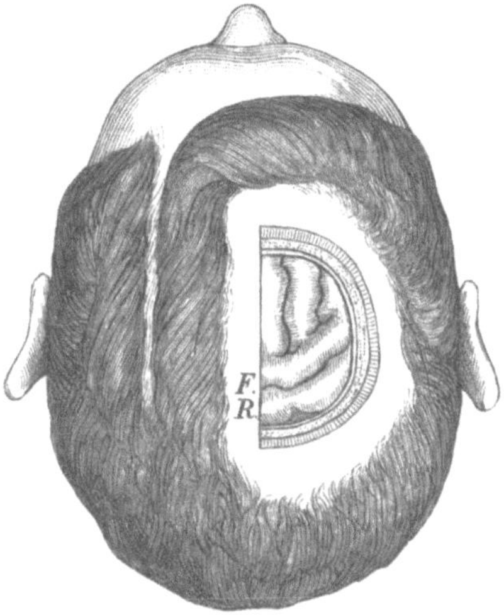

Fensterschnitt in der linken Scheitelgegend. Man erkennt nach Wegnahme eines halbrunden Stückes vom Schädel und von den Hirnhäuten die Lage der Centralfurche, Fisura Rolandi, nebst den umliegenden Windungen.

unteren Extremität mitteilt. An der seitlichen Vorderecke des Scheitelbeins, neben den großen Keilbeinflügel, grenzt die Fossa Sylvii an. Dem hinteren Teil des Scheitelbeins und dem oberen Teil des Hinterhauptknochens entsprechen die Occipitalwindungen des Großhirns, dem unteren Teil des Hinterhauptknochens das Kleinhirn. Auf der mittleren Schädelgrube, die vom Keilbein und Schläfenbein gebildet wird, liegen die Temporalwindungen, deren man dreierlei, obere, mittlere, untere unterscheidet.

Dem Basisteil des vorderen Hirnlappens gegenüber befindet sich das Dach der Orbita, welcher die drei Orbitalwindungen entsprechen (Fig. 6).

In der Mediangegend der Schädelbasis sind es die

Hypophysis und die Varolsbrücke, die dort aufliegen, dazu die Nerven (vgl. Fig. 2) und die Gefäße, Arteria vertebralis, Circulus Willisii, Sinus cavernosus, petrosus u. s. w.

Der tiefste Teil der Hirnbasis ist so gelagert, daß er vermöge des Wassergehalts der Pia und ihrer Falten gleichsam auf dem Hirnwasser schwimmt. Denkt man sich das Hirnwasser an dieser Stelle abgeflossen oder weggedrückt, so mag besonders die Stelle, wo die Ursprünge des Nervus vagus gegen den Rand des Hinterhauptlochs anliegen, eine Art Reibung oder Kompression erfahren. (Ich habe die Verlangsamung des Pulses bei Hirndruck aus einer mechanischen Reizung der Vagus-Aussprünge, nach Verdrängung des Hirnwassers, zu erklären versucht. Archiv für physiologische Heilkunde 1857, S. 261.)

II. Augengegend.

1) Umgebungen des Auges. Augenhöhle. Augenmuskel. Augenlider. Thränenorgane. Gefäße und Nerven der Augengegend.

Augenhöhle.

Die Augenhöhle besteht aus sechs Knochen, nämlich aus dem Stirnbein, Keilbein, Jochbein, Oberkiefer, Thränenbein, Siebbein. Nach oben grenzt die Augenhöhle an die Stirnhöhle und Schädelhöhle, mit deren letzterer sie durch das Foramen opticum und die Fissura orbitalis superior kommuniziert; nach innen befindet sich die Nasenhöhle, nach hinten und außen die Schläfengrube und die Fissura sphenomaxillaris, nach unten endlich die Kieferhöhle und der Canalis infraorbitalis. Zunächst am Augapfel befinden sich die sechs Augenmuskel mit ihrer Fascie, und die Conjunctiva, die den Übergang zu den Augenlidern vermittelt; die Augenlider sodann mit ihren Knorpeln und Muskeln bilden eine zweite Reihe von umgebenden Teilen. Seitlich schließen sich die Thränenwerkzeuge an, außen und oben die Thränendrüsen, innen und unten der Apparat für Aufsaugung und Ableitung der Thränen. Dazu kommen noch die Nerven und Gefäße, welche für diese verschiedenen Organe bestimmt sind. Alle diese Teile sind in eine starke Fettlage, welche sich im Hintergrunde des Augapfels befindet, eingebettet.

Augenmuskel.

Die vier geraden Augenmuskel entspringen sämtlich um das Foramen opticum herum, ihre Sehnen inserieren sich

Fig. 9.

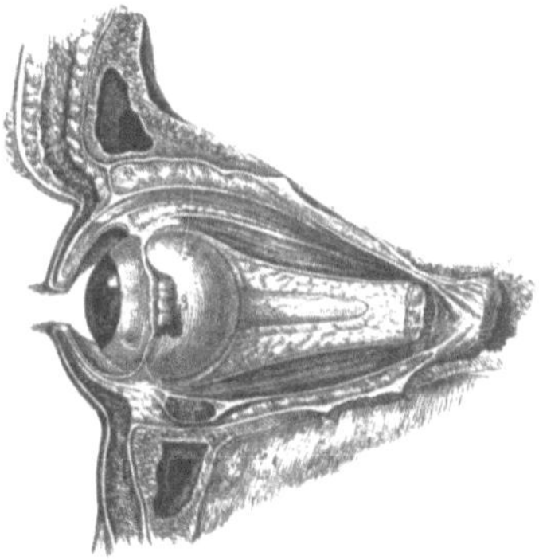

Die Augenhöhle des linken Auges, im Durchschnitt von außen betrachtet; oben die Stirnhöhle, unten die Kieferhöhle. 1. Der M. obliquus inferior durchschnitten; über ihm der Rectus inferior. 2. Die Insertion des Obliquus superior an die Sclerotica; nach oben der M. rectus superior; noch weiter oben der Levator palpebrae. 3. Der Rectus externus, in der Nähe seiner vorderen Insertion abgeschnitten.

vorn an der Sclerotica, fünf Millimeter vom Hornhautrand entfernt. Eine dünne Fascie (Tenon) hüllt diese Muskel ein und erleichtert ihre glatte Verschiebung am Augapfel; vorn setzt sich diese Fascie teils an dem Augapfel selbst an (Albuginea oculi), teils breiten sich ihre Fasern an die Augenlider hin aus. Vermittelst dieser Fascie wird ein durchschnittener Augenmuskel noch etwas in seiner Lage erhalten und er besitzt, so lange die Fascie nicht ebenfalls durchschnitten ist, noch einigen Einfluß auf die Stellung des Auges, auch die

Augenlider scheinen bei manchen Bewegungen, z. B. das untere Augenlid beim Nachuntensehen, durch diese Fascie etwas angezogen zu werden.

Die beiden schiefen Augenmuskeln haben das Gemeinschaftliche, daß sie in der Richtung von vorn und innen nach außen und hinten einen Halbkreis um den Augapfel beschreiben; der Obliquus superior geht von vorn und oben her hinter dem Rectus superior, der Obliquus inferior von innen und unten her, hinter dem Rectus externus, zwischen dem Muskel und dem Auge durch. Von der oberen und inneren Augenhöhlenwand, wo sich die Rolle für den Obliquus superior befindet, schlägt sich die Sehne dieses letzteren nach außen und hinten; der Obliquus inferior, an der unteren Augenhöhlenwand nach außen vom Thränensack entspringend, läuft vor und unter dem M. rectus inferior hin und begiebt sich hinter dem Rectus externus zum oberen äußeren hinteren Teil der Sclerotica. Beide Obliqui sind durch Fascien in ihrer Lage und Richtung gesichert.

Die glatte Anlage der Augenmuskel-Fascie an den Bulbus erlaubt ein Ausschälen des Auges aus seiner Höhle, wobei man zuerst die Bindehaut ringsherum zu trennen hat, sodann die Muskelsehnen und endlich den Nervus opticus.

Augenlider.

Die Augenlider sind hauptsächlich durch ihre Fascie, die vom Rande der Orbita ausgeht und an die Tarsusknorpel sich ansetzt, in ihrer Lage befestigt. Besonders am äußeren und inneren Augenwinkel, wo sich das Ligamentum palpebrale internum und externum an den Orbitalrand anheften, haben die Augenlider ihren fixen Punkt; die übrigen Teile sind ziemlich verschiebbar und erleiden sowohl in den normalen Verhältnissen, schon beim Öffnen und Schließen des Auges, als bei krankhaften Zuständen, z. B. bei Ectropium, mancherlei Lageveränderungen. Der äußere Augenwinkel ist weniger gegen Verschiebung geschützt als der innere; er rückt auch beim Schließen des Auges um etwas nach innen.

Der Schließmuskel des Augenlids, Orbicularis palpebrarum, reicht noch ziemlich weit über den Umkreis der

Augenhöhle hinaus, indem er bis in die Stirngegend, Schläfengegend und Wangengegend sich erstreckt; er legt sich oben über den Ursprung des M. frontalis her, nach unten grenzt er an die Wangenmuskel und nach innen an die Nasenwurzel.

Die sogenannte Sehne des Orbicularis, Lig. palpebrale internum, läuft mitten über den Thränensack her (Fig. 3), wenn dieser anschwillt, so erscheint zuweilen die Geschwulst vermöge des darüber hinspannenden Ligaments in eine obere und untere Partie geteilt.

Der Levator palpebrae entspringt hinten in der Augenhöhle und verläuft gerade über dem Rectus superior, getrennt von diesem durch eine Fascie, zum hintern Rand des Tarsus. Eine ziemlich deutliche Fascie isoliert diesen Muskel auch auf der oberen Seite. Bei geöffnetem Augenlid verbirgt sich derselbe in der Augenhöhle.

Der Tarsus, welcher am oberen Augenlid viel deutlicher und stärker entwickelt getroffen wird, als am unteren, besteht in einer länglichen Knorpelscheibe, die in den Rand des Augenlids aufgenommen ist und mit den Augenlid-Muskeln in Verbindung steht. In die hintere oder innere Fläche des Tarsus sind die Meibom'schen Drüsenschläuche eingebettet. Sie münden an der inneren Kante des Augenlids, an der Grenzlinie zwischen Haut und Schleimhaut. Diese Meibom'schen Drüsen sieht man öfters zu kleinen Abscessen, anderemale zu kleinen Bälgen, mit meist gelatinösem Inhalt, sich transformieren. Wenn nämlich die Mündung eines Meibom'schen Drüsenschlauches sich verstopft oder obliteriert, so häuft das Secretum sich an und es entsteht eine Art Balggeschwulst. Die Entzündung eines Meibom'schen Drüsenschlauches (Hordeolum internum) muß von der Entzündung eines Hautfollikels am Ciliarrand (Hordeolum externum) wohl unterschieden werden.

Am freien Rand des Augenlids, an der äußeren Kante desselben, sind die Cilien eingesenkt. Sie durchbohren in schiefer Richtung die Haut, ihre Wurzeln liegen zwischen dem vorderen Teil des Tarsusrandes und dem Orbicularmuskel. Durch atrophisches Einschrumpfen der zunächst hinter ihnen gelegenen Schleimhaut-Partie wird öfters eine falsche, nach innen gekehrte Richtung des Cilienrands (Entropion) oder eines Teiles der Cilien (Trichiasis) hervorgebracht.

Die Conjunctiva, welche halb dem Augenlid, halb dem Augapfel angehört, bildet für den Tarsus, zumal den des oberen Augenlids, nur einen dünnen, durchscheinenden, dabei fest angewachsenen Überzug. Sie besitzt an dieser Stelle eine feinzottige Oberfläche, den sogenannten Warzenkörper, in welchem bei der kontagiösen Ophthalmie sich vorzugsweise die sogenannten Granulationen entwickeln. Die Neigung zur Produktion dieser Wucherungen scheint aus dem schon im normalen Zustand warzigzottigen Bau des hier gelegenen Conjunctivateils erklärt werden zu müssen. Eine Art von hypertrophischer Granulation entsteht bei jeder lange dauernden Entzündung dieses Teiles der Bindehaut. — Hinter dem Tarsus, in der sogenannten Retrotarsal-Falte, ist die Conjunctiva schlaffer und hat ein lockeres Bindegewebe unter sich, das sehr zur Anschwellung geneigt ist.

Thränenorgane.

Die Thränendrüse liegt hinter dem Rand der Augenhöhle nach außen und oben, unmittelbar am Stirnbein, in der Fovea lacrymalis desselben; eine zweite kleinere Thränendrüse liegt unter ihr, bedeckt von der Augenlid-Fascie, gegen das Lig. palpebrale externum hin; die Ausführungsgänge dieser Drüsen münden sich hinter dem Tarsus superior auf der Conjunctiva. Zur Exstirpation der Thränendrüse wäre ein Schnitt parallel mit dem oberen äußeren Orbitalrand nötig.

Die beiden Thränenkanälchen laufen von den Thränenpunkten aus zwischen den Fasern des M. orbicularis durch um die Thränenkarunkel herum, um miteinander hinter dem Lig. palpebrale internum in den Thränensack einzumünden. Dieser besteht aus Schleimhaut, vorne mit fibröser Umkleidung; seine hintere innere Wand wird vom Knochen (vom aufsteigenden Ast des Oberkiefers und vom Thränenbein), seine vordere und äußere Wand von M. orbicularis und dem Ligamentum palpebrale bedeckt, welches letztere ihn über seiner Mitte quer durchkreuzt. Das Periosteum der Orbita hängt mit dem fibrösen Überzug des Sackes zusammen und ein besonderer Teil des M. orbicularis, der Horner'sche Thränensack-Muskel, geht teils an den Sack, teils über ihn weg.

Der Thränensack geht über in den Nasenkanal, welcher nach unten und zugleich etwas nach außen und hinten im Oberkiefer verläuft und sich vorne und oben im unteren Nasengang, unmittelbar hinter dem vorderen Anfang der unteren

Fig. 10.

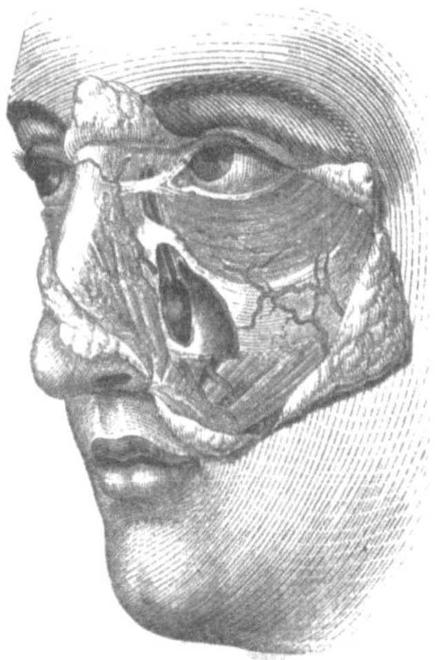

Der Thränensack und Nasenkanal von vorne eröffnet. Das Lig. palpebrale internum geht quer über den Thränensack weg. Der Verlauf der Thränenkanälchen ist mit Punkten angedeutet. Man sieht, vermöge eines Fensterschnittes in der Oberkieferwand, die Ausmündung des Nasenkanals in die Nasenhöhle, hart daneben die von vorne eröffnete Kieferhöhle. Von unten kommt die Art. angularis faciei, oben kommt die Vena ophthalmica aus der Augenhöhle heraus.

Muschel, ausmündet. Er ist im Ganzen etwa $^3/_4$ Zoll lang; an seiner Ausmündung findet sich eine kleine Schleimhautfalte, die ihm als verschließende Klappe zu dienen vermag.

Zum Katheterisieren des Nasenkanals bedarf man eines schneckenförmig gewundenen Katheters, der um die untere Muschel herum einen Bogen beschreiben und sofort (wenn es die Klappe zuläßt) nach oben bis in den Thränensack fortgeschoben werden muß. (Vgl. Fig. 13 u. 17.)

Vermöge des beständigen Offenstehens der Thränenpunkte und Thränenkanälchen, sowie vermöge der Schließklappe am Ende des Nasenkanals, findet bei Erweiterung des Thränensacks ein Saugpumpen-Mechanismus statt. Der Teil des M. orbicularis, welcher sich vor dem Thränensack befindet, muß bei jedem Augenlidschlag eine kleine Erweiterung des Thränensacks und folglich eine Saugwirkung hervorbringen. Ein Versuch an der Leiche, an einem Querschnitt des Thränensacks macht dies einleuchtend. Auch die schematische Fig. 11 ist geeignet, hievon zu überzeugen. Man sieht auf der rechten Seite dieses Querschnitts die Sehne des Orbicularis gespannt und den Thränensack erweitert, auf der linken Seite den Orbicularis erschlafft, dagegen den sogenannten Horner'schen Muskel verkürzt und den Thränensack leer. Man fühlt sich hier zu dem Schlusse gedrängt, daß die vordere Partie der Orbicular-Insertion zur Ansaugung der Thränen in den Thränensack, die hintere (der Horner'sche Muskel) zur Entleerung des Thränensacks nach der Nase zu bestimmt sein müssen.[1]

Fig. 11.

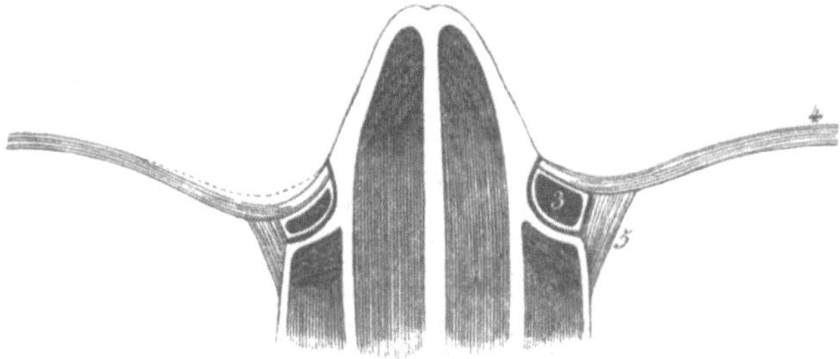

1. Nasenhöhle. 2. Siebbeinzelle. 3. Thränensack erweitert. 4. Orbicularis nebst Sehne, gespannt. 5. Thränensackmuskel im Zustand passiver Spannung, auf der linken Seite in Verkürzung.

---

[1] Ich habe im Jahre 1856 Herrn Dr. Schmidt zu Experimenten über diesen Punkt veranlaßt. Bei dieser Gelegenheit wurde die Saugwirkung der Orbicularis-Sehne entdeckt. Vgl. die Untersuchungen von W. Henke, Gräfe's Archiv Bd. IV.

Die Thränenkarunkel, aus zusammengehäuften Fettdrüschen bestehend, kann eigentlich nicht zu den Thränenorganen gerechnet werden; im Fall einer Operation an derselben müßte man sich daran erinnern, daß die beiden Thränenkanälchen einen Bogen um die Karunkel herum beschreiben.

Gefäfse und Nerven der Augengegend.

Die meisten Nerven der Augenhöhle, der Oculomotorius, Abducens, Trochlearis, viele Zweige des Quintus liegen zu tief, als daß man bei Operationen mit ihnen zu thun bekäme. Nur diejenigen Äste des Quintus, die durch die Augenhöhle durch nach außen verlaufen, sind von chirurgischer Bedeutung. Der stärkste unter diesen Ästen ist der Infraorbitalis, der unter dem Boden der Augenhöhle durchläuft. Derselbe tritt von der Fissura sphenomaxillaris aus in den Kanal, der sich in der Augenhöhlenplatte des Oberkieferbeins für ihn befindet. Bei manchen Individuen ist es großenteils nur ein Halbkanal, eine Rinne im Knochen, oben mit Periosteum geschlossen, worin der Nerv liegt. (Vgl. Fig. 20). — Der Subcutaneus malae, welcher ebenfalls in der Fossa sphenomaxillaris vom zweiten Ast des Quintus entspringt und hinter dem äusseren Periost der Augenhöhle, durchs Jochbein durch zur oberen Wangengegend tritt (Fig. 19, [4]), kann außerhalb oder innerhalb der Augenhöhle aufgesucht und durchschnitten werden.

Der erste Ast des fünften Paars, Ophthalmicus, teilt sich noch innerhalb der Fissura orbitalis superior in drei Zweige; der stärkste von diesen, N. frontalis, geht an der oberen Orbitalwand nach oben und innen, seine Endigung kommt als N. supraorbitalis, durch das Foramen supraorbitale (oder die Incisura gleichen Namens, wo das Foramen fehlt), zur Stirngegend. Vorausgesetzt, daß eine Beengung des Nerven in dem Foramen Ursache einer Neuralgie wäre, würde man von der Durchschneidung jenseits des Lochs, noch innerhalb der Augenhöhle, Hülfe erwarten können. Der kleinere Ast des N. frontalis, der Supratrochlearis, hart an der Trochlea hinlaufend, verläßt von hier die Augenhöhle, um, wie der Supraorbitalis, hinter dem Stirnmuskel nach oben zu treten. — Der zweite Zweig des Ophthalmicus, N. nasociliaris, welcher vermöge des

Ganglion ciliare die Iris mit sensitiven Fäden versorgt, zieht an der inneren Wand der Orbita hin; seine Verzweigungen, Infratrochlearis und Ethmoidalis, versorgen die Nasenwurzel und die Nase. — Der dritte Zweig vom Ophthalmicus, N. lacrymalis, verlauft oben und außen in der Augenhöhle nach der Thränendrüse hin.

Das vierte Nervenpaar, der Trochlearis, versieht den M. obliquus superior, das sechste, der Abducens, den Rectus externus mit motorischen Fasern. — Der N. oculomotorius teilt sich in einen oberen Ast für den Levator palpebrae und Rectus superior und in einen unteren für den Rectus internus, inferior, Obliquus inferior und für's Gangion ciliare.

Die Arteria ophthalmica tritt durch das Foramen opticum neben dem Sehnerven in die Augenhöhle herein und spaltet sich in viele kleine Zweige, die zu dem Augapfel selbst, seinen Muskeln, der Thränendrüse, den Augenlidern u. s. w. sich verteilen. Ein Endast dieser Arterie steht vom inneren Augenwinkel aus mit der A. angularis faciei und mit der Frontalis in Verbindung. Bei Schädel-Fraktur, die durch das Foramen opticum ging, hat man Verletzung der A. opthalmica und in der Folge aneurysmatische Ausdehnung derselben beobachtet.

Die Venen der Augenhöhle entleeren sich durch die Ophthalmica cerebralis in die Sinus der Schädelhöhle, durch die Ophthalmica facialis, am inneren Augenwinkel gelegen, in die Gesichtsvene; nach hinten stehen die Augenvenen mit dem Venenplexus der Fissura sphenomaxillaris in Verbindung.

2) Augapfel. Sclerotica. Cornea. Iris. Chorioidea. Kristall-Linse. Glaskörper. Retina.

Der Augapfel ist einesteils durch den Sehnerven und durch die Augenmuskel, andernteils durch die Conjunctiva in seiner Lage befestigt; er wird samt den Muskeln von dem in der Augenhöhle befindlichen Fett umgeben und getragen. Bei den Bewegungen des Auges erleidet er keine wirkliche Verschiebung, sondern nur eine Rotation um seine Achse. Seine Befestigung ist nicht so sicher, daß er nicht öfters verschoben würde; Geschwülste, Blutextravasate, Abscesse, sogar eine starke Anfüllung der Vena ophthalmica können einen Exophthalmus erzeugen; man hat auch zuweilen durch äußere Gewalt von der Seite her, zumal bei Personen von einem gewissen schlaffen Bau der Augenlider, Prolapsus des Augapfels entstehen gesehen.

Sclerotica.

Fünf Sechsteile des Augapfels sind von der Sclerotica umgeben; dieselbe besteht aus einer fibrösen Membran und hat alle Eigenschaften dieses Gewebes. Sie ist wie andere aponeurotische Membranen einigermaßen ausdehnbar (z. B. bei Augenwassersucht) und einer atrophischen Verkürzung fähig, z. B. nach Entleerung oder bei sekundärem Zusammenschrumpfen des Auges.

Fig. 12.

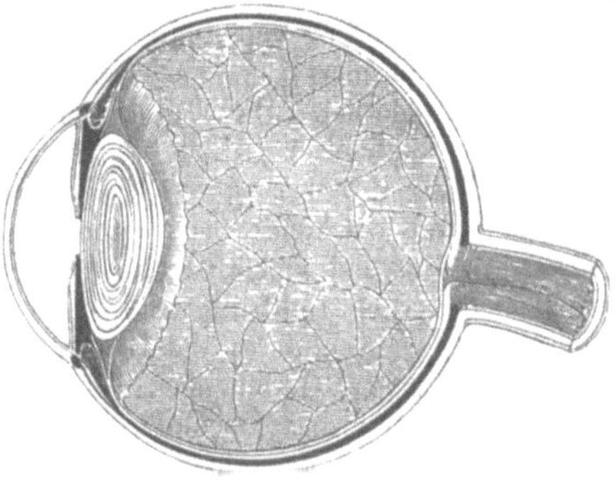

Durchschnittt des Auges: Man sieht am Rande der Cornea das Lumen des Sinus circularis iridis, hinter demselben das Lig. ciliare. Nach oben und unten von der Linse ist der Canalis Petiti, nach vorn von diesen das Corpus ciliare zu erkennen. Gegen die Linse hin konvergieren die Strahlen der Zonula Zinnii; an ihrem Ursprung befindet sich die Ora serrata retinae.

An ihrem hinteren Teil, seitlich nach innen von der Augenachse, hat die Sclerotica ein Loch, durch welches der Sehnerv hereintritt. Im Umkreis sind kleine Löchelchen, durch welche die Arterien und Venen der Aderhaut und Iris, sowie die Ciliarnerven hereingehen.

Vorne ist in die Sclerotica die Hornhaut eingefalzt; unmittelbar hinter dieser Stelle befindet sich innen die Furche für den Sinus venosus iridis; hinter dem letzteren ist die Sclerotica mit dem Ciliarmuskel verbunden. Im übrigen ist die Chorioidea nur lose mit der Sclerotica verwachsen und nur durch einzelne Gefäße, die durch die Sclerotica durch in die Aderhaut treten, angeheftet. Der vorderste Teil der Sclerotica wird von der Conjunctiva überzogen, etwas weiter nach der Peripherie setzen sich die vier geraden Augenmuskel an, ihre Fascie dient der Conjunctiva zur Verstärkung und lauft hinter derselben gegen den Hornhautrand hin.

Cornea.

Die Hornhaut besteht aus dreierlei Schichten, einer Conjunctivalschichte, einer faserigen eigentümlichen Schichte, aus einer Art Bindegewebe formiert, und aus der Descemet'schen Glashaut mit ihrem Endothel. Diese drei Schichten haben, wie sie einen eigenen anatomischen Bau besitzen, so auch in pathologischer Beziehung ihre besonderen Eigenschaften. Auf der äußeren conjunctivalen Schichte beobachtet man besonders Bläschen, Gefäßbildungen und kleine Geschwüre, in der mittleren Schicht kommen trübe Infiltrationen und deutliche Exsudatversenkungen vor, die hintere, die Glashaut, beschlägt sich zuweilen mit Exsudat-Gerinnungen von der Augenkammer aus. — Ihre Ernährung gewinnt die Hornhaut teils von der äußeren, teils von der inneren Schichte aus; sie scheint in hohem Grade fähig, sich mit den umgebenden Flüssigkeiten zu tränken und diese wieder an das Wasser der Augenkammer abzugeben. (Belladonna-Wirkung, Hypopyon-Keratitis.) — Bei Entzündungen sieht man rasch Gefäße in der Hornhaut sich entwickeln. Bei Verwundungen verhält sich die Hornhaut den gefäßreichen Membranen ziemlich analog, es kommt schnell zur primären oder sekundären Verwachsung, ähnlich wie an anderen Stellen der allgemeinen Bedeckungen.

Die Sensibilität der Hornhaut wird durch feine Nervenzweigchen von den Ciliarnerven vermittelt.

Am wichtigsten unter den Eigenschaften der Hornhaut ist ihre Durchsichtigkeit; diese Durchsichtigkeit leidet bei Entzündungsprozessen Not; teils sind es die Exsulate ins Gewebe, die Füllung mit einem differenten Inhalt, theils die neugebildeten Gefäße und Zellen, welche die Durchsichtigkeit beeinträchtigen. — Ausdehnbarkeit besitzt die Hornhaut nur in einem mäßigen Grade; ein großer Teil jener Staphylome, die man früher für Ausdehnungen der Hornhaut hielt, sind nur Vorfälle der Iris, die sich mit einem der Hornhaut ähnlichen und im Rand in sie übergehenden Narbengewerbe (Pseudocornea) überzogen haben.

Iris.

Die Iris besteht aus einem gefäß- und nervenreichen kontraktilen Gewebe; hinten ist sie mit schwarzem Pigment überzogen, vorne mit einem Endothelium. Ihre Insertion hat die Iris einesteils am vorderen Rand der Sclerotica, andernteils am Ligamentum ciliare und Corpus ciliare. Ihre Verbindung mit diesen Theilen ist aber nicht sehr fest; durch Contusion entsteht zuweilen eine Ablösung der Iris, und es kann diese Ablösung künstlich durch Anziehen der mit Pinzette oder Häkchen gefaßten Iris hervorgebracht werden.

Die Muskelfasern der Iris sind von zweierlei Art: außen strahlenförmig gelagerte, die zur Erweiterung, innen ringförmige, die zur Verengung der Pupille dienen. Die ersteren werden vom Sympathicus (Ganglion cervicale), die letzteren vom Oculomotorius (Ganglion ophthalmicum) zur Contraktion angeregt.

Die Blutgefäße der Iris sind von dreierlei Art: 1) die Aa. ciliares posteriores longae, welche zwischen Aderhaut und Sclerotica zum Irisrand laufen, den großen Arterienkreis der Iris bilden, und sich vorzugsweise auf der vorderen Irisfläche verteilen. 2) Die Ciliares posteriores breves, der inneren Schichte der Aderhaut angehörend und ihre Choriocapillaris liefernd, laufen bis zum Pupillarrand der Iris auf deren hinterer Seite bis zu dem kleinen Arterienkreis der Iris. Der

Zusammenhang des 'hinteren Kapillarnetzes der Iris mit dem gleichartigen Netz auf der inneren Seite der Aderhaut kann wohl zur Erklärung mancher gleichzeitigen Erkrankungen beider Teile (Iridochorioiditis) benützt werden. 3) Die Ciliares anteriores treten von den Augenmuskeln aus durch die Sclerotica zur Iris. Die Venen, welche diesen letzteren Gefäßen entsprechen, sammeln sich im Sinus venosus iridis, welcher in den Rand der Sclerotica eingebettet ist und sich durch die Venae ciliares anteriores nach außen entleert. — Aus den Anastomosen der inneren und äußeren Augengefäße kann man es leicht erklären, warum sich bei der Iritis in der Regel ein Kranz injicierter Gefäße auf der Außenseite der Sclerotica um die Hornhaut herum zeigt.

Chorioidea.

Die Aderhaut besteht aus einem vorderen und hinteren Teil. Der vordere Teil, der Ciliarkörper, der die Ciliarfortsätze trägt, an der Zonula anliegt, und seinen Spannmuskel besitzt, hat die Funktion den Glaskörper zu ernähren und mittelst des Spannmuskels der Akkommodation zu dienen. Der hintere Teil der Aderhaut grenzt an die Retina, seine Funktion scheint hauptsächlich darin zu bestehen, daß er ein glattes, feuchtes, warmes und, vermöge der Pigmentschichte, Licht absorbierendes Lager für die Retina liefere.

Man kann an der Aderhaut folgende Schichten unterscheiden: 1) Lamina fusca, der lockere Zellstoff, der die Aderhaut mit der Sclerotica verbindet. 2) Die venöse Schichte, die Vasa vorticosa. 3) Die arterielle Verzweigung von den Aa. ciliares posticae. 4) Die Choriocapillaris, sie fehlt der Zonula gegenüber. 5) Die Membrana limitans, eine Glashautschichte, in die Zonula sich fortsetzend. 6) Das Pigment-Epithel. Hierzu kommt außen am vorderen Rande noch die Muskelschichte, aus äußeren radialen und inneren, kreisförmigen Faserlagen bestehend.

Die Ciliarnerven bilden am vorderen Rand der Aderhaut einen reichen ringförmigen Plexus, der den Bewegungen des Tensor chorioideae, sowie denen der Iris vorsteht.

Mit ihren Umgebungen ist die Chorioidea in einer nur sehr losen Verbindung; eine Ausnahme davon macht ihr vorderer Rand, der einerseits mit der Sclerotica, andererseits mit der Linsenkapsel und dem vordersten Teil des Glaskörpers durch den Spannmuskel, die Zonula Zinii und deren Falten verbunden ist.

Die Krankheiten der Chorioidea, namentlich die Exsudationsprozesse auf ihrer inneren Seite, sind sehr wichtig für die Retina, die dabei mitleidet. Häufig leidet auch die Sclerotica mit, sie wird verdünnt, vorgetrieben und ausgedehnt, man sieht dann die Chorioidea schmutzigblau durchscheinen (Staphyloma scleroticae.)

Kristall-Linse.

Die Kristall-Linse sitzt in ihrer Kapsel, die vordere, flachere Seite nach der Augenkammer, die hintere gewölbtere nach dem Glaskörper hingekehrt. Die Verbindung zwischen der Kapsel und der Linse ist sehr lose, sie wird nur durch die äußersten, schleimartig weichen Linsenzellen vermittelt, daher die Linse nach einer breiteren Eröffnung der Kapsel leicht hinausgleitet. — Merkwürdig ist an der Linse die Stellung ihrer Fasern und Blätter: koncentrische, nach innen immer dichter werdende Faser-Schichten setzen die Linse zusammen, man unterscheidet eine Corticalschichte und eine Kernschichte. Die Fasern sind so geordnet und gruppiert, daß sie nach der Mitte zu im Stern oder Pol der Linse endigen.

Die Linsenkapsel ist befestigt auf der tellerförmigen Gruppe des Glaskörpers, sie hängt an ihrem Rand mit dem Strahlenblättchen und durch dieses auch mit dem Corpus ciliare zusammen. Ihre Verbindung mit dem Glaskörper ist so fest, daß eine Dislokation der ganzen Kapsel samt der Linse nur in einem krankhaft gelockerten Zustand als möglich gedacht werden kann. Eine geringere Lageveränderung, eine mäßige Verschiebung ist wohl möglich, namentlich bei weichem Glaskörper, drückt man aber stärker auf die Kapsel, so platzt sie, die Linse gleitet hinaus und die Kapsel zieht sich wieder zurück und bleibt an ihrer normalen Stelle.

Man beobachtet an der Linsenkapsel einen ziemlich hohen

Grad von Zerreißbarkeit; ein Ritz, der in die Kapsel gemacht ist, reißt sogleich weiter ein, wenn die Linse gegen denselben angedrängt wird. Es ist dies eine für die Staaroperation wichtige Eigenschaft der Linsenkapsel, sofern dadurch das Herausgleiten der Linse aus ihrer Kapsel nach dem Anritzen der letzteren sehr erleichtert wird.

Glaskörper.

Der Glaskörper, ein Gewebe, das aus mit Wasser gefüllten Maschenräumen und einer umhüllenden Membran besteht, füllt den ganzen Hintergrund des Auges aus. Vorn sitzt auf ihm die Linse, um den Rand der Linse herum das Strahlenblättchen, das hier den sogenannten Petit'schen Kanal bilden hilft; der größte Teil des Glaskörpers ist von der Retina umgeben.

Mit dem Ciliarkörper ist das Corpus vitreum ziemlich genau verbunden, indem hier das Strahlenblättcheu die Befestigung vermittelt; sonst hat der Glaskörper keine Befestigung, er stürzt deshalb, wenn die Verbindung mit dem Ciliarkörper gelockert oder zerrissen wird, bei einer Staarextraction sogleich vor. Man muß demnach sich sehr hüten, daß nicht ein Druck aufs Auge während der Staarextraktion die Zonula zum Reißen bringe und so den Glaskörper vortreibe.

Der Glaskörper erhält seine Ernährung von den Gefäßen der Ciliar-Fortsätze. Man hat wohl anzunehmen, daß zwischen diesen Gefäßen und dem Glaskörper, vermöge der intimeren Verbindung oder Anlagerung, ein erleichterter Austausch und besonders eine erleichterte Transsudation in den Glaskörper hinein stattfindet. Es erklären sich auch hieraus die Schwellungen oder Trübungen des Glaskörpers, welche die Reizung oder Entzündung der Ciliarfortsätze zu begleiten pflegen. Wenn der Glaskörper anschwillt, so entsteht der intraoculäre Druck, der besonders den Funktionen der Retina gefährlich wird.

Retina.

Die Retina besitzt ihr besonderes Gefäßsystem, eine Arteria und Vena centralis retinae. Die beiden Gefäße treten mitten durch den Sehnerv durch in den Augapfel herein und biegen dann sogleich um, in der membranösen Ausbreitung des Sehnerven sich verzweigend. Die Abgeschlossenheit dieses Gefäßsystems und das Eintreten der Gefäße im Sehnerven-Querschnitt bringen die merkwürdige Klappenwirkung mit sich, welche man als Folge einer Anschwellung des Glaskörpers beobachtet. Die Gefäße der Retina werden nämlich bei Glaskörperanschwellung (Glaukom) nicht sogeich leer gedrückt, sondern von ihrem Eintritt her zur Stauung gebracht, zuerst die Vene, beim zunehmenden Druck auch die Arterie. Der Sehnerveneintritt ist weniger fest gebaut, als die übrige, von der Sclerotica formierte, Wand des Augapfels; diese Stelle wird also durch den intraoculären Druck hinausgedrückt (Exkavation des Sehnervens) und hiermit ist, wie leicht zu begreifen, eine Compression der Arterie und Vene gegen den Rand des Lochs in der Sclerotica gegeben.[1] Da sich die Compression zuerst an den Venenstämmchen geltend macht, so ist auch das erste Phänomen eine Überfüllung der Vene und entsprechende Pulsation an der Arterie. Später kommt es zur völligen Stase in beiden. Eine Verminderung des intraoculären Drucks, durch Paracentese der Hornhaut, Iridectomie u. dgl. hebt natürlich die Klappenwirkung und das Cirkulationshindernis wieder auf. Hierdurch erklären sich die merkwürdigen Heilungen, welche v. Gräfe durch Iridectomie erzielt hat. Wäre die Wirkung des Glaskörperdrucks nicht klappenartig, so müßte die Folge einer Glaskörperanschwellung in Anämie der Retina, anstatt in einer Stauung und Überfüllung bestehen.

Vom Glaskörper ist die Retina durch eine Glashaut, Membrana limitans, geschieden. Nach der Außenseite hat die Retina die Pigmentzellen der Aderhaut liegen; die Retina ist nicht verwachsen mit der Chorioidea, daher der Ausdruck „Ablösung“ der Retina, der in neuerer Zeit statt „Exsudat oder Extravasat der Aderhaut, oder Hydrops der Aderhaut“ viel gebraucht wird, nicht ganz gut gewählt erscheint.

---

[1] Vgl. meine Notiz hierüber im Archiv für physiol. Heilkunde. 1859. S. 129.

III. Nasengegend.

Äußere Nase.

Die äußere Nase besteht aus einer teils knöchernen, teils knorpligen Grundlage, nebst der sie überziehenden Haut und der ihre innere Fläche auskleidenden Schleimhaut. Der knöcherne Nasenrücken wird vom aufsteigenden Ast des Oberkiefers nebst den beiden Nasenbeinen gebildet; den knorpligen Teil formieren dreierlei Knorpel: ein mittlerer, der die Scheidewand bildet, zwei seitliche, die sich an der Apertura pyriformis inserieren, und zwei halbringförmige, durch deren Umbiegung die Nasenflügel und die Nasenspitze ihre eigene Form und Elasticität erhalten.

Die keinen Muskel der Nase haben keine Bedeutung für die Chirurgie, wichtig ist dagegen die feste Vereinigung der Haut mit dem Knorpel der Nasenspitze und der Nasenflügel. Die Haut setzt sich, ohne eine deutliche Fettschichte unter sich zu haben, fast unmittelbar an den Knorpel an und besitzt hier keine Verschiebbarkeif, während sich auf dem Nasenrücken eine merkliche Verschiebbarkeit wahrnehmen läßt. Aus diesem Grund ist es bei einer Operation an der Nasenspitze schwer, die Haut wegzupräparieren, auch die Ersetzung eines Substanzverlustes durch Herbeiziehen der Wundränder gelingt nicht leicht. Dagegen hat man auch keine solche starke Narbenzusammenziehung nach einem Substanzverlust zu fürchten wie an anderen Stellen, sondern es bildet sich meist eine weiße glatte Narbe als Ersatz einer verloren gegangenen Hautpartie.

Die äußere Nasenöffnung besitzt eine gewisse Ausdehnbarkeit und Verschiebbarkeit; besonders der nur aus Haut bestehende Teil der Nasenscheidewand, welcher an dem vorderen Rande des Scheidewandknorpels sich anlegt, besitzt diese Eigenschaften. Wollte man die Nasenöffnung durch den Schnitt erweitern, so wäre ein seitlicher Einschnitt zu empfehlen, sofern hier die Narbe wenig sichtbar wäre, ein Einschnitt in der Mitte neben dem Septum hin giebt aber bedeutend mehr Raum. — Die knöcherne Öffnung der äußeren Nase, Apertura pyriformis, erstreckt sich mehr in die Länge von oben nach unten als in die Breite, ein Umstand, der bei Polypen-Operationen nicht zu vergessen ist; man faßt einen Polypen viel eher und auch tiefer und sicherer bei Richtung der Zangenarme nach oben und unten, als wenn man den einen Arm nach rechts, den anderen nach links zu richten sucht.

Nasenhöhle.

Die innere Nase, bestehend aus den beiden Nasenhöhlen, wird zusammengesetzt durch die Nasenbeine, Kieferbeine, Gaumenbeine, Thränenbeine, Siebbeine, die unteren Muscheln und das Pflugscharbein. An diese schließt sich noch das Stirnbein mit den Stirnhöhlen und das Keilbein mit der Keilbeinhöhle an. Zur Abscheidung der rechten und linken Nasenhöhle trägt die knorpelige Scheidewand bei. Eine gefäßreiche Schleimhaut mit einem submucosen, dem Periost analogen Gewebe überkleidet die innere Fläche der ganzen Höhle.

Ein Frontal-Durchschnitt der Nasenhöhle findet sich bei Fig. 6 und 20.

Vermöge der unteren, mittleren und oberen Nasenmuschel wird jede der beiden Nasenhöhlen in drei Nasengänge abgeteilt; man unterscheidet demnach einen oberen, mittleren und unteren Nasengang. In den unteren Nasengang müssen öfters Instrumente eingeführt werden, sei es um Polypen auszuziehen, oder um durch die Nase durch in den Pharynx zu gelangen, oder um die Eustach'sche Trompete aufzusuchen, oder auch wohl um die hinter der unteren Muschel gelegene Öffnung des Tränenkanals zu katheterisieren. — Der mittlere Nasengang steht mit der Kiefer- und Stirnhöhle in Verbindung; die erstere mündet sich mehr nach hinten, die letzte nach vorn und oben im mittleren Nasengang; man könnte vielleicht bei Ansammlung von Wasser, Schleim oder Eiter in diesen Höhlen den Versuch machen, mit einer Sonde vom mittleren Nasengang aus dem Ausfluß Raum zu schaffen. — Im oberen Nasengang ist die Einmündung der Keilbein- und Siebbein-Zellen anzutreffen.

Die Knochen der Nasenhöhle sind meist sehr dünn und zerbrechlich, sie werden auch deswegen durch Geschwülste leicht zum Schwinden und Nachgeben gebracht, und es kann auf diese Art eine Geschwulst, die ursprünglich in der Nasenhöhle entstanden war, die Knochen der Nasenhöhle auseinandertreiben und sich nach der Mundhöhle, Kieferhöhle, Augenhöhle, sogar der Flügelgaumen- und Schläfen-Grube hin ausdehnen. Auch der Thränenabführungskanal kann hier beeinträchtigt werden.

Noch biegsamer und nachgiebiger, als die Außenwände der Nasenhöhle, ist die teils knorplige, teils knöcherne Nasenscheidewand; man sieht sie beim Druck von Geschwülsten ganz beträchtlich zur Seite weichen. Auch ohne einen solchen Druck kommen seitliche Abweichungen der Scheidewand

Fig. 13.

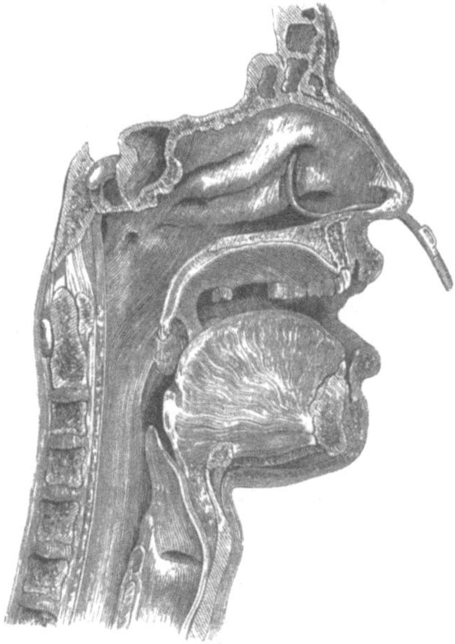

Durchschnitt der linken Nasenhöhle. Nach oben die Siebbeinzellen und die Stirnhöhle, hinten die Keilbeinhöhle. Von der unteren Muschel ist vorn ein Stück weggenommen, um die Ausmündungsstelle des Thränenkanals und die eingeführte Sonde sichtbar zu machen. Vgl. Fig. 20.

ziemlich häufig vor. Die Scheidewand ist bei den meisten Menschen etwas asymmetrisch; bei vielen zeigt sie beträchtliche Abweichungen, wodurch der eine Nasengang erweitert, der andere bis zur Undurchgängigkeit beim Atmen verengt werden kann.

Die hinteren Nasenöffnungen, die Choanen, bilden zwei fingerbreite, gerade nach hinten stehende Löcher, die von den Gaumenbeinen, den Flügelforsätzen des Keilbeins und dem Pflugschaarbein umgrenzt werden. Wenn man den Finger um das Gaumensegel herumführt, kann man die Choanen befühlen. Wenn man das Zäpfchen nach vorne hält, kann man durch Einführen eines kleinen Kehlspiegels ein Spiegelbild von den Choanen und dem Nasengang erhalten.

Durch die rings herum sich ansetzende Muskulatur des Gaumens und Rachens kann die Nasenhöhle samt dem oberen Teil der Rachenhöhle von dem unteren Teil des Rachens und der Mundhöhle abgesperrt werden, wie dies beim Sprechen, Schlucken, Blasen u. s. w. geschieht (vgl. Fig. 22,[9]). Die Muskelfasern des Constrictor faucium, welche sich ans Gaumensegel ansetzen, bringen eine solche Anlegung des Gaumenrandes an die hintere Schlundwand zustande, daß die Abschließung dadurch hervorgebracht wird.

Die Nasenschleimhaut besitzt keine stärkeren, für die Chirurgie wichtigen Arterien; die Blutungen, die aus der Nasenschleimhaut so häufig spontan eintreten, sind wohl fast nie arterieller Natur, sondern entweder kapillär oder venös. Eine gewisse Schwellbarkeit, mit Verengung des Nasenhöhlenraumes, scheint besonders dem Gefäßnetz der unteren Muschel zuzukommen. Die zuführenden Blutgefäße treten hauptsächlich von der Fissura sphenopalatina aus in die Nasenhöhle herein. Ebendaher kommen auch die hauptsächlichsten Gefühlsnerven der inneren Nase, welche Zweige des zweiten Astes vom Quintus sind. Der erste Ast des Quintus liefert den N. ethmoidalis, welcher teils den oberen Teil des Nasenhöhle, teils die Haut der Nasenspitze mit seinen Zweigen versorgt.

IV. Gehörorgan.

Äußeres Ohr. Trommelhöhle. Eustachsche Trompete. Labyrinth.

Äußeres Ohr.

Die Ohrmuschel besteht aus dem Ohrknorpel und seinem Perichondrium, nebst der dem Knorpel ziemlich eng adhärierenden äußeren Haut. Letztere ist auf der hinteren konvexen Seite weniger fest verwachsen als vorn. — Einige dünne Muskelschichten, die sich am Ohrknorpel inserieren, sind wohl nie Gegenstand der Chirurgie. — Die Befestigung der Ohrmuschel an die Kopfknochen wird durch fibröse Fasern vermittelt, die bis zum Processus zygomaticus und mastoideus hingehen. — Die Gefäße des äußeren Ohre kommen teils von unten und hinten, von der Auricularis posterior (Fig. 1,[4]), die im Winkel zwischen dem Ohr und dem Processus mastoideus hinläuft, teils von vorn, von der A. temporalis, die ganz nahe am vorderen Rand der Ohrmuschel gelegen ist. Die Nerven des äußeren Ohrs sind der Auricularis anterior (Fig. 19,[6]) vom Trigeminus, Auricularis magnus (Fig. 19,[7]), der vom dritten Halsnerv entspringt, und Ramus auricularis nervi vagi, der durchs Felsenbein läuft.

Nach innen setzt sich die Ohrmuschel in den knorpligen Gehörgang fort, welcher am Rand des knöchernen Gehörganges sich inseriert und in Gemeinschaft mit dem letzteren den äußeren Gehörgang bildet.

Der äußere Gehörgang hat ungefähr die Tiefe eines Zolls; nach vorn und unten erstreckt er sich am tiefsten und man kann mit einer Sonde unten weiter hineinkommen als oben, weil nämlich das Trommelfell schief vom oben und hinten nach unten und vorn herübergespannt ist. Die Richtung des Gehörganges ist nicht ganz gerade, was teils vom knorpligen, teils vom knöchernen Teil herkommt. Der knöcherne zeigt eine, freilich nur geringe Konvexität nach oben; den knorpligen Teil kann man durch Anziehen gerade machen. In der inneren Auskleidung des knorpligen Teils liegen die Ohrenschmalz-Drüsen. Das Lumen des knorpligen Teils ist einigermaßen ausdehnbar, sofern der Knorpel gegen vorn und oben unterbrochen und nur durch fibröse Fasern geschlossen wird. Am knöchernen Teil ist die elliptische Form seines Lumens bemerkenswert; die Breite des Gangs ist größer in der Richtung von oben nach hinten und unten, als in der umgekehrten Direktion. Bei Kindern ist der knöcherne Teil des Gehörgangs verhältnisweise viel kürzer als bei Erwachsenen.

Man kann bei günstiger Beleuchtung mittelst des Ohrenspiegels, häufig auch ohne denselben, fast den ganzen äußeren

Fig. 14.

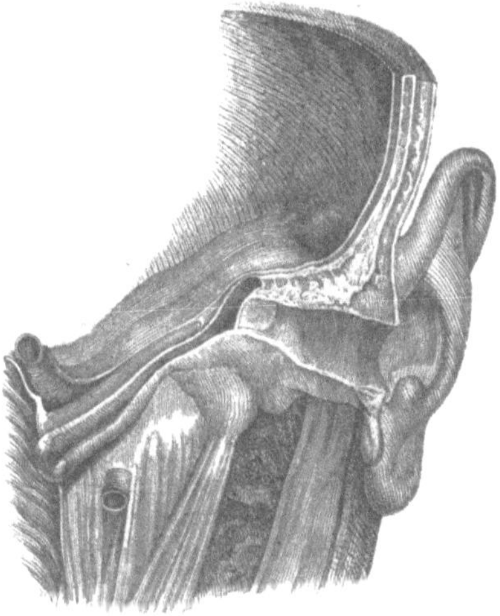

Der Gehörgang, die Trommelhöhle und die Eustachsche Trompete des linken Ohres von vorn her geöffnet. Man erkennt den Verlauf der Carotis cerebralis im Felsenbein.

Gehörgang übersehen. Nur sein tiefster Teil, welcher dem unteren vorderen Rande des Trommelfells entspricht, ist meist dem Auge unzugänglich.

Trommelfell und Trommelhöhle.

Die Trommelhöhle liegt in der Mitte zwischen dem Trommelfell und dem Labyrinth. Gegenüber dem Trommelfell befinden sich die Fenestra ovalis und rotunda. Nach vorn und unten geht die Eustachsche Trompete ab, nach hinten und oben trifft man die mit der Trommelhöhle zusammenhängenden Zellen der Pars mastoidea des Schläfenbeins. Nach oben, an der Decke der Trommelhöhle, befindet sich der Schädelraum, von welchem die Trommelhöhle nur durch eine dünne Knochenschichte abgeschieden ist. Auch die Carotis cerebralis, der Sinus transversus und der N. facialis liegen der Wandung der Trommelhöhle an.

Man erkennt bei Anwendung des Ohrspiegels die schiefe und nach innen konvexe Stellung des Trommelfells; in der Mitte ist

Fig. 15.

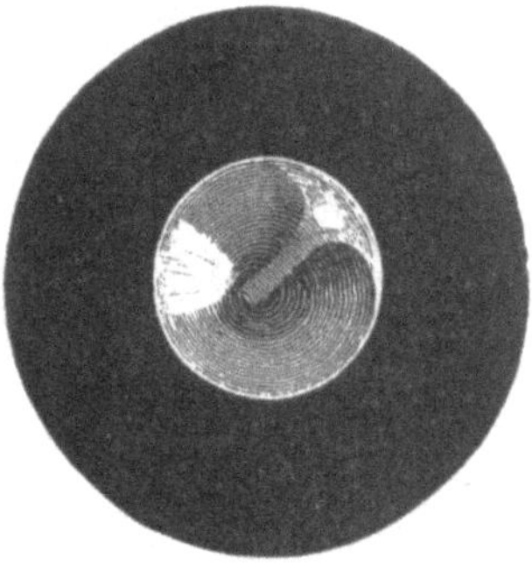

dasselbe durch den hier befestigten Handgriff des Hammers nach innen gezogen, es erscheint deshalb außen vertieft. Über der Vertiefung, nach oben zu gewahrt man den vorspringenden Fortsatz des Hammers. Die Gehörknöchelchen liegen so im oberen und hinteren Teil der Trommelhöhle, daß sie der oberen Hälfte des Trommelfells entsprechen; die untere Hälfte der Trommelhöhle bleibt leer. Diese Stelle müßte man also benützen, wenn man das Trommelfell anstechen wollte.

Eine dreifache Schichte, nämlich zwei Epithelschichten und eine mittlere, faserige Gewebschichte, setzt das Trommelfell zusammen, welches eine dünne, durchscheinende Membran vorstellt. — Die ganze Trommelhöhle ist durch eine feine Schleimhaut ausgekleidet, welche auch die Gehörknöchelchen in ihre Falten aufnimmt. Von derselben Schleimhaut sind auch die Zellen des Processus mastoideus ausgekleidet, daher man von dort aus die Trommelhöhle eröffnen kann. Der größte dieser Zellenräume liegt nach oben und hinten vom Gehörgang, in der Wurzel des Zitzenfortsatzes.

Durch die Trommelhöhle durch nach innen zn erstreckt sich die Kette der Gehörknöchelchen zu der gegenüberliegenden Fenestra ovalis. Die Chorda tympani läuft zwischen Ambos und Hammer durch zur Glaserschen Spalte.

Ohrtrompete.

Die Tuba Eustachii ist ein halb knöcherner, halb knorpliger Kanal, ungefähr zwei Centimeter lang. Am Ende des knöchernen Teils ist der Kanal am engsten, kaum einen Millimeter dick, von dieser Stelle an wird die Tuba nach beiden Seiten weiter. Der knorplige Teil der Tuba bildet einen Halbkanal, der nach außen hin durch eine fibröse Haut geschlossen wird; er mündet seitlich im Nasenrachen-Raum mit einer weiten elliptischen Öffnung.

Durch die Aktion der Gaumenmuskel kann die Mündung der Tuba comprimiert oder dilatiert werden; zur Compression dient der Levator palati, zur Erweiterung der Tensor palati mollis.

Der obere und innere Rand der Tuba-Öffnung bildet einen vorragenden Wulst, nahe am Rand der Nasenhöhle, in der Höhe der unteren Muschel; hinter diesem Wulst zeigt die Pharynxwand eine winklige Vertiefung, die Rosenmüllersche Grube. Die Kenntnis der letzteren ist wichtig, damit man sie nicht beim Katheterisieren mit der Tuba verwechsle. Um mit dem Katheter die Tuba richtig zu treffen, führt man den Katheter zuerst bis an die hintere Rachenwand, dreht ihn nach außen und zieht ihn in dieser Stellung zurück; man erkennt an einem deutlichen Ruck den Moment, in welchem die Spitze des Katheters über den knorpligen Wulst der Tuba herübergleitet, nun schiebt man den Schnabel des Katheters sogleich wieder vor und dringt in der Richtung nach außen in die Tuba hinein. Durch die feste Lage des Katheters, der

Fig. 16.

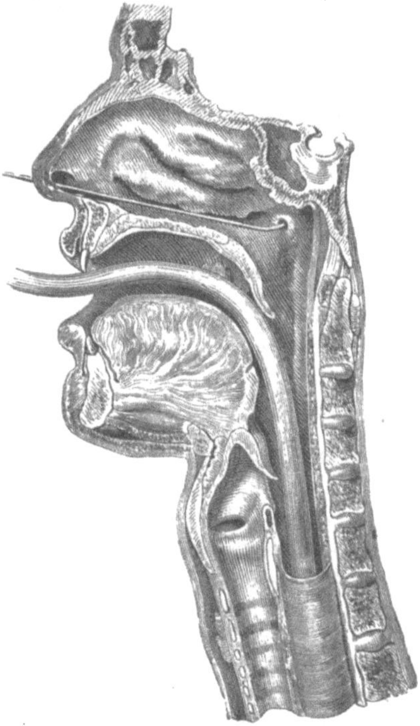

Die rechte Nasenhöhle durchschnitten. Der Katheter durch den unteren Nasengang in die Eustachsche Trompete eingeführt.

sich nicht mehr so frei drehen läßt, wie vorher, erkennt man, daß er in der Tuba steckt; übrigens kommen doch Fälle vor, wo man auch bei einiger Übung im Zweifel bleibt, ob man wirklich darin ist. Der Katheter kann sich in eine Vertiefung hinter der Tuba so anlegen, daß man das Gefühl erhält, als wäre man in der Tuba. Im Zweifelsfall kann der Finger hinter das Gaumensegel geführt und hiemit die Lage des Katheters kontrolliert werden.

Die innerste Partie des Gehörorgans, das Labyrinth, kann wegen der tiefen und sogar der Diagnose fast gänzlich unzugänglichen Lage nicht wohl Gegenstand einer chirurgischen Therapie werden. Bei nekrotischer Zerstörung des Felsenbeins ist ausnahmsweise eine Ausstoßung und Entfernung des Sequesters ohne tödlichen Ausgang des Übels schon beobachtet worden. Man hat aber auch tödliche Verblutung gesehen, wenn bei Zerstörung des Felsenbeins die durchlaufende Carotis cerebralis angefressen wurde.

V. Lippen- und Wangengegend.

Weichteile der Lippen und Wangen. Oberkiefer. Unterkiefer. Zähne.

Weichteile der Lippen und Wangen.

Die Lippen bestehen hauptsächlich aus Haut und Muskel; ihr bedeutendster Muskel ist der Orbicularis oris, der sich über die ganze Lippengegend hin erstreckt und mit den Hautmuskeln der Wangen- und Kinngegend in Verbindung steht. Seine Antagonisten sind der Zygomaticus, Levator labii, Levator anguli, Depressor anguli, Risorius, in der tieferen Schichte der Buccinatorius. Die Lippen erhalten ihre Blutgefäße aus den Arteriae coronariae, welche mit einander in geringer Entfernung vom freien Lippenrand, nahe dem roten Saum, einen Kreis um den Mund herum beschreiben. Es liegen diese Arterien hinter dem Orbicularmuskel; man muß deshalb bei der Hasenschart-Naht die Nadel bis hinter den Orbicularmuskel einstechen, wenn man vor einer inneren Blutung aus diesen Arterien gehörig sicher sein will.

Unter der Schleimhaut der Lippen befinden sich die Labialdrüsen; diese Drüsenschichte soll nach Malgaigne der hauptsächliche Sitz jener Anschwellung der Lippe sein, die man bei skrophulösen Individuen so häufig antrifft. Zuweilen wird eine solche Labialdrüse zur Balggeschwulst, indem sich ihr Ausführungsgang verstopft und das schleimartige Sekret sich in ihr anhäuft.

In der Wange kommen ähnliche Drüsen vor, die Glandulae buccales. Diese Backendrüsen, welche unter der Mundschleimhaut, zwischen dieser und dem M. buccinatorius liegen, können durch ihre Verstopfung, oder überhaupt durch ihre Anschwellung diagnostische Schwierigkeit machen. Im

Fig. 17.

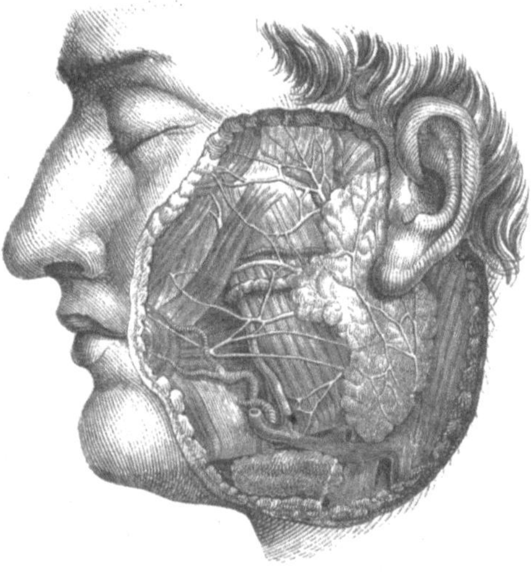

Die Haut, das subcutane Fett, die Fascie, welche die Parotis bedeckt, nebst dem Platysma sind weggenommen. Über die Ohrspeicheldrüse und die Gesichtsmuskel ziehen sich Zweige vom N. facialis hin. Am Rand des Masseter kommt die Art. maxillaris hinter der Unterkieferspeicheldrüse herauf. Der Ductus Stenonianus läuft über den Masseter und die Vena facialis hin zum M. buccinatorius; über ihm sieht man die A. transversa faciei.

Hintergrund der Wange, zwischen dem M. buccinatorius und dem Jochbein liegt die sogenannte Bichat'sche Drüse (Fig. 20, 9), ein runder Fettklumpen, der wohl hauptsächlich dazu dient, den Raum unter dem Jochbein für die Kieferbewegung frei zu halten.

Eine Lymphdrüse, welche im unteren Teil der Wangengegend liegt, trifft man bei skrophulösen Kindern nicht selten angeschwollen. Sie kann zuweilen, wenn sie zum hypertrophischen Tumor geworden ist, durch einen Schnitt von der inneren Wangenseite her, also ohne Gefahr einer sichtbaren Narbe, ausgeschnitten werden.

Die Arteria maxillaris steigt, bedeckt von dem M. platysma-myoides, über den Unterkiefer am Rand des M. masseter herauf, und teilt sich in drei Zweige; zwei sind für die beiden Lippen und einer für den Nasenwinkel bestimmt (Angularis faciei). Neben der Arteria maxillaris lauft auch die Vena facialis über den Kieferrand; ihr Hauptstamm zieht sich am Rande des Masseter hin und von da, hinter dem Speichelgang, sowie hinter dem M. zygomaticus und orbicularis, zum inneren Augenhöhlenrand.

Der Ductus Stenonianus kommt von der Ohrgegend her quer herüber, über den M. masseter und die Vena facialis; am vorderen Rand des Kaumuskels senkt der Speichelgang sich in die Tiefe, um den M. buccinatorius zu durchbohren und sich in der Gegend des zweiten oberen Backzahnes in die Mundhöhe auszumünden. Parallel mit dem Ductus Stenonianus zieht sich die A. transversa faciei von der Temporalis herüber, ebenso ein Ast des N. facialis. Der letztere Nerv und weiter vorne die Zweige des N. infraorbitalis und mentalis bilden ein ziemlich reiches Netz von Nervenfäden in der Wangengegend.

Die Parotis ist mit ihren vielen Ausbuchtungen zwischen das Ohr und den Kiefer, sodann zwischen die Muskel der Kiefergelenksgegend, Masseter, Pterygoideus internus, Styloglossus, Digastricus, Sternocleidomastoideus eingebettet. Die fibröse Umhüllung der Drüse ist mit diesen Muskeln verwachsen. Eine Facsie, die mit dem Latissimus colli in Verbindung steht, überzieht den vorderen Teil der Drüse. Zahlreiche Gefäße und Nerven ziehen sich teils durch die Drüse durch (Arteria und Vena temporalis nebst Transversa faciei, N. facialis), teils in ihrer Umgebung hin. Unmittelbar hinter ihr in der Tiefe gehen die-Arteria maxillaris interna, die A. auricularis und die Vena facialis posterior hinauf. Nach vorn erstreckt sich die Ohrspeicheldrüse noch ziemlich breit über den Masseter hin (zuweilen kommt hier eine Parotis accessoria vor) und oft verlängert sie sich vom Kieferwinkel aus gegen die Unterkieferspeicheldrüse so, daß sie dann mit dieser ganz nahe zusammengrenzt.

Die Submaxillardrüse (Fig. 17 und 28) liegt unmittelbar hinter und unter dem seitlichen Teil des Unterkieferknochens, im Winkel des M. digastricus und am Rande des Mylohyoideus. Oben an der Drüse schlägt sich die Arteria maxillaris externa zur Wange herauf, nachdem sie hinter dem Digastricus und Stylohyoideus und hart hinter der Submaxillar-Speicheldrüse herumgekommen ist. Wenn man diese Drüse zu exstirpieren hat, so muß man sich daran erinnern, daß ihre Fortsetzung sich hinter den Mylohyoideus zur Zungenwurzel hineinzieht. Durch einen Druck von der Mundhöhle aus kann man zuweilen die Exstirpation erleichtern.

Die Nerven der unteren Gesichtshälfte gehören teils dem zweiten und dritten Ast des Quintus an, teils dem Facialis. Der letztere Nerv, welcher nur die Hautmuskel des Gesichts versorgt, hat für die Chirurgie keine große Bedeutung. Er kommt hauptsächlich nur bei Exstirpation der Parotis in Betracht; eine vollständige Exstirpation der Parotis nimmt auch diesen Nerv mit weg und bringt Lähmung der Gesichtsmuskel. Wird der N. facialis innerhalb des Knochens zerstört oder zerrissen, z. B. bei Fraktur oder Caries des Felsenbeins, so entsteht dieselbe Lähmung; befindet sich die Verletzung hinter dem Abgang des N. petrosus major, so wird auch Lähmung des Zäpfchens zu erwarten sein. Will man den Stamm des N. facialis bloslegen, so muß ein Schnitt an der Vorderseite des Processus mastoideus gegen das Foramen stylomastoideum hin gemacht werden, man findet den Nerv vor dem Proc. styloideus, mit welchem er sich kreuzt.

Die Gefühlsnerven für die untere Gesichtshälfte, über deren Verteilungsbezirke die Fig. 18 eine sehr instruktive Übersicht giebt, sind der zweite und dritte Ast des Trigeminus. Der letztere Nerv enthält bekanntlich auch eine Partie motorische Fasern, welche zu den Kiefermuskeln gehen und den Namen Crotavitico-buccinatorius führen.

Vom chirurgischen Gesichtspunkt sind besonders die Durchgangs-Stellen der Gefühlsnerven und ihrer Äste von Interesse, weil man alle Ursache hat, aus einer Beengung der Nerven durch die knöchernen Kanäle manche Gesichtsschmerzen abzuleiten, und weil in vielen solchen Fällen kein anderes Mittel gegen den Gesichtsschmerz übrig bleibt, als die Neurotomie.

Der Infraorbitalis (Fig. 19. [3]) ist leicht zu finden, er liegt bedeckt vom Levator labii superioris in der Linie vom ersten Backzahn gegen die Augenhöhle. Er kann hier durch Abtrennung der Oberlippe vom Kiefer blosgelegt und so durchschnitten werden. Da man aber die Ursache des Nervenschmerzes eher im Innern, im Canalis infraorbitalis zu suchen hat und da, zur größeren Sicherheit gegen Recidive, die Ausscheidung eines mehrere Linien langen Nervenstücks gewöhnlich vorgezogen wird, so pflegt man in neuerer Zeit die

Fig. 18.

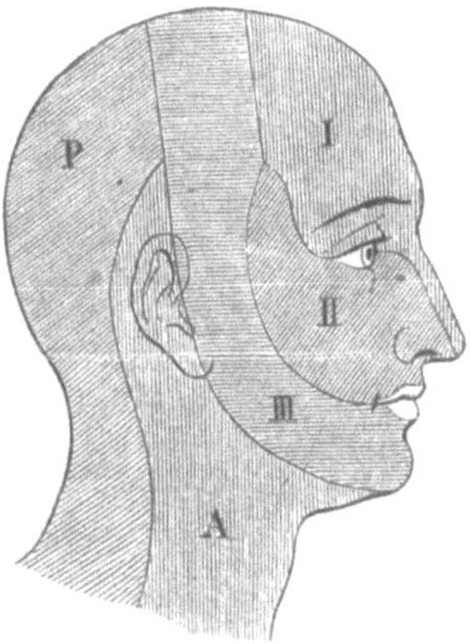

Verteilung der Gesichts-Tast-Nerven. I II III die Gebiete der drei Quintusäste. A P vordere und hintere Cervicalnerven-Gebiete.

Resektion dieses Nervens von der Augenhöhle aus zu unternehmen. Man macht einen Schnitt am unteren Orbitalrand, schiebt die Weichteile der Augenhöhle nach oben und dringt so zu der hinteren Gegend des Canalis infraorbitalis, dort wird der Nerv blosgelegt, indem man die papierdünne Knochenschicht wegnimmt. Am sichersten ist wohl das Aufmeiseln des entsprechenden Knochenteils und das Bloslegen des Nervs in seinem ganzen Verlauf unter der Augenhöhle. Die Arteria infraorbitalis kann bei vorsichtiger Ablösung unverletzt bleiben.

Will man den zweiten Quintusast an seinem Austritt aus dem Foramen rotundum bloslegen, so ist eine Resektion oder Verschiebung des entsprechenden Teils vom Jochbein nötig. Im Grunde der Flügelgaumengrube trifft man auf die

Fig. 19.

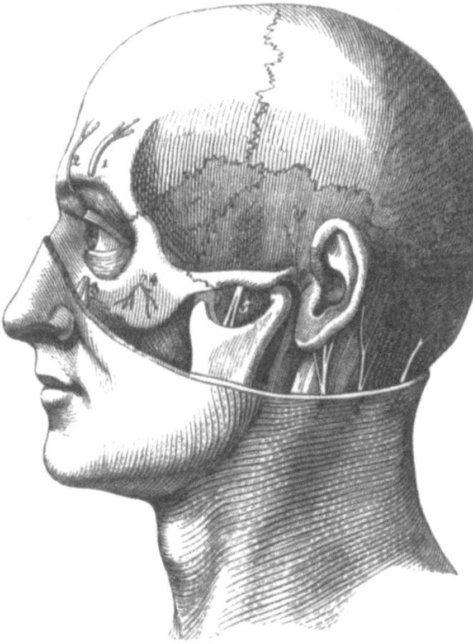

1. Frontalis. 2. Supratrochlearis. 3. Infraorbitalis. 4. Subcutaneus malae. 5. Maxillaris inferior et lingualis. 6. Auriculotemporalis. 7. Auricularis magnus. 8. Occipitalis minor. 9. Occipitalis major.

Arteria phenopalatina und auf die Verzweigung des zweiten Asts vom Quintus.

Der Subcutaneus malae könnte innerhalb der Orbita durch Wegschieben der Weichteile oder außerhalb derselben, an seinem freilich sehr variablen Ausgangspunkt (Fig. 19, [4]), aufgesucht und durchschnitten oder reseciert werden.

Der Maxillaris inferior, aus dem Dentalis und Mentalis bestehend, liegt im Kanal des Unterkiefers. Man findet ihn durch eine Trepanation, welche mitten zwischen Kieferwinkel und Kronfortsatz die äußere Platte des Unterkiefers wegnimmt. Der Knochenkanal muß dann noch aufgemeiselt werden. Neben den beiden Nerven, von welchen der obere der Mentalis ist, verläuft die A. alveolaris. Will man den Unterkiefer-Nerv vor seinem Eintritt in den Kiefer resecieren, so muß das Loch noch etwas höher oben angelegt werden. Die Operation ist auch vom Munde aus möglich, wie Pallavicini gezeigt hat. Mann muß dann zwischen dem aufsteigenden Kieferast und dem M. pterygoideus internus einschneiden und am Knochen hin, nach dem den Finger orientierenden Vorsprung, Lingula genannt, suchen. — Hinter dem N. maxillaris liegt der Lingualis, den man wo nötig ebenfalls mittelst einer solchen Trepanation des Unterkiefers resecieren könnte. Bequemer und leichter ist die Resektion desselben an der seitlichen Zungenwurzel (Fig. 24).

Der Mentalis kommt unterhalb des Mundwinkels, ungefähr in der Linie des ersten Backenzahns, nahe am Zahnfleisch zum Foramen mentale heraus. Wollte man ihn durchschneiden, so könnte er von der Mundhöhle aus blosgelegt oder auch ohne Bloslegung subcutan getrennt werden.

Der Auriculotemporalis, welcher die Vorderseite der Ohrmuschel versorgt (die hintere Seite versorgt der N. auricularis magnus), würde durch einen Schnitt zwischen der Ohrmuschel und dem Condylus des Unterkiefers blosgelegt werden können. Der Buccinatorius kann an der Innenseite der Backe durch einen Schnitt, der mitten durch den Buccinator-Muskel geht, aufgesucht werden.

Oberkiefer.

Der Oberkiefer steht in Verbindung mit dem Stirnbein, Siebbein, Thränenbein, Keilbein, Jochbein. Nasenbein, Gaumenbein, Pflugschaarbein und den Muscheln. Es ist wichtig, alle Verbindungen und Fortsätze des Knochens genau zu kennen, weil alle diese Teile bei den verschiedenen Resektionen, die am Kiefer nötig werden, in Betracht kommen.

Fig. 20.

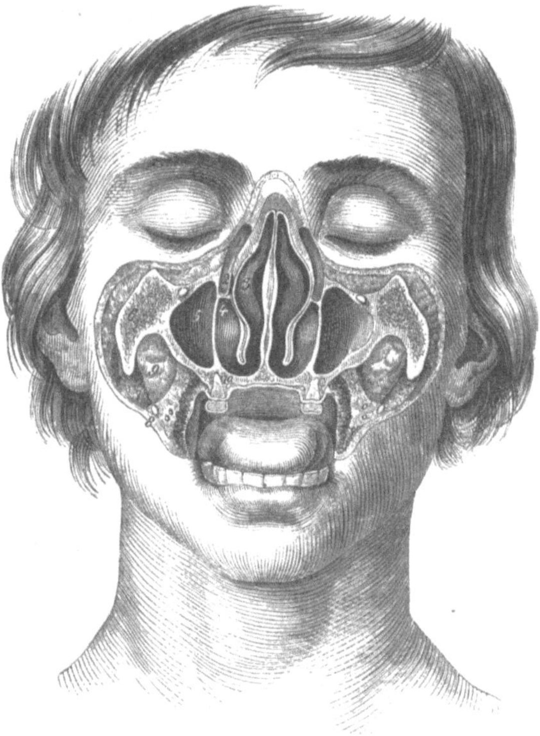

Durchschnitt des Gesichtes in der Richtung von der Nasenwurzel bis zum letzten oberen Backzahn. Der Schnitt geht der Länge nach durch den Thränenkanal, unmittelbar vor der mittleren Nasenmuskel hin, durch die Kieferhöhle an ihrer breitesten Stelle durch. 1. Thränensack. 2. Nasenkanal. 3. Mittlere Muschel. 4. Thränenklappe. 5. Kieferhöhle, über ihr in ihrer Wand der durchschnittene Infraorbitalnerv. 6. Jochbein. 7. Insertion des Masseter ans Jochbein. 8. Durchschnitt des Speichelganges. 9. Fettmasse unter dem Jochbein. 10. Nervus palatinus.

Im oberen unb hinteren Teil ist der Oberkiefer hohl; es befindet sich dort die Kieferhöhle, welche in den mittleren Nasengang ausmündet. Die Wandungen der Kieferhöhle sind ziemlich dünn, so daß diese Höhle nur durch dünne Knochenplatten von der Augen-, Nasen- und Mundhöhle, oder von der Schläfengrube getrennt ist. An der inneren und vorderen Seite der Kieferhöhle (Fig. 20, [2]), verläuft der Thränenkanal, der hinter der unteren Muschel ausmündet. Über die Kieferhöhle hin geht der Kanal für den N. infraorbitalis, der sich ein paar Linien unter dem Augenhöhlenrand und einige Linien über dem Zahnfleischrand, ungefähr dem zweiten Backzahn entsprechend, in das Foramen infraorbitale endigt. Hinter der Kieferhöhle verläuft der N. pterygopalatinus zum Gaumen herab. Die Nerven für die oberen Zähne verlaufen zum großen Teil in den Wandungen der Kieferhöhle. Man erklärt daraus die Zahnschmerzen, die bei Entzündung der Kieferhöhle vorkommen. — Die Arterie des Oberkiefers kommt aus der Flügelgaumengrube, sie ist der Endast der Maxillaris interna. (Fig. 21.) Die Wurzeln der drei oberen Backzähne grenzen sehr nahe an die Kieferhöhle, namentlich die des zweiten und dritten. Man kann deshalb, wenn die Eröffnung der Kieferhöhle indiziert ist (bei Schleim- oder Eiteranhäufung in der Kieferhöhle), durch Ausziehen eines Backzahnes sich einen Weg in die Kieferhöhle bahnen. Es kann auch geschehen, daß beim Zahnausziehen die Kieferhöhle nebst ihrer Schleimhaut verletzt wird; man erkennt diese Verletzung am rasch eintretenden Nasenbluten; in der Folge bringt die Anfüllung des Sinus mit zerfallendem Blut einen, wenn auch kurz dauernden, übelriechenden Ausfluß aus der Nase mit sich.

Die Muskel, die sich an den Oberkiefer ansetzen, sind meist unbedeutend; vorne sind es die Aufhebemuskel der Lippe, seitlich der Buccinator. Die beiden Muskel des Processus pterygoideus grenzen hinten an den Oberkiefer.

Unterkiefer.

Der Gelenkteil der Unterkiefers (Fig. 21) gehört der Ohrgegend und Schläfen-Grubengegend an, der Horizontalteil hilft dagegen die Mundhöhle und Wange bilden und dient unten zur Begrenzung des Halses.

Am Kiefergelenk befindet sich die eigentümliche Einrichtung, daß eine doppelte Synovialhöhle mit einem Zwischenknorpel vorhanden ist. Die Bewegung im Kiefergelenk ist nicht eine bloße Drehung, sondern es kommt auch Verschiebung dabei vor, in der Art, daß beim stärkeren Öffnen des Mundes und beim Beißen mit den Schneidezähnen der Kiefercondylus nach vorn und unten auf die Erhabenheit des Schläfenbeins sich begiebt und in der Gelenksgrube eine leicht fühlbare Leere zustande kommt.

Die Muskel des Kiefergelenks sind zwei äußere, der Masseter und Temporalis, und zwei innere, der Pterygoideus externus und internus; der Masseter und Pterygoideus internus ziehen einfach den Kiefer herauf, der Temporalis zieht ihn zugleich etwas rückwärts und der Pterygoideus externus etwas vorwärts. Wirken die Pterygoidei nur auf einer Seite, so kommen leichte seitliche Bewegungen zustande.

Das Kiefergelenk wird nur durch einige unbedeutende seitliche Faserpartieen verstärkt, seine Festigkeit beruht hauptsächlich darauf, daß die Gelenksgrube ziemlich tief gelegen ist und von den Knochen, die darüber hinragen, vor einem Stoß geschützt und an Verschiebung gehindert wird; sodann aber ist für die Festigkeit des Kiefergelenks der Parallelismus beider Gelenke und ihre gemeinschaftliche Bewegung sehr wesentlich. Sobald daher der Kiefer gebrochen oder durchsägt, und somit eine Seite für sich allein beweglich wird, so verliert das Gelenk beträchtlich an Straffheit und Sicherheit. Während im unverletzten Zustand des Knochens nur nach vorne auf die Protuberanz des Schläfenbeins eine Verrenkung möglich ist, so kann nach einem Bruch auf der einen Seite eine Luxation des Gelenkkopfs der anderen Seite nach außen gar wohl zustande kommen. So lange der Knochen noch ganz ist, so müßte der eine Condylus nach innen weichen und den Processus styloideus durchbrechen, damit der andere nach außen luxiert werden könnte.

Die Luxation des Kiefers nach vorn ist die einzige etwas häufiger vorkommende; sie entsteht beim gewaltsamen Nachuntenziehen des Kiefers. Sie scheint übrigens immer oder fast immer eine bloße incomplete Luxation zu sein, und manche der Fälle, wo nach dem Gähnen der Unterkiefer weit geöffnet bleibt, scheinen eher nur von einer Verziehung oder Verschiebung des Zwischenknorpels nach vorne hergeleitet werden zu müssen, als daß man sie ganz mit Recht unter die Verrenkungen zählen könnte. Die Kieferverrenkungen sind in der Regel durch Anziehen und Nachhintendrücken des Kiefers ohne Mühe einzurichten. Nelaton hat gezeigt, daß bei den Kieferluxationen eine Anstemmung des Processus coronoideus gegen den vorderen unteren Rand des Jochbogens eintreten kann, und daß ein Druck auf den Processus nach unten und hinten zur Einrichtung dient. Eine sehr bequeme und einfache Methode der Einrichtung besteht in Drehung des horizontalen Kieferteiles um eine von vorn nach hinten gedachte Achse. Der eingehakte Processus coronoideus wird nach der kranken Seite gedreht und hierdurch befreit; ist die Verrenkung beiderseitig, so macht man die Drehung erst nach der einen, dann, nach Einrichtung des einen Gelenkes, nach der anderen Seite.

Will man die eine seitliche Hälfte des Unterkiefers resecieren, so muß man zunächst den Knochenrand bis zur Gelenksgegend durch einen Lappenschnitt entblößen und den Masseter durchschneiden. Sofort muß der Knochen vorn durchsägt werden, damit er beweglicher wird. Nun kommt die Sehne des Temporalis an die Reihe, welche man unmittelbar vom Processus coronoideus abtrennt. Alsdann kann das Gelenk von außen geöffnet werden, und indem man hart hinter dem Gelenkskopf mit dem Messer herum geht, trennt man die Pterygoidei und den Nervus maxillaris.

Von Wichtigkeit ist hier die Kenntnis der Stelle, wo der Nervus maxillaris in den Knochen hineintritt; diese Stelle befindet sich ungefähr in der Linie zwischen Kieferwinkel und Processus coronoideus. Ehe der Nerv dort eintritt, schickt er den Ramus mylohyoideus hart am Unterkiefer hin zu dem gleichnamigen Muskel und zum vorderen Bauch des Digastricus. Auch der N. lingualis verläuft sehr nahe dem Unterkiefer; man wird nicht vergessen dürfen, daß dieser Nerv bei unvorsichtigem Abtrennen des Pterygoideus internus verletzt werden könnte.

Fig. 21.

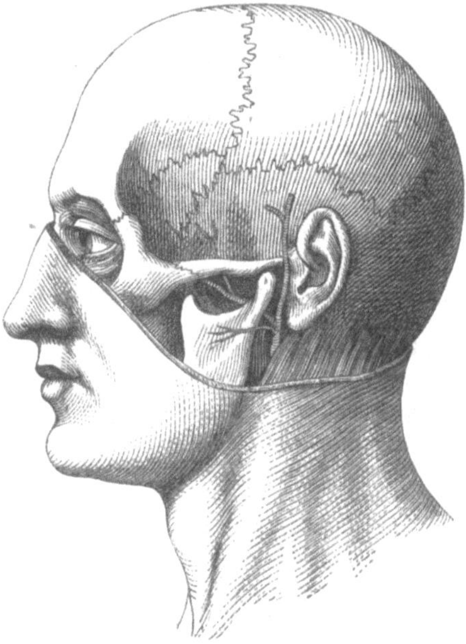

Hinter dem Hals des Unterkiefer-Kopfs verläuft die A. maxillaris interna mit ihren vielen Verzweigungen gegen die Flügelgaumengrube hin. Zwischen dem Kiefergelenk und dem Ohr die A. temporalis.

Am horizontalen Teil des Unterkiefers inserieren sich viele kleinere Muskel, seitlich der Buccinatorius, vorne die Muskel der Unterlippe und des Kinns, nach unten und hinten die des Zungenbeins und der Zunge, Digastricus, Mylohyoideus, Geniohyoideus, Genioglossus. — Nach der Resektion des Mittelstücks vom Kiefer muß die Zunge nach vorn gehalten und der Kopf gebeugt erhalten werden, damit nicht durch antagonistische Zurückziehung der Zungenwurzel asphyktische Zufälle entstehen. Man hat bei Selbstmordversuchen, wenn die Muskelpartieen zwischen Kiefer und Zungenbein tief getrennt waren, diese Art asphyktischer Zufälle ebenfalls auftreten gesehen. Ebenso bei tiefer Chloroformnarkose neben einer starken Zurückbeugung des Kopfes.

Zähne.

Die Zähne stehen teils durch das Zahnfleisch, das ihren Hals umfaßt, teils durch eine sehr dünne Schichte von Periosteum, welche sich um die Zahnwurzel anlegt, teils endlich durch die feinen Gefäße und Nerven, die in die Wurzel des Zahns eindringen, mit den Kieferknochen in Verbindung. Man unterscheidet an den Zähnen die Krone, den Hals und die Wurzel; man unterscheidet ferner den Zahnschmelz, das Zahnbein und die nur der Wurzel angehörige knöcherne Rindensubstanz. Im Innern findet sich in einer Höhle des Zahns und der Zahnwurzel der gefäß- und nervenreiche Zahnkeim, die Pulpa dentis. Je älter ein Zahn ist, desto mehr überwiegt die feste Masse über die Pulpa und die Höhle wird um so kleiner.

Der Ausbruch der ersten Zähne, der sogenannten Milchzähne, zwanzig an der Zahl, erfolgt ungefähr vom siebenten Monat an bis zum Anfang des dritten Jahrs. Die Ordnung des Ausbruches ist in der Regel folgende: 1) unteres Paar der mittleren Schneidezähne; 2) oberes Paar; 3) untere seitliche, 4) obere seitliche Schneidezähne; 5) erster unterer Backzahn, 6) oberer erster Backzahn; 7) unterer, 8) oberer Eckzahn; 9) unterer, 10) oberer zweiter Backzahn.

Das Ausfallen der Milchzähne und der Ausbruch der bleibenden Zähne beginnt im siebenten Jahre und dauert bis zum 13ten oder 14ten. Der Weisheitszahn erscheint aber erst viel später, zwischen dem 20sten und 30sten Jahr. Die Reihenfolge des zweiten Zahnausbruches ist ungefähr dieselbe wie beim Kind. Übrigens kommen dabei viele Abweichungen vor. Noch vor dem Zahnwechsel treten die dritten Backzähne auf, so daß also diese unter den bleibenden Zähne sich am frühesten entwickeln.

Der erste und zweite Backzahn sind öfters nur mit einer Wurzel, aus zwei zusammengewachsenen, einer äußeren und inneren bestehend, versehen. Der dritte und vierte Backzahn des Unterkiefers haben je zwei Wurzeln, eine vordere und hintere. Am Oberkiefer haben diese beiden Zähne je drei Wurzeln, und zwar zwei äußere, die nahe beisammen stehen, und eine innere, die stark von den zwei anderen absteht. Der fünfte Backzahn hat ähnliche, aber kürzere Wurzeln als der dritte und vierte, er besitzt auch sehr häufig nur eine einzige stumpf-konisch geformte Wurzel, so daß er beim Ausziehen wenig Widerstand setzt.

Beim Ausziehen der Zähne muß die Stellung und Richtung derselben, ihre mehr oder minder tiefe Verwachsung mit dem Zahnfleisch, die Zahl und Tiefe ihrer Wurzeln und die Formation des Kieferknochens wohl in Berechnung gezogen werden. Die Zähne, welche nur eine Wurzel haben, können meist durch einfach luxierendes Anziehen ohne Verletzungen der Alveolen ausgezogen werden, während bei den zweiwurzligen großen Backzähnen des Unterkiefers und den dreiwurzligen des Oberkiefers ein Umlegen des Zahnes nach außen oder innen, öfters mit Zerbrechung des Alveolarfachrands, notwendig wird, um den Zahn herauszubringen. Die Zähne des Oberkiefers legt man immer nach außen um, die des Unterkiefers, namentlich die hintersten, wenn man sich des Schlüssels bedient, auch nach innen. Bei den zwei unteren vorderen Backzähnen ist es besser, den Zahn nach außen umzulegen, weil hier die Zähne einen stark gekrümmten Bogen mit einander beschreiben und also außen weniger fest bei einander stehen als innen.

Das Zerbrechen des Alveolarrandes ist in allen den Fällen absolut unvermeidlich, wo die Zahnwurzeln so stark divergieren, daß sie zur Mündung des Zahnfachs nicht heraus können. Dies findet vorzüglich bei dem dritten und vierten Backzahn statt, und weit mehr beim Oberkiefer als beim Unterkiefer, weil die Wurzeln der Oberkieferzähne viel stärker divergieren. Am Oberkiefer ist es etwas ganz Gewöhnliches, daß die dünne, Knochenlamelle, welche den beiden äußeren Wurzeln des dritten und vierten Backzahns entspricht, abgebrochen und mit diesen herausgezogen wird. Wenn die Wurzeln stark konvergieren, was besonders beim Unterkiefer beobachtet wird, so ist ebenfalls, wenn der Zahn ganz herauskommen soll, ein Zerbrechen des Zahnfachs unvermeidlich; man sieht hier und da, daß das

Knochenstück, das zwischen den konvergierenden Wurzeln liegt, mit herausbricht.

VI. Gaumen.

Die Gaumengegend besteht aus dem Gaumenteil des Oberkiefers und dem Gaumenbein, dem Gaumensegel nebst seinen Muskeln und Drüsen und dem Zäpfchen, endlich den Gaumenbögen mit den Mandeln. Seitlich wird die Gaumengegend durch den Alveolarrand und den Processus pterygoideus des Keilbeins begrenzt, der obere Teil des Gaumens gehört der Nasenhöhle und dem Nasenrachen an. (Vergl. den Durchschnitt des Gaumens Fig. 16, 20 und 22.)

Die Muskelpartien des Gaumens sind der Levator und Cirkumflexus palati, der Azygos uvulae, der Glossopharyngeus und Palatopharyngeus; man muß auch den oberen Constriktor des Schlundkopfs dazu rechnen. Als Muskelnerv des Gaumens wird gewöhnlich der Ramus petrosus communicans vom Facialis angesehen, vielleicht ist es richtiger, den Vagus (Glosso-

Fig. 22.

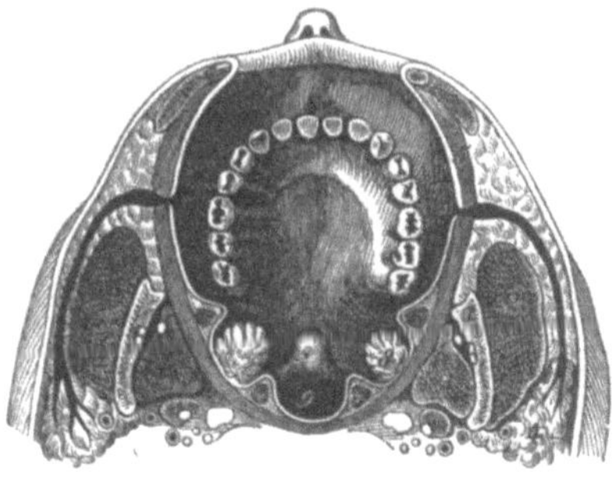

1. Unterkiefer mit N. alveolaris und mentalis; nach innen der N. lingualis. 2. Masseter. 3. Pterygoideus internus. 4. Parotis. 5. Buccinator. 6. Glossopalatinus. 7. Pharyngopalatinus. 8. Tonsillen. 9. Cavum nasopharyngeum.

pharyngeus) als hauptsächlichen Muskelnerv des Gaumens zu betrachten.

Die Gefühlsnerven des Gaumens gehören zum zweiten Ast des fünften Paares. Durch das Foramen incisivum kommt der N. nasopalatinus und durch das Foramen palatinum des Gaumenbeins kommt der N. palatinus anterior herab.

Die Arterien des Gaumens kommen teils von unten (Palatina ascendens) von der Maxillaris externa oder der Pharyngea, teils von oben (Palatina descendens) von der Maxillaris interna (Ramus pterygopalatinus).

Die Mandeln, aus Balgdrüsen und Schleimbälgen bestehend, liegen in der Nische, welche der Zungengaumenbogen und Schlundgaumenbogen miteinander bilden. Nach unten, wo die Nische offen ist, grenzen sie an die Zunge und an den Kehldeckel.

Die Nische, in welcher die Mandeln liegen, ist bei manchen Individuen wenig entwickelt, die Schleimhaut geht alsdann, ohne sich gehörig einzubuchten, zur Mandel über. Diese Variation des Baues hat die Konsequenz, daß bei Entzündung und Vergrößerung die Mandel weniger hervortritt, sich auch wohl hinter die Gaumenbögen verschiebt und dadurch dem chirurgischen Messer schwerer zugänglich wird. Man sieht unter solchen Umständen die Abscesse der Mandel sich mehr nach vorne gegen den weichen Gaumen entleeren, anderemale entwickeln sie sich auch nach hinten und werden so zum Retropharyngealabscess. Auch die Exstirpation der Mandeln ist weniger leicht auszuführen, wenn die Mandel, anstatt aus der Nische hervorzuwachsen, sich hinter der Schleimhaut ausgedehnt hat. Es giebt Fälle, wo man erst einen Schleimhautschnitt längs des vorderen Gaumenbogens machen muß, um die Mandel hervorheben und abtragen zu können.

Bei der Eröffnung der Mandelabscesse, sowie bei der Abtragung der Mandeln sind manche Fälle gefährlicher Arterienverletzung und Verblutung vorgekommen. Manche dieser Fälle mögen aus Unvorsichtigkeit des Operateurs oder aus übermäßig gewaltsamen Körperbewegungen von seiten des Patienten zu erklären sein. Wenn der Operateur zu tief abträgt oder zu viel nach der Seite einsticht, namentlich bei verdrehtem Hals, so begreift man wohl, daß Gefahr selbst für die Carotis entstehen mag. Die meisten Fälle von Blutung nach Abtragung der Mandeln mögen aber bei Arterien-Anomalie, vom Anschneiden anomal starker Äste der A. palatina ascendens entstanden sein. In solchen Fällen wäre gewiß die Umstechung das einfachste Mittel.

VII. Zunge.

Die hauptsächlichen Muskel der Zunge kommen von drei Seiten, wo sie ihre Insertionen haben; diese Insertionen sind: hinten der Processus styloideus des Schläfenbeins, vorn der Unterkiefer und unten das Zungenbein. Vom Zungenbein kommt der Hyoglossus, an der äußeren Seite der Zunge tritt der Styloglossus, in der Mittellinie der Genioglossus mit seiner fächerförmigen Ausbreitung in den Zungenkörper herein.

Fig. 23

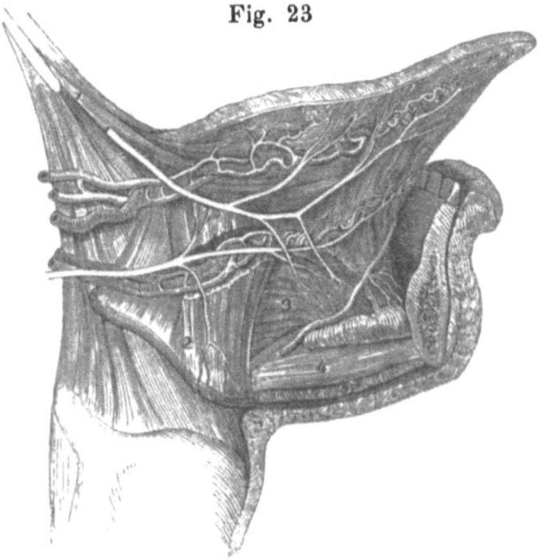

Die Zunge, von der rechten Seite her präpariert. 1. Der Styloglossus (nach oben angezogen). 2. Der M. hyoglossus. 3. Genioglossus. 4. Geniohyoideus. 5. Mylohyoideus (Durchschnitt). Der Ramus sublingualis der A. lingualis läuft dem N. hypoglossus parallel, der N. lingualis liegt höher oben. Man sieht die Endigung der A. und V. lingualis in eine dorsalis und ranina. Unten sieht man die Glandula sublingualis mit ihren Ausführungsgängen, an ihr vorbei geht der Ductus Whartonianus zum Zungenbändchen.

Die Arteria lingualis tritt über dem kleinen Horn des Zungenbeins hinter die Fasern des M. hyoglossus, sie teilt sich in drei Zweige: Ramus sublingualis, dorsalis und profundus. Der letztere Ast, bekannt als A. ranina, ist der beträchtlichste; er läuft seitlich am Genioglossus bis zur Zungenspitze hin; wenn man die Zunge herausstreckt und dabei die vordere Zungenwurzel, d. h. den M. genioglossus, zwischen beide Finger nimmt, so fühlt man deutlich die A. ranina pulsieren.

Da die Arterien der Zunge stark entwickelt und dabei vermöge ihrer Lage schwer zugänglich sind, so kann eine Verletzung dieser Adern beträchtliche und lebensgefährliche Blutung leicht erzeugen. Man wird solchen Blutungen durch energische und gehörig tief gehende Umstechung zu begegnen suchen müssen. Wo dies nicht hinreichte oder nicht ausführbar wäre, müßte man zur Unterbindung des Stammes der A. lingualis am Halse schreiten. Die Regeln für diese Operation finden sich S. 67.

Von den Venen der Zunge ist die V. ranina die bedeutendste; man sieht sie an der unteren Seite der Zunge unter der Schleimhaut verlaufen; sie geht durch den M. mylohoideus am Boden der Mundhöhle zu den vorderen Halsvenen hin.

Der Nervus lingualis kommt innen am aufsteigenden Ast des Unterkiefers, zwischen diesem Knochen und dem M. pterygoideus internus, zur Zunge herab; er zieht sich neben dem M. styloglossus, ziemlich oberflächlich unter der Schleimhaut liegend, mit seinen Zweigen gegen die Zungenspitze hin. Bei manchen Individuen kann man ihn durch die Schleimhaut durchscheinen sehen. Er kreuzt sich an der Zungenbasis mit dem Ductus Whartonianus, indem er schlingenartig um den Ductus herumläuft. Um ihn für eine Resektion bloszulegen, genügt ein seichter Schnitt, wie er Fig. 24 abgebildet ist. Die Operation ist, zumal bei Personen, die einen kleinen Mund haben, leichter, wenn man die Wange bis zum aufsteigenden Kieferast spaltet.

Der N. hypoglossus (Figg. 28. 31) verläuft am Hals über die Carotis facialis hin, er zieht sich parallel der A. lingualis zum M. hyoglossus, geht aber nicht hinter den Hyoglossus wie die Arterie, sondern vor diesem Muskel hin gegen den Genioglossus. Bei den Unterbindungen der Carotis facialis oder der A. lingualis, ebenso bei großen Unterkiefer-Resektionen oder Halsdrüsen-Exstirpationen muß man diesen Nerv zu erkennen und seine Verletzung zu vermeiden wissen.

Fig. 24.

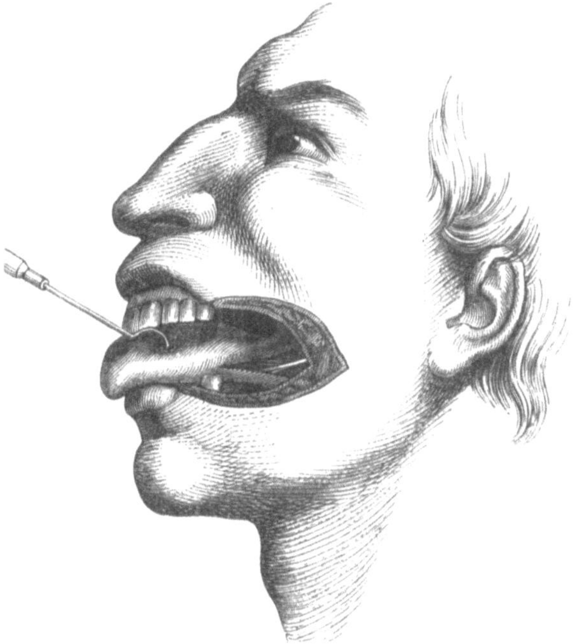

Der Ductus Whartonianus tritt zwischen M. mylohoideus und Genioglossus in die Mundhöhle herein und mündet sich auf der Caruncula des Zungenbändchens. Seitlich liegen die beiden Sublingualdrüsen, deren Gänge an derselben Stelle ausmünden. — Der alte Versuch, die sogenannten Ranula-Geschwülste aus einer Ausdehnung des Speichelgangs zu erklären, war ebensowenig berechtigt, wie der spätere Erklärungsversuch, sie aus der Zungenspitzendrüse oder aus einem Schleimbeutel des Genioglossus abzuleiten. Die meisten Ranula-Geschwülste sind offenbar angeborene Cysten und ihre Formation beruht, ähnlich wie die angeborene Halsfistel, auf unvollkommener Verschließung der fötalen Kiemenspalte.

Im frontalen Querschnitt der Zungenspitze sieht man die Zungenspitzendrüse, welche den Labial- und Buccal-Drüsen analog zum Feuchthalten dieses Zungenteils bestimmt scheint. Wenn die Ausführungsgänge dieses Drüsenapparats sich verschließen, kann eine Cyste mit schleimigen Inhalt daraus entstehen.

ZWEITE ABTEILUNG.

Hals.

I. Vordere Hälfte des Halses.

Muskel. Fascien. Arterien. Venen. Nerven. Zungenbein. Kehlkopf. Luftröhre. Schilddrüse. Schlundkopf. Speiseröhre.

Am vorderen Teil des Halses liegen die Luft- und Speiseröhre, die Carotis und Vena jugularis, der N. vagus, phrenicus und sympathicus, der M. sternocleidomastoideus und die Muskel des Zungenbeins, endlich die Kropfdrüse; seitlich in der unteren Partie des Halses befinden sich der Plexus für die Armnerven und die dem Arm angehörenden Gefäßstämme.

Man kann die vorn am Hals gelegenen Teile in sieben Schichten einteilen.

1) M. platysmamyoideus (hinter ihm die Vena jugularis externa).

2) M. sternocleidomastoideus und die ihn überziehende Fascie.

3) Die Muskel, die von der Zungenbeingegend nach oben und unten hin gehen, Digastricus, Stylohyoideus, Mylohyoideus, Sternohyoideus, Omohyoideus u. s. w. nebst ihrer Fascie.

4) Kropfdrüse und Thymus. (Gefäße der Kropfdrüse.)

5) Zungenbein, Kehlkopf, Luftröhre, seitlich die Nerven und Gefäße.

6) Die Speiseröhre.

7) Die von den Wirbeln herkommende Muskulatur, Rectus capitis, Longus colli, Scalenus anticus, ferner die Cervicalnerven nebst dem Plexus brachialis und dem N. phrenicus.

Fig. 25.

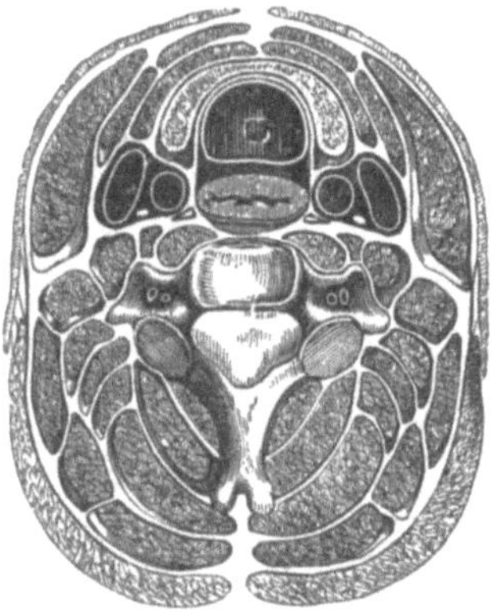

Fig. 26.

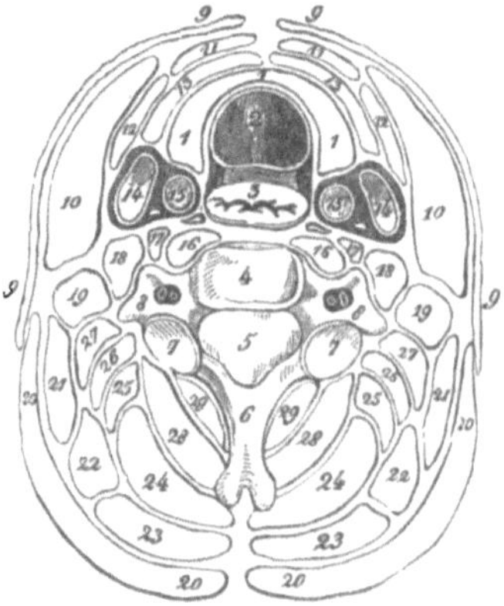

1. Kropfdrüse. 2. Luftröhre. 3. Speiseröhre. 4. Wirbelkörper. 5. Wirbelkanal. 6. Dornfortsatz. 7. Wirbelgelenkfläche. 7. Querfortsatz mit der Wirbelarterie und Vene. 9. Platysmamyoides. 10. Sternocleidomastoideus. 11. Sternohyoideus. 12. Omohyoideus. 13. Sternothyreoideus. 14. Vena jugularis. 15. Carotis, zwischen beiden letzteren der Vagus; nach hinten von der Carotis der Sympathicus. 16. Longus colli. 17. Rectus anticus. 18. Scalenus anticus. 19. Scalenus posticus. 20. Cucullaris. 21. Levator anguli scapulae. 22. Splenius colli. 23. Splenius capitis. 24. Complexus. 25. Tracheomastoideus. 26. Transversus colli. 27. Cervicalis ascendens. 28. Semispinalis colli. 29. Multifidus spinae.

Muskel am Hals.

Der bedeutendste der Halsmuskel ist der Sternocleidomastoideus, der von der Occipitalgegend her an der vorderen Seite des Halses schief herabläuft und dessen Lage bei den meisten am Hals vorkommenden Operationen genau berücksichtigt werden muß. Der obere Teil dieses Muskels wird vom N. accessorius durchbohrt, vorn geht über ihn die Vena jugularis externa weg, und etwas höher der Nervus auricularis magnus, welcher sich von hinten (vom dritten Cervicalnerv) her nach vorn und oben hinaufschlägt (Fig. 30). Der Sternocleidomastoideus ist zum Teil bedeckt von dem Hautmuskel des Halses, dem Platysmamyoides; es liegen hinter ihm die meisten Gefäße und Nerven; will man die Carotis unterbinden, so muß man seinen inneren Rand bei Seite ziehen; soll die Subclavia unterbunden werden, so hat man sie unten an seinem äußeren Rande aufzusuchen. Will man eine dieser beiden Arterien tief unten aufsuchen, so muß der eine oder andere Kopf des Sternocleidomastoideus durchschnitten werden. — Einige haben den Rat gegeben, daß man zwischen den beiden Köpfen des Muskels eindringen soll, um den unteren Teil der Carotis oder der Speiseröhre bloszulegen; der Raum ist aber allzuklein, als daß man hier sicher operieren könnte. — Zuweilen erzeugt der Sternocleidomastoideus eine Verkrümmung, das Caput obstipum, und es muß dann sein unteres Ende, öfters nur der innere Kopf, subkutan durchschnitten werden. Diese Operation ist nicht so gefährlich, als sie auf den ersten Blick aussieht; eine Verletzung der Jugularis externa ist wohl das Einzige, was bei sorgfältigem Operieren dennoch passieren kann; die großen Gefäße sind in dieser Gegend durch eine Muskelschichte, Sternothyreoideus, Sternohyoideus, Scalenus anticus von dem Sternocleidomastoideus getrennt. Man macht den Schnitt etwa einen Finger breit über dem Brustbein.

Hinter dem Sternocleidomastoideus liegen in einer zweiten Muskelschichte der Sternohyoideus, der Hyothyreoideus und Sternothyreoideus, und der Omohyoideus. Oben erstreckt sich der Digastricus hinter dem Sternocleidomastoideus hin. Die beiden Sternohyoidei grenzen in der Mittellinie nahe zusammen, öfters stehen sie aber auch etwas mehr voneinander ab und sind nur durch ihre Fascie miteinander in Verbindung. Neben ihnen und hinter ihrem äußeren Teil liegen die Sternothyreoidei, und noch weiter nach außen die Omohyoidei. Diese drei Muskel bedecken miteinander den seitlichen Teil der Kropfdrüse. Ein kleiner Muskelbündel, Levator glandulae thyreoideae, findet sich öfters in der Nähe der Mittellinie neben dem Sternohyoideus. Um die Carotis unten bloszulegen, muß der Sternothyreoideus zur Seite geschoben werden; will man sie in der Mitte des Halses aufsuchen, so findet man unterwegs den Omohyoideus, der sich mit der Carotis kreuzt (vgl. Fig. 27). Der untere Teil des Omohyoideus liegt in der Nähe der Schnittlinie, welche man bei Unterbindung der Subclavia einzuhalten hat.

Die oberste Muskulatur am Hals zwischen dem Kiefer und dem Zungenbein ist nicht von besonderer Bedeutung für die Chirurgie. In der Nähe der Mittellinie liegen hier fünf Muskel übereinander: der Digastricus, Mylohyoideus, Geniohyoideus, Hyoglossus und Genioglossus; seitlich befinden sich der lange Kopf des Digastricus und der Stylohyoideus. Zwischen diesem letzteren und dem Kiefer ist die Unterkiefer-Speicheldrüse gelegen. Neben der Sehne des Digastricus trifft man die A. lingualis und den Nervus hypoglossus; hinter dem Stylohyoideus liegt der Nervus lingualis.

Der tiefste unter den Muskeln der vorderen Halsgegend ist der Scalenus anticus; seine Stellung ist wichtig bei der Unterbindung der Subclavia, die man ganz in der Nähe seiner unteren Insertion an das Tuberculum der ersten Rippe aufzusuchen hat. Vorn über den Scalenus zieht sich schief nach innen und unten der Nervus phrenicus hin, und vor dem untersten Teil des Scalenus liegt quer herüber die Vena subclavia, während die Arteria subclavia hinter demselben Muskel, in der Spalte zwischen dem Scalenus anticus und medius, nebst dem Plexus brachialis hervortritt.

Fascien am Hals.

Man unterscheidet eine oberflächliche und eine tiefere Halsfascie. Die erstere hüllt den Sternocleidomastoideus ein und heftet sich, wie dieser Muskel, an die vordere Seite des Brustbeins und Schlüsselbeins. Die zweite umhüllt und befestigt die Muskel, die vom Zungenbein und Kehlkopf herabkommen, und inseriert sich nebst diesen Muskeln am hinteren Rand des Manubrium sterni und hinter dem Schlüsselbeingelenk. Von dieser letzteren Fascie wird auch der Gefäßbündel der Carotis und Jugularis interna nebst dem N. vagus eingeschlossen. Seitlich schließt sie dem M. omohyoideus sich an, der sie auch wohl zu spannen vermag. An ihrem unteren Teile ist die tiefe Halsfascie stärker entwickelt, sie hat hier die Aufgabe, den Brustraum, soweit seine Apertur zwischen den vorderen Rippenhaltern noch offen steht, zu schließen und die tiefen Halsvenen vor Luftdruck zu schützen.

Wenn die tiefe Halsfascie geöffnet wird, besonders an ihrem unteren Teil, z. B. unterhalb der Kropfdrüse beim Luftröhrenschnitt, so sieht man die Luft durch den Inspirationsdruck in das tiefe Halszellgewebe und von hier in's Mediastinum dringen und dasselbe emphysematös auftreiben. Die Operation und die Erkennung der Teile wird zuweilen hierdurch erschwert.

Bei Abscessen hinter der tiefen Halsfascie ist Versenkung nach der Brusthöhle zu besorgen. Die Abscesse, welche vor der Luftröhre liegen, können besonders ins vordere Mediastinum sich senken, die zur Seite der Speiseröhre auftretenden Eitersenkungen lassen vorzugsweise eine Versenkung gegen die Spitzen der Pleura-Säcke, mit Perforation der letzteren, befürchten. Es ist auf diese Art schon mancher Todesfall vorgekommen, welchem durch einen rechtzeitigen Einschnitt in die tiefe Fascie hätte vorgebeugt werden können.

Hinter dem tiefen Halsbindegewebe befindet sich die Fascie, welche die vordere Wirbel-Muskulatur, Longus colli, Scalenus anterior u. s. w., einhüllt; dieselbe setzt sich seitlich zu den Nackenmuskeln fort. (Fig. 25.)

Die Nackenmuskeln besitzen eine bedeutend stärkere Umhüllung, als die des Halses; wo die Halsfascie in die der Nackenmuskel übergeht, wird sie beträchtlich verstärkt.

Arterien am Hals.

Zwei große Arterienstämme liegen am Hals, die Carotis communis mit ihrer Teilung in die Cerebralis und Facialis, letztere mit ihren acht Ästen (thyreoidea superior, lingualis, maxillaris externa, pharyngea, occipitalis, auricularis, temporalis, maxillaris interna) und die Subclavia, welche neun Seitenäste abgiebt (vertebralis, thyreoidea inferior, cervicalis ascendens, cerv. profunda, cerv. superficialis, transversa colli, transversa scapulae, intercostalis prima, mammaria interna). Letztere gehören freilich nur zu einem kleinen Teil der Halsgegend an. Die Anonyma ist ebenfalls zum Teil noch in die Halsgegend zu rechnen.

Die Carotis tritt bedeckt vom inneren Kopf des Sternocleidomastoideus und vom Sternothyreoideus aus der Brusthöhle herauf, nach innen liegt die Luftröhre nebst der Kropfdrüse, nach außen die Vena jugularis interna; der Nervus vagus liegt ebenfalls nach außen, am unteren Teil etwas weiter vorne, am oberen mehr nach hinten. Die linke Carotis liegt unten etwas tiefer als die rechte; sie hat unten neben sich den Bogen des Ductus thoracicus, der gegen den Winkel der Vena jugularis und subclavia hinabläuft.

Fig. 27.

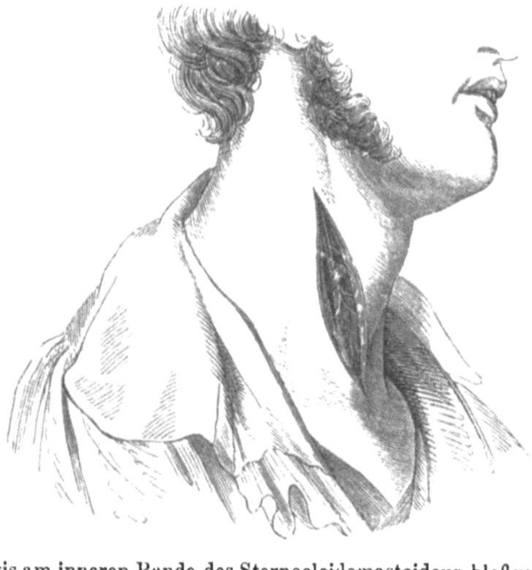

Die Carotis am inneren Rande des Sternocleidomastoideus bloßgelegt. Über sie hin geht der Omohyoideus und der N. hypoglossus descendens.

Gegen die Mitte des Halses hin, an der gewöhnlichen Unterbindungsstelle, läuft der M. omohyoideus schief über die Carotis weg, und der N. hypoglossus descendens geht unmittelbar der Länge nach über sie hin, der Vagus liegt etwas mehr hinten, die Vena jugularis, wenn sie groß oder stark gefüllt ist, deckt die Arterie von außen her teilweise zu. Der Stamm des Sympathicus liegt weiter hinten und ist durch eine Zellgewebschicht von der Arterie getrennt. Eine ziemlich deutliche Zellscheide umfaßt den ganzen Gefäßbündel, aus Arterie, Vene und N. vagus bestehend. — Man kann die Carotis bei gerader Stellung des Kopfes gegen die Querfortsätze der Halswirbel andrücken, ein Fortsatz am sechsten Wirbel, Tuberculum carotideum genannt, entspricht nahezu der Linie, in welcher die Carotis liegt.

In der Gegend des Kehlkopfes findet die Teilung der Carotis in ihre zwei Hauptäste statt; die Carotis cerebralis wendet sich mehr in die Tiefe, so daß sie hinter die Carotis facialis zu liegen kommt. Man erkennt sie an dem sie begleitenden N. vagus. Die Facialis teilt sich sogleich in ihre Äste, von denen die Thyreoidea und Lingualis am weitesten nach unten gelegen sind (Fig. 28).

Die Unterbindung der Carotis facialis ist dadurch erschwert, daß der Stamm sich sogleich verästelt; man kann genötigt sein, die Ligatur oberhalb der ersten Äste anzulegen. Am obersten Teil der Carotis facialis trifft man den hinteren Bauch des M. Digastricus und den Stamm des N. hypoglossus, welche mit der Ader sich kreuzen. Noch weiter oben verbirgt sich das Ende derselben hinter der Ohrspeicheldrüse. Große Venen-Anastomosen von der Vena facialis (vgl. Fig. 32), welche die Arterie zudecken, können hier die Bloslegung sehr erheblich erschweren.

Die Thyreoidea superior entspringt in der Höhe des Zungenbeins, zieht sich, einen kleinen Bogen nach vorn beschreibend, zur Seite des Kehlkopfes herab und tritt dann hinter den Omohyoideus und Sternohyoideus zur Schilddrüse hin. Durch einen Schnitt zwischen dem Sternocleidomastoideus und dem Kehlkopf wird die Arterie blosgelegt. Ihre obersten, zum Kehlkopf gehenden Äste sind S. 79 näher beschrieben.

Die Art. lingualis läuft am großen Horn des Zungenbeins hin und geht hinter dem M. hyoglossus, zwischen ihm und dem Constriktor pharyngis, in die Zunge hinein. Zwei Linien über dem großen Horn des Zungenbeins, neben

Fig. 28.

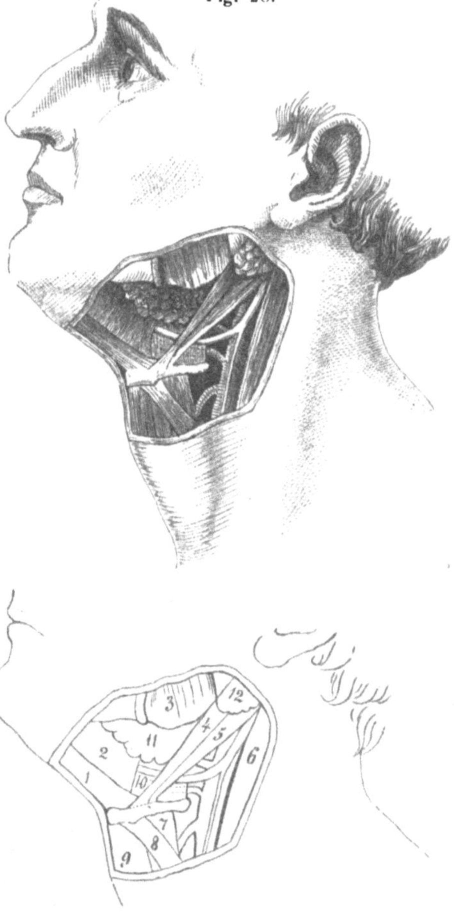

Der untere Teil der Carotis facialis, mit den drei Ästen, Thyreoides superior, Lingualis und Maxillaris externa; vor der Carotis facialis der N. hypoglossus und sein absteigender Ast. 1. Digastricus. 2. Mylohyoideus. 3. Masseter. 4. Stylohyoideus. 5. Digastricus. 6. Sternocleidomastoideus. 7. Hyothyreoideus. 8. Omohyoideus. 9. Sternohyoideus. 10. Hyoglossus. 11. Gl. submaxillaris. 12. Parotis.

dem kleinen Horn, unterhalb der Sehne des Digastricus und des Nervus hypoglossus (der übrigens auch vor ihr herlaufen kann), findet man die A. lingualis, um sie zu unterbinden. Den Hautschnitt macht man am einfachsten parallel mit dem Horn des Zungenbeins zwischen Digastricus und Sternocleidomastoideus. Die Vena facialis posterior muß zur Seite gezogen werden. Da die Ader fast keine Variationen zeigt, sondern immer an ihrer Stelle zu finden ist, so kann die Unterbindung dieser Ader zu den ganz sicheren Operationen gerechnet werden. Es ist nur notwendig, daß der Operateur das Schema der Teile, wie Fig. 29 es zeigt, richtig im Gedächtnis habe. In dem Winkel, welchen der Stylohyoideus und Digastricus (2) mit dem Zungenbein (1) machen, liegt der Hyoglossus (3), hinter dem letzteren trifft man unfehlbar die Arteria lingualis.

Fig. 29.

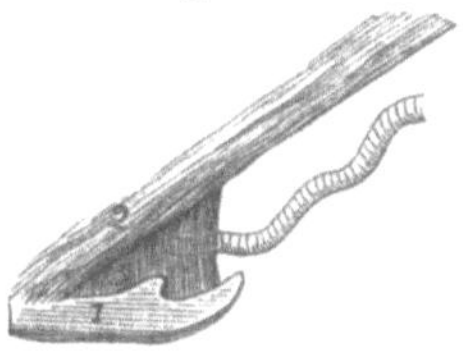

Eine zweite Methode (die von A. Guérin als die allgemein gebräuchliche bezeichnet wird) besteht in Bloslegung der A. lingualis oberhalb der Digastricus-Sehne, also in dem dreieckigen Raum, welchen der Digastricus mit dem Kiefer macht. Die Unterkieferspeicheldrüse muß hier nach oben zur Seite gezogen und der M. hyoglossus quer eingeschnitten werden. Unmittelbar hinter dem Hyoglossus liegt die Arterie.

Die Maxillaris externa begiebt sich gleich nach ihrem Ursprung hinter den M. disgastricus nebst dem Stylohyoideus; sie läuft dann hart hinter der Unterkiefer-Speicheldrüse zum Kieferrand hin, wo man sie neben dem Masseter, bedeckt vom Platysma, zum Gesicht herauf gehen sieht. Sie giebt am Rande des Unterkiefers, an die Halsgrenze hin, den Ramus submentalis ab.

Die Subclavia verästelt sich, mit verschiedenen individuellen Abweichungen, nach drei Hauptrichtungen hin. Nach oben schickt sie die Vertebralis, die Cervicalis ascendens, die Thyreoidea inferior; nach unten die Mammaria interna und Intercostalis prima; nach außen die Cervicalis profunda, Transversa scapulae und Transversa colli. Die Verästlung findet vorzugsweise in der Mitte des Bogens der Arterie statt, der außerhalb des M. scalenus gelegene Teil der Arterie ist gewöhnlich von Ästen frei.

Der Ursprung der beiden Subclaviae ist ziemlich verschieden, sofern die rechte höher oben aus der Anonyma, die linke tiefer aus dem Aortabogen selbst hervorkommt. Beide beschreiben einen Bogen hinter dem Scalenus anticus; an der inneren Seite des Scalenus kommt der Bogen herauf, an der äußeren geht er wieder herab über die erste Rippe hin (Fig. 30). Die Vena subclavia liegt nach vorne, sie ist durch den Scalenus von der Arterie getrennt. Die Teile, welche über die Subclavia herlaufen oder sie bedecken, sind: der Sternocleidomastoideus und die Vena jugularis externa, hinter dem Sternocleidomastoideus die tiefere Halsfascie, welche mit dem M. omohyoideus verwachsen; sodann die Vena subclavia und der Scalenus anticus; innen am Scalenus der N. phrenicus. Der N. vagus läuft vorn über die Subclavia an ihrem Ursprung her und schickt auf der rechten Seite den Recurrens um sie herum. Links tritt der Vagus auf die vordere Seite des aus der Brust aufsteigenden Teiles der Subclavia. (Fig. 32.) Weiter außen biegt sich auf der linken Seite der Ductus thoracicus von hinten und oben her zur vorn gelegenen Vena subclavia herüber. Die Arteria transvera scapulae und die Transversa colli liegen etwas vor und über der Subclavia, aus welcher sie gewöhnlich hinter dem Scalenus entspringen. Nach hinten und unten befindet sich die Pleurahöhle, nach außen und oben der Plexus brachialis.

Die Stelle, wo man die Subclavia gewöhnlich unterbindet, ist der Raum zwischen dem Sternocleidomastoideus und Cucullaris; man dringt zwischen dem Schlüsselbein und dem M. omohyoideus auf die Arterie ein, die hier an einer kleinen Stelle von keinen anderen Weichteilen als von der Haut und Fascia colli nebst einigem Fett bedeckt ist. Den Omohyoideus sowie die Vena jugularis externa muß man nach außen ziehen, um Platz zu bekommen. Mittels des Scalenus und des Tuberculums der ersten Rippe orientiert man sich; hart an dem Tuberculum liegt die Arterie. Fehlt es an Raum, so kann der Cleidomastoideus eingeschnitten werden, um die Operation zu erleichtern.

Durch starke Anfüllung der Venen oder anomalen Ver-

Fig. 30.

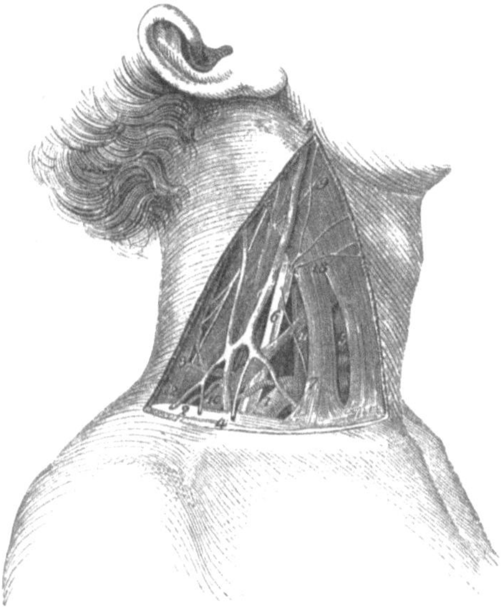

Die Teile der linken Halsgegend, durch Wegnahme der Haut, das Platysmamyoides und der Fascien, blosgelegt. 1. A. subclavia. 2. A. transversa scapulae. 3. Transversa colli. 4. Vena jugularis externa. 5. V. jugularis interna. 6. Armnerven. 7. N. phrenicus, wie er hinter den M. cleidomastoideus tritt. 8. N. accessorius. 9. Auricularis magnus, der zweite Nerv ist der Cervicalis superficialis. 10. M. omohyoideus. 11. M. scalenus. 12. M. cucullaris. 13. M. sternocleidomastoideus.

lauf derselben über die Arterie kann die Unterbindung der Subclavia sehr erschwert werden. Je kurzhalsiger und dicker das Subjekt, je weniger das Schlüsselbein sich nebst der Schulter nach unten verschieben läßt, desto mehr häuft sich die Schwierigkeit. Wollte man aber die Arterie noch weiter innnen, hinter dem Scalenus, oder gar an ihrem aufsteigenden Teil innerhalb des Scalenus unterbinden, so müßte man sich auf die größten, fast unüberwindlichen Schwierigkeiten der Bloslegung oder sicheren Isolierung der Arterie gefaßt machen. Die Arterie liegt hier ziemlich tief, und zwar links noch tiefer als rechts, hinter dem Sternocleidomastoideus, Scalenus, Sternothyreoideus und Sternohyoideus, sie giebt viele starke Äste ab, die nebst ihren Venen verletzt werden können; es liegen eine Menge Teile, z. B. Vagus, Phrenicus, Recurrens, das letzte Hals-Ganglion vom Sympathicus, Ductus thoracicus, die Pleura, sehr nahe beisammen, zwischen denen man die

Fig. 31.

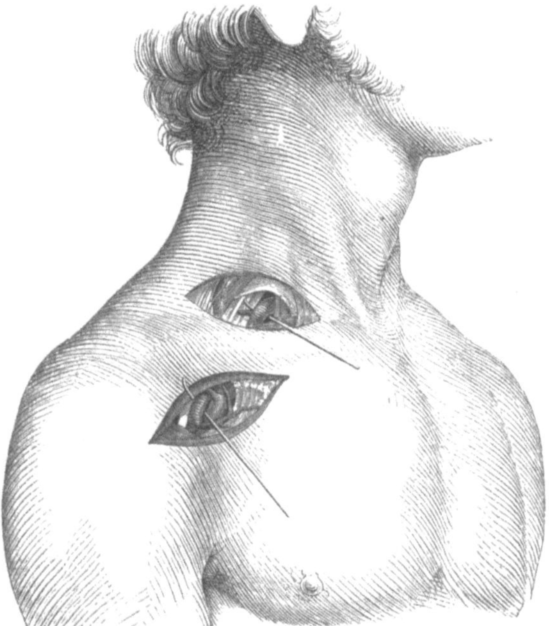

Die Arteria subclavia an der Unterbindungsstelle oberhalb und unterhalb des Schlüsselbeins. Innen der Cleidomastoideus uud der zwischen Arterie und Vene durchlaufende Scalenus. Nach außen die Armnerven und der M. omohyoideus, weiter außen die Vena jug. ext. und die Clavicularnerven. Oben von der Arterie sieht man die Fascia cervicalis aufgeschnitten. Unter dem Schlüsselbein ist der Pectoralis major durchschnitten, man sieht den Pect. minor und die Arterie mitten zwischen Vene und Nerv.

Arterie suchen müßte. Da man wegen der Tiefe und Enge des Raums, sowie auch wegen des Blutens die Arterie nicht sehen könnte, so müßte man nur mittelst des Gefühls sich orientieren und so die Nadel herumführen. Man wäre dann in der größten Gefahr, andere Teile mit in die Ligatur zu nehmen.

Die Anonyma kommt hinter dem Brustbein, zwischen der Vena anonyma und der Luftröhre herauf, ihre Endigung am Hals ist vom rechten Sternomastoideus, Sternohyoideus und Sternothyreoideus bedeckt. Nach kurzem, nur einen Zoll langem Verlauf spaltet sie sich in ihre beiden Äste. Ihre Unterbindung wagt wohl niemand mehr. Man müßte sie von der inneren Seite der Carotis aus aufsuchen und sorgfältig mit der Fingerspitze von den umgebenden Teilen (vorn Vena anonyma, hinten und außen Pleura, hinten und innen Luftröhre) isolieren.

Venen am Hals.

Der Jugularis anterior s. Mediana colli kann beim Luftröhrenschnitt unter das Messer fallen. Dieselbe liegt fast unmittelbar unter der Haut. Ihre Variationen sind sehr mannigfach; öfters trifft man sie doppelt, meist mit kurzer Quer-Anastomose, oder sie gabelt sich in der Mitte des Halses gegen die Hörner des Zungenbeins hin. Eine Anastomose mit der in den Kehlkopf eindringenden V. cricothyreoidea fehlt wohl fast nie. — Die Jugularis externa (Figg. 30. 32) läuft von der Gegend des Kieferwinkels zum äußeren Rand des Cleidomastoideus; man trifft sie mitten auf dem Sternocleidomastoideus, bedeckt von der Haut und dem Platysma. In der Nähe des Schlüsselbeins, nach außen vom Cleidomastoideus, geht sie durch die Halsfascien durch und senkt sich in die Tiefe, um mit der Vena subclavia oder Jugularis interna zusammen zu münden.

Die Jugularis interna liegt nach außen von Carotis und N. vagus; wenn sie stark gefüllt ist, so deckt sie die Carotis zum Teil und man muß sie oben comprimieren, um die Arterie recht zu sehen. Der obere Teil der Jugularis interna, mit seinen Verzweigungen und Anastomosen (Fig. 32)

Fig. 32.

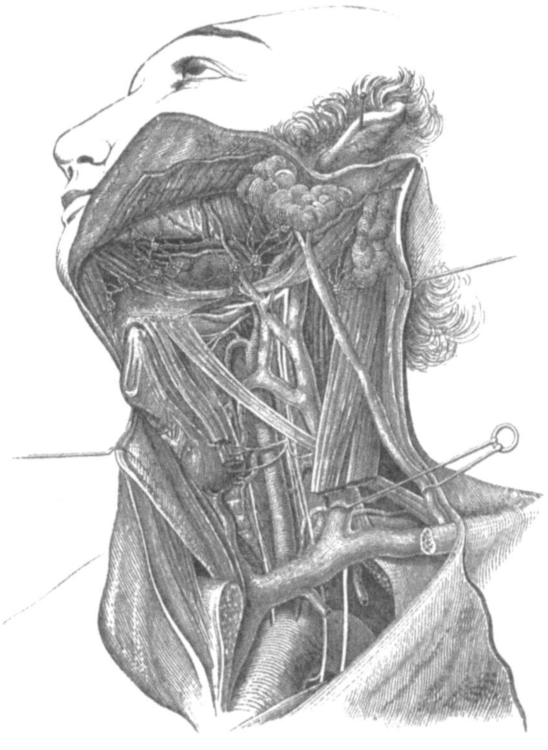

bedeckt die Carotisäste, der Hauptast, welcher das Hirnblut enthält, kommt neben der Carotis cerebralis vom Foramen jugulare her. — Die V. subclavia liegt hart am Schlüsselbein, getrennt von der Arterie durch den Scalenus. An ihrem inneren Ende mündet sich links der Ductus thoracicus ein. Die Vereinigungsstelle der Subclavia mit der Jugularis interna befindet sich gerade hinter dem Schlüsselbeingelenk. — Die Schilddrüse hat eine eigene stärkere Vene,

Fig. 33.

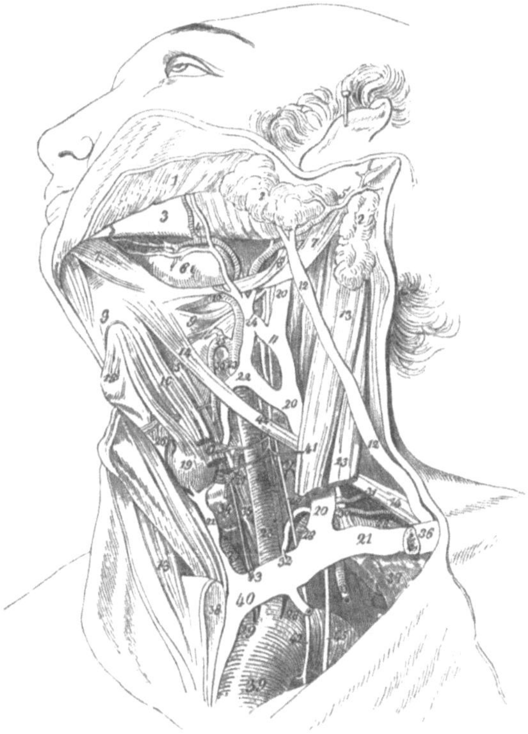

1. Platysma. 2. 2. Parotis, in zwei Teile geteilt. 3. Unterkiefer. 4. Art. maxillaris. 5. A. auricularis posterior. 6. Unterkieferspeicheldrüse. 7. 7. M. digastricus. 8. Stylohyoideus. 9. 9. Zungenbein und Zungenbeinhorn. 10. A. lingualis. 11. N. hypoglossus descendens. 12. V. jugularis externa. 13. Sternocleidomastoideus. 14. Omohyoideus. 15. Hyothyreoideus. 16. Sternohyoideus. 17. Sternothyreoideus. 18. Kehlkopf. 19. Kropfdrüse. 20. V. jugularis interna. 21. V. subclavia. 22. V. thyreoidea inferior. 23. Carotis. 24. Carotis interna. 25. A. thyroidea superior. 26. A. cricothyreoidea. 27. A. thyreoidea inferior. 28. Subclavia. 29. Anonyma. 30. Transversa colli. 31. Transversa scapulae. 32. Ductus thoracicus. 33. A. mammaria interna. 34. Luftröhre. 35. Speiseröhre. 36. Schlüsselbein. 37. Erste Rippe. 38. Brustbein. 39. Aorta. 40. V. anonyma. 41. Verbindungsschlinge des N. hypoglossus descendens. 42. N. vagus. 43. Recurrens. 44. Sympathicus. 45. Phrenicus.

Vena thyreoidea ima (Fig. 32), öfters sind es mehrere Stämme, welche in der Mitte hinablaufen: die vorderen Schilddrüsenvenen sind von Wichtigkeit bei der Tracheotomie, man hat sich vor ihrer Verletzung sehr zu hüten, damit nicht eine Blutung in die Trachea hinein erfolge. — Alle großen Halsvenen, besonders aber die nahe am Thorax gelegenen, können bei einer Verletzung der Gefahr des Lufteindringens während der Inspiration ausgesetzt sein. Die Gefahr tritt besonders dann ein, wenn eine mit der Aponeurose verwachsene Vene angezogen und dadurch ihr Lumen offen erhalten wird.

Nerven der Halsgegend.

Der N. hypoglossus läuft unterhalb der Ohrgegend über die Carotis weg zum großen Horn des Zungenbeins, sein absteigender Ast zieht sich gerade vor der Carotis herunter, um teils die Zungenbeinmuskel zu versorgen, teils eine Schlinge mit dem zweiten Cervicalnerven zu bilden.

Der Vagus läuft mitten zwischen Carotis und Vena jugularis, anfangs etwas mehr nach hinten, unten mehr nach vorn gelegen, zur Brusthöhle herab. Am obersten Teil des Halses schickt er den N. laryngeus superior hinter der Arteria thyreoidea hin zur Seite des Larynx; unten angekommen sendet er den Laryngeus recurrens, um den Aortenbogen und die rechte Subclavia herum, hinter dem M. sternothyreoideus und der Kropfdrüse, zum Kehlkopf hinauf.

Der Accessorius (Fig. 30, [8]) liegt am Anfang hinter der Jugularis interna und dem Sternocleidomastoideus, er durchbohrt den Sternocleidomastoideus oder geht hart hinter ihm hin nach außen und hinten und wendet sich von hier schief nach unten über den Levator scapulae hin zum M. cucullaris. Er gehört eigentlich mehr zur Nackengegend als zur vorderen Halsgegend.

Der Laryngeus superior liegt hinter dem obersten Teil des M. omohyoideus, er tritt seitlich, vor dem Ligamentum hyothyreoideum und dem Horn des Schildknorpels in den Kehlkopf ein, um sich vorzüglich im Eingang des Kehlkopfs auszubreiten. Er vermittelt besonders die reflektorische Reizbarkeit des Kehleingangs.

Den Laryngeus inferior sieht man seitlich hinter der Luftröhre heraufkommen, um sich von hinten in die Muskel der Stimmritze zu verzweigen. Er kreuzt sich mit der von außen kommenden A. thyreoidea inferior, indem er vor ihr weg nach oben verläuft. Bei der Exstirpation der Kropfdrüse und bei Unterbindung der A. thyreoidea inferior hat man alle Aufmerksamkeit nötig, um die Verletzung des Laryngeus inferior zu vermeiden.

Der Sympathicus endlich, der an seinem Halsteile zwei bis drei Ganglienanschwellungen bildet, befindet sich hinter den Halsgefäßen, zwischen diesen und der vorderen Muskulatur der Wirbelsäule, getrennt von den großen Gefäßen durch einiges Zellgewebe.

Die oberen Cervicalnerven gehören mehr der Nackengegend, als der vorderen Halsgegend an. Einige vordere Zweige laufen mehr nach oben, wie der Auricularis magnus, andere ziehen sich gegen das Schlüsselbein herab, die Supraclaviculares. (Fig. 30.)

Der Phrenicus (Fig. 30, [7]), vom dritten bis siebenten Halsnerven seine Wurzeln empfangend, steigt schief herab über den M. Scalenus anticus, am unteren Ende des Scalenus tritt er über dessen inneren Rand nach hinten, um zwischen Arteria und Vena subclavia durch in die Brusthöhle zu gelangen.

Der Plexus brachialis (Fig. 30. 31) setzt sich aus den vier unteren Halsnerven und dem ersten Brustnerven zusammen; er liegt hinter dem M. scalenus anticus, außer und über der A. subclavia, vor und auf dem Scalenus medius. Eine Anzahl kleinerer Nervenstämme geht noch in der Halsgegend von ihm ab, die Nervi suprascapulares und subscapulares, Thoracici anteriores und posteriores; sie versorgen die Haut und die Muskel der Schlüsselbein- und Schulterblatt-Gegend.

Zungenbein.

Das Zungenbein gehört noch halb zur Kiefergegend, es ist so gelagert, daß es beim Öffnen des Mundes oder beim Nachhintentreten der Zunge, z. B. beim Schlucken, sich hinter dem Kiefer verbirgt. Es steht durch den Digastricus, Mylohyoideus und Geniohyoideus mit dem Kiefer, durch den Stylohyoideus und das Lig. stylohyoideum mit dem Processus styloideus des Schläfenbeins, durch den Hyoglossus mit der Zunge, durch den Hyopharyngeus mit dem Schlundkopf, durch den Hyothyreoideus und das Lig. hyothyreoideum mit dem Kehlkopf, durch den Sternohyoideus mit dem Brustbein und durch den Omohyoideus mit dem Schulterblatt in Verbindung. — Man unterscheidet am Zungenbein den Körper und die durch ein Gelenk mit ihm verbundenen beiden Seitenfortsätze oder Hörner; am oberen Rand, da wo der Körper und das große Horn aneinanderstoßen, geht ein kleiner Fortsatz ab, der das kleine Horn genannt wird. Es ist dies die Stelle, oberhalb deren die Arteria lingualis zwischen Hyoglossus und Hyopharyngeus hineintritt.

Am unteren Rand des Zungenbeins setzt sich das Ligamentum hyothyreoideum an, welches durch den M. sternohyoideus zum Teil bedeckt wird. Beim oberen Kehlkopfschnitt und bei der Pharyngotomia subhyoidea wird dieser Teil durchschnitten. Hinter dem Band, am oberen Rand des Schildknorpel-Ausschnittes, liegt ein Schleimbeutel, welcher die Verschiebungen des Kehlkopfes erleichtert. Man will schon die Wassersucht dieses Schleimbeutels beobachtet haben.

Kehlkopf.

Der Kehlkopf setzt sich zusammen aus dem Schildknorpel, dem Ringknorpel nebst den Gießknorpeln und dem Kehldeckel, alle diese Teile sind durch kleine Ligamente, durch viele kleine Muskel und durch die das Innere überkleidende Schleimhaut nebst ihren Falten miteinander verbunden. Nach oben ist der Kehlkopf an das Zungenbein befestigt durch das Ligamentum hyothyreoideum, nach unten setzt er sich in die Luftröhre fort, hinten hilft er die Wandung des Schlundkopfes bilden, in welchen der dicke Teil des Ringknorpels und die Gießknorpel mit ihren hinteren Flächen hineinragen.

Der Eingang des Kehlkopfes wird gebildet von dem Kehldeckel und den Gießknorpeln, nebst der beide verbindenden Schleimhautfalte, der Plica aryepiglottica. An der Spitze der Gießknorpel und am Übergang der Schleimhaut des Kehlkopfes in die Plica sieht man die kleinen Knorpelchen durchscheinen, welche Cornicula laryngis oder Santorinsche Knorpel genannt werden.

Fig. 34.

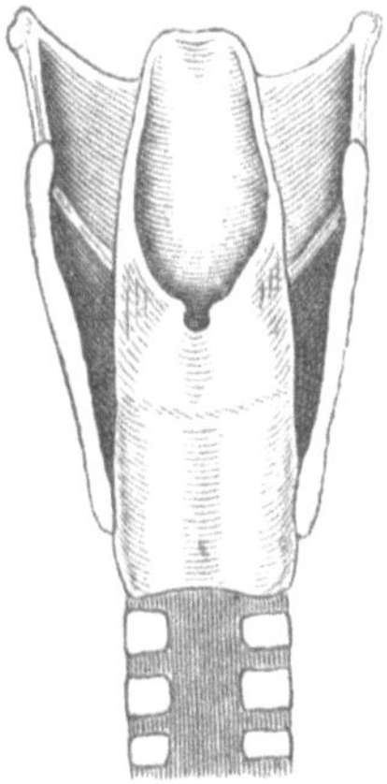

Von hinten am aufgeschnittenen Präparat und bei vollständig aufgerichtetem Kehldeckel erscheint der Kehleingang in länglicher Form, vorn der Kehldeckelwulst, hinten der Gießbeckenwinkel. Von oben mit dem Kehlspiegel betrachtet, zeigt sich der Kehleingang mehr in der Form eines querliegenden Ovals oder eines Halbmondes, während der Rand des Kehldeckels mehr oder weniger die Einsicht in die Tiefe beschränkt.

Fig. 35.

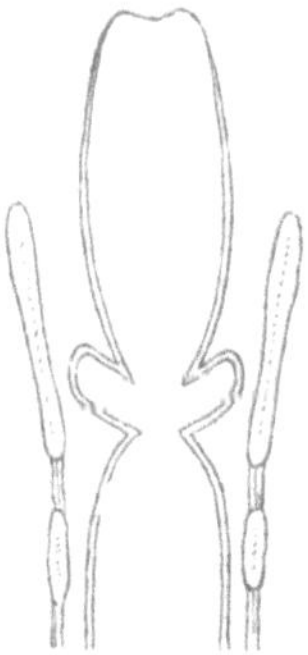

Im Innern des Kehlkopfes befindet sich die Stimmritze, welche wesentlich aus den Stimmbändern und dem sie spannenden Processus vocalis der Gießknorpel formiert wird. Fig. 36. Das Stimmband besteht aus einer Schleimhautfalte mit elastischer Verstärkung, an welche sich die Stimmband Muskulatur anschließt. Über dem Stimmband trifft man rechts und links den Morgagnischen Sinus, welcher nach oben von dem Taschenband begrenzt wird. Letzteres ist eine dünne Schleimhautfalte, welche ebenfalls eingewobene Muskelfasern enthält und durch diese Fasern eine Änderung ihrer Form und Stellung beim Schlucken, Intonieren, Husten u. s. w. erfährt. Im Frontaldurchschnitt des Kehlkopfes (Fig. 35) erkennt man am besten, wie sich die Stimmbänder und Taschenbänder zu einander verhalten, wie eine nicht unbeträchtliche Verengung des Kehlkopf-Lumens diaphragmaähnlich durch dieselben geschaffen werden kann. Unterhalb der Stimmbänder nimmt der Kehlkopf die Rohrform an, vermöge deren er sich an die Trachea anschließt. (Fig. 37.)

Fig. 36.

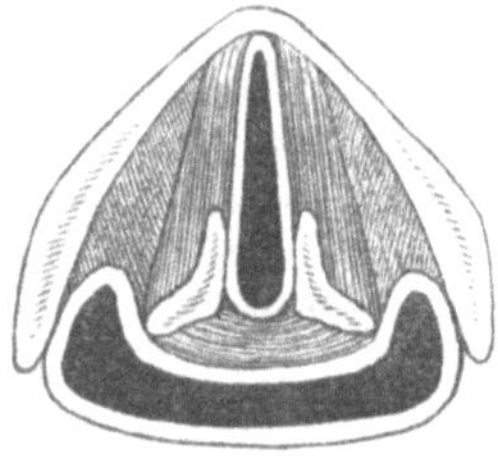

Durchschnitt durch den Kehlkopf in der Höhe der Stimmbänder. Man erkennt die Stimmritze, die Gießbeckenknorpel, den queren Gießbeckenmuskel und den halbmondförmigen Querschnitt des Pharynx.

Fig. 37.

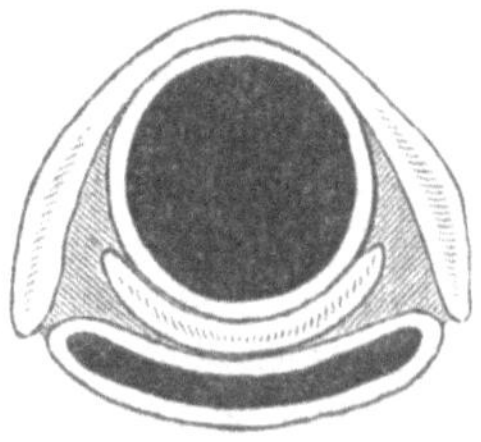

Durchschnitt des Kehlkopfes unterhalb der Stimmbänder, an der Hinterwand die Ringknorpel-Platte, hinter derselben die abgeplattete Speiseröhre.

Der Kehldeckel besteht aus einem freien, mit Schleimhaut überzogenen Teile, welcher hinter der Zunge vorragt und einem verdeckten Teil, der an der hintersten Zungenbasis anliegt und mit seinem Stiel bis an den Ausschnitt des Schildknorpels reicht. Bei der Operation, welche von Langenbeck den Namen Pharyngotomia subhyoidea erhalten hat, wird der vordere Teil des Kehldeckels von der Zunge abgetrennt. Beim oberen Kehlkopfschnitt wird dagegen der tiefste Teil des Kehldeckelstiels durchschnitten und so der direkte Einblick in die Kehlkopfhöhle von vorne gewonnen.

Vom Außenrande des Kehldeckels entspringen die Schleimhautfalten, Plicae aryepiglotticae, welche bei akuter Entzündung des Kehleingangs den hauptsächlichsten Sitz des sogenannten Stimmritzenödems bilden. Die Muskelfasern, welche in diesen Schleimhautfalten verlaufen, haben die Funktion beim Aufrichten und Niederlegen des Kehldeckels, also vorzüglich beim Schlingakt, mitzuwirken. Einige kleinere Schleimhautfalten gehen vom Kehldeckel zur Zungenmitte und zu den

Seiten des Pharynx hin, Plica glosso-epiglottica und pharyngo-epiglottica.

Bei den Muskeln des Kehlkopfes kann man eine äußere Partie, welche den Bewegungen des ganzen Kehlkopfes dient, und eine innere, welche beim Atmen und der Stimme funktioniert, unterscheiden. Die äußeren Muskel sind der Sternothyreoideus, Hyothyreoideus, Cricothyreoideus, Constrictor faucium, die inneren Muskel haben vorzüglich die Gießknorpel und die Stimmbänder zu bewegen. Am hinteren Teile der Gießknorpel befinden sich die Muskel für das seitliche Auseinander- und Zusammentreten der Gießknorpelspitzen, am vorderen Teil und besonders an der Basis des Gießknorpels (Processus vocalis) sind die Spannmuskel für die Stimmritze und die Stimmbänder gelegen.

Die Arteria laryngea kommt als ein Ast der Thyreoidea superior hinter dem M. omohyoideus zum Kehlkopf hin, sie verzweigt sich zu den Muskeln dieser Gegend und schickt zwei Hauptzweige in den Kehlkopf hinein, die Laryngea superior und die Cricothyreoidea. Die Laryngea superior, welche neben dem N. laryngeus superior verläuft und mit ihm durch das Lig. hyothyreoideum durch in den Kehlkopf hineingeht, kommt vorzüglich nur bei der Exstirpation des Kehlkopfes in Betracht. Die Cricothyreoidea, am Ligamentum cricothyreoideum unter dem Schildknorpel hinlaufend und dort, bald näher bald ferner von der Mittellinie, durch das Ligamentum durchtretend, zeigt öfters eine quere Anastomose, welche in Fig. 39 abgebildet ist und bei medianer Spaltung des Kehlkopfes mitgetrennt wird.

Eine Vena cricothyreoidea ist bei vielen Personen sehr merkbar entwickelt, sie durchbohrt in ähnlicher Art das Ligamentum cricothyreoideum wie die gleichnamige Arterie; bei der medianen Spaltung des Kehlkopfes kann eine Blutung aus der queren Anastomose dieser Vene Verlegenheit bereiten.

Zur Innervation des Kehlkopfes dient von oben kommend der N. laryngeus superior und von unten hereintretend der Recurrens. Der Laryngeus superior zieht sich seitlich am Schlundkopf hinter den Ästen der Carotis facialis hin zum großen Horn des Schildknorpels. Er teilt sich in zwei Äste, von denen der obere (Ramus internus), die Sensibilität des Kehleingangs bedingend, besonders wichtig erscheint. Derselbe geht vor dem Horn des Schildknorpels herum und durchbohrt hier die fascienartige Membram zwischen dem Zungenbein und Kehlkopf, das Lig. hyothyreoideum. Er läuft dann unter der Rachenschleimhaut hin zum Gießknorpel, um sich an der Schleimhaut des Kehleingangs auszubreiten. Man kann diesen Ast hinter der Schleimhaut des Kehleingangs durchscheinen sehen, bei manchen Personen liegt er hinter einer Schleimhautfalte, welcher Hyrtl den Namen Plica nervi laryngei gegeben hat. Der andere Ast, Ramus externus, durchbohrt seitlich den Constrictor pharyngis und den Cricothyreoideus und geht zwischen Schildknorpel und Ringknorpel ins Innere des Kehlkopfes hinein.

Der Laryngeus superior hat insofern eine chirurgische Wichtigkeit, als er bei tiefen Exstirpationen der Halsdrüsen leicht verletzt werden kann. Auch bei mißlungenen Selbstmordverletzungen kann er leicht getroffen sein. Es ist wohl anzunehmen, daß die Durchschneidung dieses Nervs die reflektorische Erregbarkeit des Kehleingangs aufhebt, und daß demnach die Schluckpneunomie in solchem Falle eher vorkommen kann.

Der N. laryngeus inferior, gewöhnlich Recurrens genannt, gehört mit seinem Ursprung der Brusthöhle an, da er links um den Aortenbogen, rechts um den Ursprung der Subclavia herum einen Bogen macht. Er verläuft hinter der Luftröhre und vor der Speiseröhre, seine Zweige dringen von hinten in den Kehlkopf, um sich hauptsächlich in den inneren Kehlkopfmuskeln, welche der Stimmbildung dienen, auszubreiten. Der Recurrens ist vorzüglich bei den großen Kropf-Exstirpationen einer Verletzung durch das chirurgische Messer ausgesetzt. Bei tiefgehenden Selbstmörderschnitten unterhalb des Kehlkopfes kann er noch vor dem Oesophagus getroffen werden.

Wenn man den Kehlkopf nebst dem Stiel des Kehldeckels und der Luftröhre in der Medianlinie spaltet und die beiden Teile des Schildknorpels auseinanderhält, so bekommt man einen sehr freien Einblick in die Höhle des Kehlkopfes, wie Fig. 38 zeigt. Für die Exstirpation von Polypen des Kehlkopfes kann ein solcher Längenschnitt benutzt werden. Der

Versuch, einen Kehlkopfstumor durch den Querschnitt unterhalb des Zungenbeins zu operieren, wird, da keine erheblichen Gefäße im Wege sind, wohl in manchen Fällen den Vorzug verdienen. — Bei manchen verunglückten Selbstmordversuchen, wenn der oberste Teil des Schildknorpels oder der Stiel des Kehldeckels quer durchschnitten wird, bekommt man ebenfalls einen Einblick in die Höhle des Kehlkopfes.

Fig. 38.

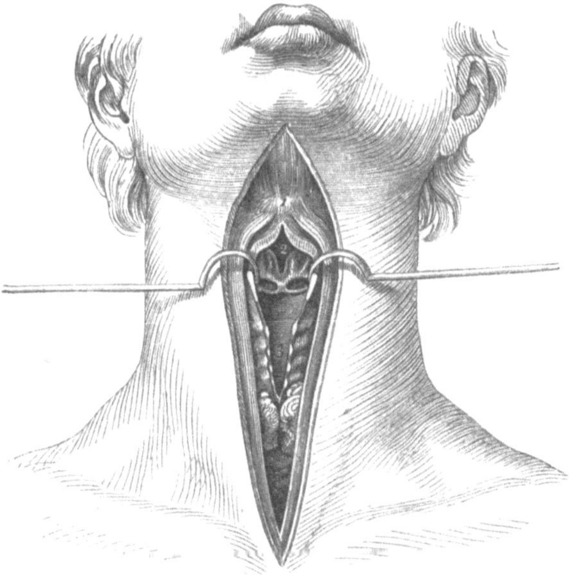

1. Zungenbein. 2. Hintere Schlundwand (durch den Kehlkopf durchgesehen). 3. Hintere Luftröhrenwand. 4. Kropfdrüse.

Unterhalb des Schildknorpels, zwischen ihm und der vorderen Partie des Ringknorpels, befindet sich das Lig. cricothyreoideum; es ist dies die Stelle, wo man am einfachsten und kürzesten in die Luftwege eindringen kann. Die Öffnung ist aber von variabler Größe, sie ist beim Kind und beim

Weib relativ kleiner; sie verengt sich etwas bei den Bewegungen des Kehlkopfes; sie wird auch oben von der quer herüberlaufenden Arteria cricothyreoidea durchkreuzt.

Fig. 39.

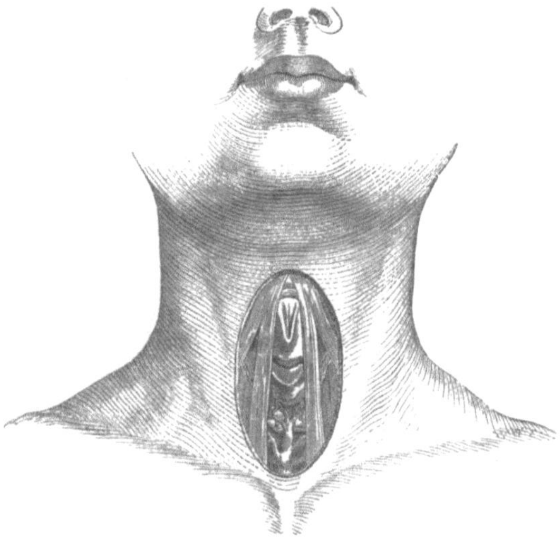

Kehlkopf und Luftröhre blosgelegt, die subcutanen Venen und die oberflächliche Halsfascie weggenommen; die Luftröhre wird bedeckt von der mittleren Schilddrüsenvene und der Schilddrüse. Am Isthmus der Schilddrüse erkennt man den Gefäßbogen der beiden anastomosierenden Schilddrüsenschlagadern, am oberen Rand des Ligamentum cricothyreoidum die Anastomose der A. cricothyreoidea, zu beiden Seiten die MM. sternohyoidei und omohyoidei; auf dem Sternothyreoideus die A. thyreoidea superior.

Luftröhre.

Die Luftröhre nebst dem Kehlkopf ist vorn zum großen Teil durch Muskulatur bedeckt, nur oben in der Mittellinie ist eine freie Stelle, wo der Kehlkopf und öfters auch die ersten Luftröhrenringe nur von Haut und Fascie bedeckt liegen. Die Kropfdrüse mit ihrem bald breiteren, bald dünnerem Mittelstück, dem Pyramidalfortsatz (Fig. 40), legt sich unmittelbar und ziemlich genau durch Zellgewebe verbunden an die Luftröhre an. Bei Kindern trifft man die Thymus mit ihrer Fascie und ihrem zweispitzigen Ende in dem Raume zwischen Brustbein und Kropfdrüse. Die mittleren Venen der Kropfdrüse gehen, nach unten hinabsteigend, über die Trachea her. Oben im Raum zwischen Ringknorpel und Schildknorpel, vor dem Ligamentum cricothyreoideum, befindet sich eine kleine Arterie, der Ramus cricothyreoideus von der Thyreoidea superior (Fig. 39). Ganz unten am Halse kreuzt sich mit der Luftröhre die vor ihr weglaufende A. anonyma. Seitlich hinten liegt an der Luftröhre der N. recurrens (Fig. 33, [43]); weiter außen die Carotis, hinten die Speiseröhre.

Man hat zwei Hauptstellen, um zum Zweck eines *Luftröhrenschnitts* auf die Trachea einzudringen: entweder unter oder über dem Isthmus der Schilddrüse. Die Stelle oberhalb ist weniger stark bedeckt, es sind weniger Venen da, sie gewährt aber meistens, zumal bei kleineren Kindern, weniger Raum zu einer größeren Öffnung. Unten ist gewöhnlich mehr Raum, aber es muß auch weiter in die Tiefe geschnitten werden; man muß die Kropfdrüse nach oben und die Thymus (bei Kindern) nach unten drängen, um Platz zu erhalten. Zuweilen findet sich eine unpaare Arteria thyreoidea ima, die hier unter das Messer kommen könnte. Würde man unvorsichtig nach unten schneiden, so könnte bei manchen Individuen die Anonyma getroffen werden.

Der Raum zwischen Schild- und Ringknorpel ist zwar hinreichend, um wenigstens bei Erwachsenen eine Kanüle einzulegen, aber er reicht nicht ebensogut hin, um fremde Körper zu entfernen. Außerdem hat man hier die Arteria cricothyreoida zu vermeiden. Die Durchschneidung des Ringknorpels gewährt bei Erwachsenen wenig Vorteil, weil die Spalte nicht auseinandergezogen werden kann, wie bei den Luftröhren-Halbringen. Bei Kindern zeigt sich der vordere Teil des Ringknorpels noch so weich und biegsam, daß er den Luftröhrenringen ganz ähnlich erscheint; es ist vielfach gebräuchlich, ihn gleich diesen Ringen bei der Tracheotomie zu spalten. Den Kehlkopf selbst in der Mittellinie zu spalten, wird man sich nur erlauben dürfen, wenn kein anderer Weg übrig ist, z. B. bei Vergrößerung der Kropfdrüse oder bei im

Kehlkopf steckenden Fremdkörpern. Den Isthmus der Kropfdrüse zu durchschneiden, wird man, zumal bei gesundem Gewebe der Drüse, wohl wagen dürfen, wenn es nötig scheint.

Um von der Mundhöhle aus mit einem Katheter in die Luftröhre einzudringen, müßte man den klappenartigen Kehldeckel umgehen, der sonst den Katheter nach hinten in die Speiseröhre hineinleitet; bei Erstickten, wo Empfindlichkeit und Hustenreiz nicht hindern, wird man um so eher den Finger zur Leitung benützen können. Wenn man die Zunge mit einer Hakenpincette oder einer Balkenzange kräftig vorzieht, geht es auch noch leichter.

Schilddrüse.

Die Schilddrüse zeigt in ihrer Form eine Menge von Variationen; es ist wichtig, diese Variationen zu kennen, teils um der Diagnose willen, teils um beim Lufröhrenschnitt und bei anderen Operationen am Hals sich zurecht zu finden. Die Form, welche man gewöhnlich als die normale darstellt, die eines flachen Hufeisens, wird in einer großen Zahl von Fällen durch andere Formen ersetzt. Zuweilen trifft man kaum einen schwachen Isthmus zwischen beiden Kropfdrüsenhälften, anderemale statt des Isthmus ein derbes Mittelstück, wieder anderemale findet sich auch der sogenannte Processus pyramidalis des Mittelstücks, welcher sich vor der Luftröhre und dem Kehlkopf und oft bis zum Zungenbein hin, in mannigfacher Formation, hinlegt.

Fig. 40.

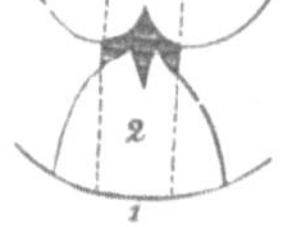

Kropfdrüse (3) mit starkem Mittelstück und stark entwickeltem Pyramidalfortsatz (4). Man sieht die Thymus (2) hinter dem Brustbein (1) hervortreten.

Zu diesen Variationen der Form kommen noch manche nicht unbeträchtliche Verschiedenheiten in der Lage der Kropfdrüse. Das einemal liegt die Drüse so hoch, daß ihr Mittelstück den Ringknorpel zudeckt, das anderemal so tief, daß es hinter das Brustbein hinunterragt. Bei Kindern liegt die Kropfdrüse höher und fester an die Luftröhre an, als bei Erwachsenen. Man begreift diese Lagenveränderung aus der Entwicklungsgeschichte; die Kropfdrüse entwickelt sich als ein kleiner medianer Auswuchs von Zungenbein und Kehlkopf aus, erst später bekommt sie ihre Gefäße von den Seiten her und nun löst sie sich allmählich vom Kehlkopf ab und tritt mehr nach unten vor die Luftröhre. Bei Neugeborenen ist sie meistens noch am Ringknorpel angeheftet und je jünger ein Kind, desto merklicher trifft man diese Verbindung. Wenn man bei kleinen Kindern den oberen Luftröhrenschnitt machen will (S. 81), so müssen erst die zelligen Verbindungsfasern der Kropfdrüsenumhüllung vom Ringknorpel abgetrennt werden.

Auch die Arterien und Venen der Kropfdrüse zeigen manche Verschiedenheit. Neben der Thyreoidea superior und inferior haben manche Individuen noch eine Thyreoidea ima, die gerade nach oben vom Aortenbogen aus zur Drüse hingeht. Eine oder mehrere starke Venen gehen fast bei jedem Menschen in derselben Richtung (vgl. Fig. 39).

Zuweilen wird eine Neben-Kropfdrüse beobachtet, welche bei ihrer Vergrößerung große diagnostische Wichtigkeit erlangt. An häufigsten ist wohl die Nebenkropfdrüse der medianen Zungenbeingegend, die man sich aus einem Zurückbleiben eines Keimteiles an diesem Pnnkt erklärt. Als seltenere Fälle hat man Nebenkröpfe seitlich am Oesophagus und unten hinter dem Brustbeinrand angetroffen. Es ist klar, daß die Entwickelung einer strumösen Geschwulst aus solchen Nebendrüsen ein sehr zweifelhafte Diagnose mit sich bringen mag.

Die Verbindung der Kropfdrüse mit den umgebenden Teilen, besonders der Luftröhre, der Thymusfascie, den vorderen Halsmuskeln (Sternothyreoideus und Sternohyoideus), wird durch Zellgewebe vermittelt, welches bald fester, bald lockerer angetroffen wird. Somit ist die Drüse bald leichter bald schwieriger von den umgebenden Teilen abzulösen; ist die Verbindung mit der Luftröhre genauer, so kann der Luftröhrenschnitt, oder wenigstens seine rasche Ausführung, dadurch erschwert werden.

Der große Blutreichtum der Kropfdrüse macht es begreiflich, daß Verletzungen derselben sich oft mit starken Blutungen verbinden, indessen ist doch die Verletzung des normalen Drüsengewebes (beim Luftröhrenschnitt) verhältnisweise wenig gefährlich; die vielen gefährlichen Blutungen, welche man bei Kropfoperationen beobachtet hat, sind wohl der colloiden Degeneration zuzuschreiben. Die Gefäße, welche anstatt normalen Bindegewebes eine colloide Masse um sich herum haben, sind, wie leicht zu begreifen, zur spontanen wie zur künstlichen Blutstillung ungeeignet. Der Faserstoff findet kein Bindegewebe, an welchem er sich anfilzen könnte; auch die Unterbindungen oder Umstechungen haben in dem breiweichen oder brüchigweichen Gewebe keinen Halt.

Hat man einen Kropf zu exstirpieren, so muß eine Ablösung der Kropfdrüse ohne Verletzung derselben und eine Unterbindung sämtlicher ein- und ausgehender Gefäße vor ihrer Durchschneidung die leitende Regel sein. Die Vermeidung des N. recurrens erfordert dabei besondere Aufmerksamkeit.

Schlundkopf und Speiseröhre.

(Vergleiche Fig. 13 und 16.)

Der Schlundkopf gehört halb dem Kopf, halb der Halsgegend an. Er steht mit dem Ohr durch die Tuba, mit der Nase durch die Choanen, mit dem Mund durch den Isthmus faucium, mit dem Kehlkopf durch die obere Stimmritze in Verbindung. Über dem Schlundkopf befindet sich die Schädelbasis; hinter ihm die Wirbelsäule nebst den vorderen Muskeln der Halswirbel und einigen kleinen Lymphdrüsen. Sein Ende befindet sich am unteren Rand des Ringknorpels, von diesem an wird der Schlund enger und beginnt die Speiseröhre.

Der Schlundkopf ist zum Teil dem Auge direkt zugänglich, teils kann mit dem Kehlkopfspiegel ein reflektiertes Bild von seiner Wand, namentlich von seiner vorderen Wand, gewonnen werden. Die Teile aber, die man nicht sehen kann, vermag man wenigstens mit dem Finger zu untersuchen. Ein etwas langer Finger reicht wohl so weit, daß man den hinteren Rand des Ringknorpels, wo der Schlundkopf aufhört, bei jedem Erwachsenen befühlen kann. Einzelne Personen sind freilich so kitzlich und zum Würgen geneigt, daß sie diese Untersuchung schwer ertragen. Immer wird man sich dabei beeilen müssen und öfters hindern die krankhaften Bewegungen der Schlund- und Gaumenmuskeln das deutlichere Fühlen. — Zum Befühlen der oberen Rachengegend, also namentlich der Tuba-Öffnungen und der Choanen von hinten her, was an der Leiche ganz leicht geht, kann man es bei manchen Personen nur schwer bringen, indem sich die Konstriktion der oberen Schlundkopfmuskel, welche den Gaumen an die hintere Schlundwand anziehen, dem eindringenden Finger widersetzt.

Die Insertionen des Schlundkopfmuskels sind sehr mannigfach; oben an der Schädelbasis, am Processus pterygoideus, am harten Gaumen, am Unterkiefer; weiter unten sodann am Zungenbein, am Ligamentum hyothyreoideum, am Schildknorpel und Ringknorpel. — Der unterste Teil des Schlundkopfs liegt gerade hinter dem Eingang des Kehlkopfs. Es kommt zuweilen vor, daß fremde Körper hier stecken bleiben und Erstickung oder Erstickungsgefahr bereiten. Auch ist es nicht unwahrscheinlich, daß spitzige oder eckige Fremdkörper vorzugsweise in den nischenförmigen Vertiefungen (Fovea pyriformis), welche dem Winkel des Ringknorpels und seines unteren Horns mit dem Ringknorpel entsprechen, sich fangen und festsetzen. Fälle dieser Art werden freilich meist keine andere Hilfe als mit dem Finger nötig machen. Bei Anwendung einer Zange müßte man sich hüten, daß nicht der Rand des Kehldeckels gefaßt werde oder der eine Zangenarm in den Kehlkopf eindringe.

Die Speiseröhre (Fig. 37 und 41) befindet sich unmittelbar hinter der Luftröhre, hinter ihr die Wirbelsäule, zu beiden Seiten die Carotis. Am unteren Teil des Halses zieht sie sich etwas wenig nach links; es ist dies der Grund, warum man gewöhnlich den Speiseröhrenschnitt auf der linken Seite vornimmt. Die letztere Operation erfordert ungefähr denselben Einschnitt, wie die Bloslegung der Carotis, nur muß man anstatt die Gefäß-Scheide zu öffnen, die Carotis zur äußeren Seite schieben und noch etwas tiefer eindringen. Unten kommt die A. thyreoidea inferior in die Schnittlinie, da sie hinter der Carotis quer herüberläuft. Die Kropfdrüse ist nach innen zu ziehen, den N. recurrens wird man ebenfalls nach innen liegen lassen. Um sich den Zugang zur Speiseröhre ganz unten am Hals zu erleichtern, würde wohl die Durchschneidung des Sternomastoideus anzuraten sein; die Operation würde dadurch an Sicherheit und Raschheit der Ausführung merklich gewinnen. Der Muskel wächst nach einem solchen Schnitt wieder an; jedenfalls kommt einer so wichtigen und lebensrettenden Operation gegenüber ein kleiner Muskelschnitt nicht in Betracht.

Fig. 41.

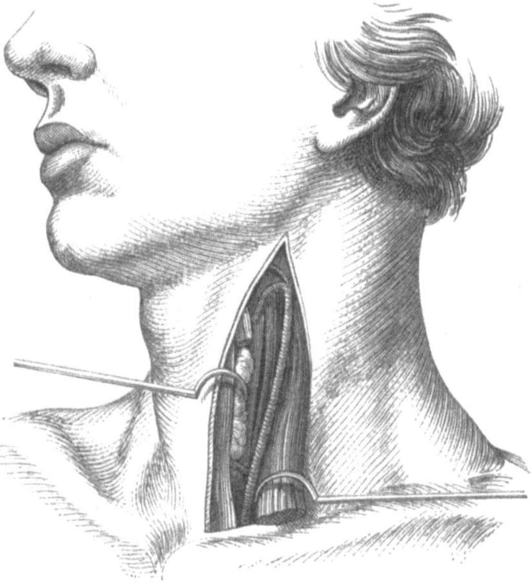

Man sieht hier die Speiseröhre zwischen Kropfdrüse und Carotis (die letztere künstlich vorgezogen) blosgelegt und der Länge nach eingeschnitten. Der Omohyoideus abgeschnitten, der Sternohyoideus nebst der Kropfdrüse nach innen gezogen, der Sternomastoideus unten abgelöst und nach außen geschlagen. Hinter der Carotis die Thyreoidea inferior, oben zieht sich die Thyreoidea superior von der Carotis her über den Schlundkopf herüber.

II. Nackengegend.

Die Nackenmuskel liegen in einer mehrfachen Schichte: 1) Der Cucullaris, seitlich von ihm der Kopf des Sternocleidomastoideus. 2) Splenius capitis et colli, Levator anguli scapulae. 3) Biventer, Complexus, Trachelomastoideus, Transversalis cervicis, Cervicalis descendens. 4) Spinalis, Semispinalis.

Fig. 42.

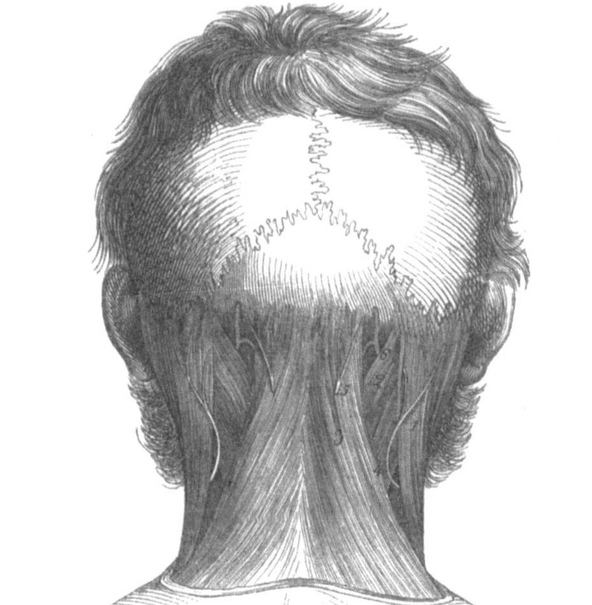

Die Muskulatur des Nackens nebst den Arterien und Nerven, die zum Hinterhaupt gehen. 1. Sternocleidomastoideus. 2. Splenius capitis. 3. Cucullaris. 4. N. occipitalis minor. 5. N. occipitalis major. 6. A. occipitalis.

5) Rectus capitis major et minor, Obliquus superior et inferior, Multifidus spinae. Eine ziemlich starke Fascie überzieht besonders den Cucullaris, ihr schließt sich das in der Mittellinie liegende Ligamentum nuchae an. Vgl. Fig. 25. Wollte man bei einem eingedrückten Wirbelbogen trepanieren, so müßte ein Teil dieser Muskulatur durchschnitten werden. Da man aber hier keine glatte Knochenfläche findet, sondern eine Menge Muskelinsertionen alles undeutlich machen, so wäre schon die Diagnose eines vorhandenen Eindruckes sehr erschwert. Gegen diese Trepanation spricht übrigens noch ein zweiter Grund; es findet sich überall in der Wirbelhöhle ein gewisser Spielraum für das Rückenmark, so daß nicht jede Impression notwendig auf's Mark drücken muß.

Auf der vorderen Seite der Halswirbelsäule liegen der Longus colli und die Recti capitis, mehr seitlich die Scaleni.

Die beiden Hautnerven der Nackengegend, der Occipitalis major und minor, treten in ähnlicher Art wie die A. occipitalis aus den Muskelschichten hervor (Fig. 42). Der occipitalis major, vom zweiten Cervicalnerv entspringend, durchbohrt den Biventer und Cucullaris und begleitet von hier aus die A. occipitalis. Der N. occipitalis minor tritt weiter unten hinter dem Sternocleidomastoideus hervor und geht zur seitlichen Hinterkopfgegend hinauf.

In den subcutanen und subfacialen Schichten der oberen Nackengegend (Fig. 42) trifft man die Arteria occipitalis, welche hinter dem Sternocleidomastoideus und Splenius capitis herum und zum Hinterhaupt hinaufläuft. Sie durchbohrt die Muskelfascie des Nackens, um zwischen der Haut und dem Hautmuskel (M. occipitalis) am Hinterhaupt sich zu verästeln.

Der N. accessorius zieht sich vom oberen Teil des Sternocleidomastoideus her gegen den Cucullaris hin, um sich hinten in dem letzteren Muskel auszubreiten.

Die A. cervicalis ascendens und profunda versorgen von der Subclavia aus die Nackenmuskeln.

Das Rückenmark ist in der Halsgegend nur unvollkommen vor Verletzungen geschützt, indem zwischen den Bogen der Halswirbel ein Zwischenraum bleibt, in welchem Verletzungen möglich sind. Ein zweiter gefährlicher Umstand ist der, daß die große und vielseitige Beweglichkeit der Halswirbel die Dislokation ihrer Gelenke erleichtert. Indessen hat man doch eine Reihe von Fällen beobachtet, wo Luxation an den mittleren Halswirbeln zustande kam, ohne daß das Rückenmark Schaden gelitten hätte. Es erklärt sich dies besonders daraus, daß jene Luxationen bloße Verdrehungen des Wirbels um die Achse der Wirbelsäule herum waren, so daß der Kanal der Säule dadurch nur wenig beeinträchtigt wurde. Man muß annehmen, daß bei diesen Luxationen eine geringe Anstemmung an den vorn übereinander gewichenen Gelenkflächen stattfindet; durch Anziehen des Kopfes und durch gleichzeitiges Drehen wird diese Anstemmung überwunden.

Die größere Beweglichkeit der Halswirbelgelenke beruht teils auf dem geringen Ineinandergreifen derselben, teils auf der geringeren Breite der Wirbelkörper, teils auf der geringeren Straffheit der Bänder. Höchst eigentümlich ist die Gelenkverbindung zwischen Atlas und Epistropheus, wodurch die Drehung des Kopfes vermittelt wird: der Zahnfortsatz wird teils durch eine quer herübergespannte, teils durch eine zur Basis des Hinterhauptes gehende Bandmasse in seiner Lage befestigt. Wenn diese Bandmasse bricht, so kann eine Verrenkung des Epistropheus entstehen, wodurch der Zahnfortsatz gegen das Rückenmark gedrückt wird und dieses in die größte Gefahr kommt.

Der obere Teil des Hals-Rückenmarkes giebt den N. phrenicus ab, daher die Verletzungen dieses Teiles eine Unterbrechung der Respiration und somit raschen Tod zur Folge haben können. Kommt erst an den unteren Halswirbeln eine Unterbrechung der Funktion vor, so ist die Lebensgefahr keine plötzliche; man hat dann die merkwürdige Erscheinung eines Menschen, bei dem eigentlich nur der Kopf noch völlig lebt, während alle anderen Teile gelähmt und dem Willen und Bewußtsein entzogen sind.

Die Arteria vertebralis (Fig. 43) zieht sich durch die seitlichen Löcher der sechs oberen Halswirbel hinauf, indem sie kleine Biegungen zwischen je zwei Wirbelfortsätzen beschreibt. Unter und über dem Atlas sind diese Biegungen beträchtlicher; zwischen Atlas und Hinterhaupt macht die Arterie einen starken Bogen quer nach hinten, um sofort das Ligamentum obturatorium zu durchbohren und in die Schädelhöhle einzutreten. Im Fall einer Verletzung der A. vertebralis in der oberen Nackengegend könnte vielleicht durch Excision der bedeckenden Muskelteile die Bloslegung nebst Unterbindung der Ader ausgeführt werden.

Fig. 43.

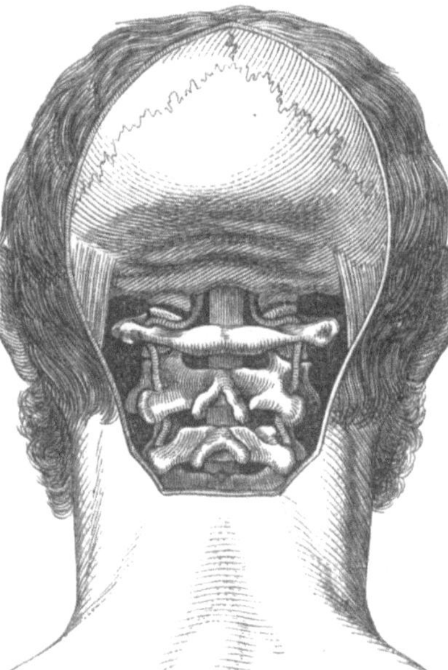

Die Muskel und fibrösen Gewebe, welche die oberen Wirbel bedecken, weggenommen, um die Lage der A. vertebralis zu zeigen.

DRITTE ABTEILUNG.

Brust.

Brustdrüse. Brustbeingegend. Rippengegend. Rückengegend. Zwerchfell. Brusteingeweide.

Brustdrüse.

Die Brustdrüse sitzt auf dem Pectoralis major, getrennt von diesem durch eine dünne Fascie; ihr unterer Rand geht noch etwas über den Pectoralis herunter, so daß er dem Serratus entspricht. Sie besitzt einen körnig-lappigen Bau, ihre Läppchen und Lappen werden durch Zellgewebe nebst Fett miteinander verbunden. Die Ausführungsgänge, die Milchgänge, treten nach der Brustwarze hin zusammen, sie münden 12—20 an der Zahl auf der Brustwarze aus. Da alle Milchgänge eine nach der Mitte convergierende Richtung haben, so wird man bei Eröffnung eines Brustdrüsen-Abscesses dem Messer eine mit den Milchgängen parallele Richtung geben müssen, damit diese so wenig als möglich verletzt werden.

Die Brustwarze besteht aus einem fettlosen, gefäßreichen, der Erektion und Contraktion fähigen Gewebe mit einem feinen Hautüberzug. Um die Warze herum befindet sich die dunkelgefärbte Areola, wo ebenfalls das Fett unter der Haut noch fehlt.

Die Brustdrüse erhält ihre Arterien teils von innen, von der Mammaria interna, teils von oben, von der Arteria axillaris (Mammaria externa). Auch die Aa. intercostales schicken kleine Zweige zur Brustdrüse hin. Der Verlauf der Venen ist ebenso. Die Nerven kommen zum einen Teil vom Plexus brachialis (Pectorales anteriores), zum anderen Teil von den Intercostalnerven, besonders vom dritten und vierten Intercostalnerven; von oben her verlaufen die Supraclavicularnerven bis zur Haut der Brustdrüse. Die Lymphgefäße, die von der Brustdrüse ausgehen, ziehen sich zum Teil in die Achselhöhle, zum Teil in die Intercostalräume hinein.

Die männliche Brustwarze ist durch festen fibrösen Zellstoff angeheftet; sie besteht aus einem contraktilen Gewebe. Im jugendlichen Alter zeigt sie noch einen drüsigen Bau, der sich zuweilen auch später noch erhält. Manche bei Knaben und selbst bei Männern vorkommende gutartige Anschwellungen mit Ausfluß eines dünneren Sekretums aus der Warze erklären sich aus diesem Umstand.

Brustbeingegend.

Auf dem Brustbein sieht man die Haut ziemlich fest angeheftet und wenig verschiebbar. Der Knochen ist von sehnigen Muskelinsertionen bedeckt; die Insertion des Sternomastoideus findet sich oben, die des Pectoralis major in der Mitte, die des Rectus abdominis unten. Seitlich grenzt der Intercostalis internus ans Brustbein. Hinten befinden sich die Insertionen des Sternohyoideus und Sternothyreoideus, des Triangularis sterni und des Zwerchfelles. Der obere Rand des Brustbeins gehört zur Halsgegend, der untere Fortsatz gehört der Oberbauchgegend an. Unmittelbar hinter dem Brustbein befinden sich die Pleura, das Mediastinum und der Herzbeutel. Zu beiden Seiten verläuft die A. mammaria interna (Fig. 44). Man findet diese Arterie durch einen Querschnitt im zweiten bis fünften Intercostalraum vom Brustbein aus; der Pectoralis major wird der Länge nach und der Intercostalis internus in die Quere getrennt, unmittelbar hinter dem letzteren Muskel liegt die Arterie. Die Vene liegt nach innen, von der dritten Rippe an sind es zwei Venen, welche die Arterie zwischen sich haben. Von der dritten Rippe an liegt auch die A. mammaria nicht mehr unmittelbar an der Pleura, indem der M. triangularis sterni und seine Fascie sich dazwischen legen.

Fig. 44.

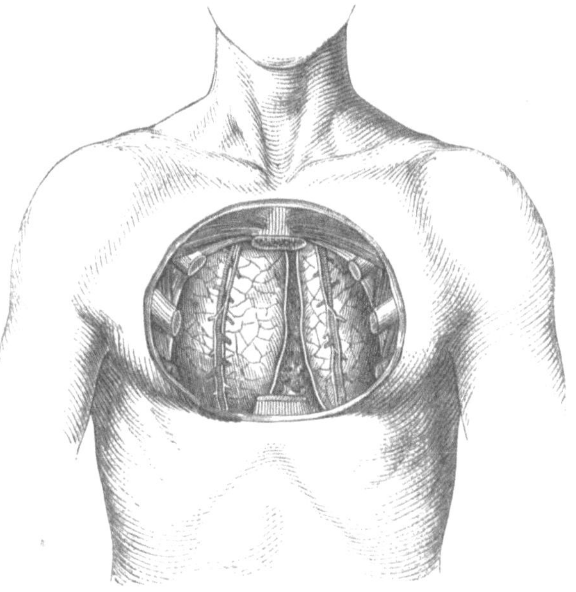

Der mittlere Teil des Brustbeins nebst Rippenknorpeln weggenommen, um die Lage der A. und V. mammaria nebst dem vorderen Mediastinum zu zeigen.

Zur Drustbeingegend gehören auch die Gelenkverbindungen des Brustbeins mit dem Schlüsselbein und mit den sieben oberen Rippen. Das oberste Rippengelenk ist eine Synchondrose, die anderen sind Kapselgelenke, übrigens mit sehr geringer Verschiebung und von straffen kurzen Fasern umgeben.

Das Brustbein selbst besteht aus drei, erst im höheren Alter zu einem Stück verschmelzenden Knochen; sie sind durch eine knorplige Bandmasse vereinigt; man hat schon Luxation dieser Verbindung gesehen. — Die Verbindung zwischen dem

Handgriff und Körper des Brustbeins liegt in der Linie des Gelenks der zweiten Rippe, die Verbindung mit dem Schwertfortsatz in der Linie der siebenten Rippe. Der Schwertfortsatz gehört eigentlich mehr der Bauchwand als der Brustwand an.

Rippengegend.

Die Rippen sind bedeckt: vorne von dem Pectoralis major und minor, dem Serratus anticus, dem Obliquus abdominis; hinten von dem Schulterblatt und von den Rückenmuskeln, Latissimus dorsi, Serratus posticus, Sacrolumbalis etc.

Zwischen den Rippen befinden sich die Musculi intercostales, der äußere nicht ganz nach vorne, der innere nicht ganz nach hinten bis zur Mittellinie sich erstreckend; am unteren Rand einer jeden Rippe, zwischen den beiden Intercostalmuskelschichten, verlaufen die Arteriae und Nervi intercostales, hinter den Rippen liegen die beiden Brustfellsäcke und der Herzbeutel, ferner das Zwerchfell und unten, in der Oberbauchgegend, das Peritonaeum.

Auf der ersten Rippe befindet sich die Arteria subclavia, man kann diese Arterie gegen die erste oder zweite Rippe hin comprimieren. In der Gegend zwischen dem Schlüsselbein und der Achselhöhle liegen die Axillargefäße nebst dem Plexus brachialis an dem Brustkorb an.

Die Arteria intercostalis der obersten Rippe entspringt von der Subclavia, die Arterien der elf anderen Rippen kommen von der Aorta her. Sie verlaufen hinter dem unteren Rande jeder Rippe, bedeckt vom äußeren Intercostalmuskel und begleitet vom Nervus intercostalis.

Man hat sich ehemals viel mit der Frage beschäftigt, was in einem Fall von Verletzung der Arteria intercostalis geschehen könnte; die Frage war aber eine ziemlich müßige, weil es meistens nicht möglich ist, eine solche Verletzung in engen Stich- oder Schußwunden, welche die Brust perforiert haben, sicher zu diagnostizieren. In einer offenen Wunde müßte die spritzende Arterie unterbunden werden, zur besseren Bloslegung derselben würde die Spaltung des M. intercostalis externus dienen.

Unmittelbar hinter den Rippen befindet sich die Pleura,

verstärkt durch eine dünne Aponeurose. Ein Bruch der Rippen kann auch die Pleura zerreißen, und es können sich die Bruchkanten sogar in die Lunge hineinbohren. Die Arteria intercostalis kann bei einem Rippenbruch ebenfalls mit abreißen. Hat man einen Einschnitt in die Pleurahöhle zwischen den Rippen zu machen, so wird man sich immer mehr an den oberen Rand der Rippe mit dem Messer zu halten haben, damit man der A. intercostalis ferne bleibt.

Die Knorpel der falschen Rippen sind durch Gelenke und Bänder ohne Intercostalraum miteinander verbunden.

Die Rippen werden durch ihren parallelen Verlauf und durch die Muskel im Rippenzwischenraum zusammengehalten, so daß auch bei einer Fraktur der Rippen in der Regel keine auffallende Dislokation eintritt. Zeigt sich aber Dislokation, so wird außer einem Druck von außen nicht leicht etwas dagegen geschehen können.

Rückengegend.

Auf der Rückseite der Brustwand liegen zunächst die beiden Schulterblätter nebst ihrer Muskulatur. Zu beiden Seiten der Dornfortsätze der Wirbel ziehen die Wirbelmuskel

Fig. 45.

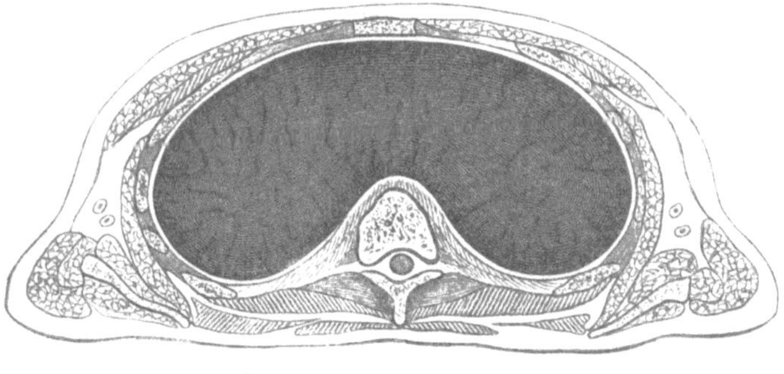

Durchschnitt durch den Thorax und die untere Schultergegend.

sich hin, sie bedecken die Wirbelbögen und die Ursprünge der Rippen. Die Muskel der Rückengegend bilden eine sehr vielfache Schichte: 1) Cucullaris und Latissimus dorsi. 2) Rhomboideus major et minor, Serratus posticus superior et inferior. Diese ersten zwei Schichten gehören hauptsächlich dem Schulterblatt, das sie zu befestigen und zu bewegen haben. Sie bedecken einen großen Teil der hinteren Rippengegend. Eine zweite Gruppe bilden die zwischen dem Rippenwinkel und den Wirbelfortsätzen liegenden eigentlichen Rückenmuskel. 3) Sacrolumbalis und Longissimus dorsi. 4) Spinalis und Semispinalis dorsi. 5) Levatores costarum. Multifidus spinae. Intertransversales etc.

Die Rückenwirbel sind sehr wenig beweglich; ihre Bogen decken sich dachziegelförmig; die unteren Rückenwirbel sind einiger seitlichen Rotation fähig. Die Wirbelsäule besitzt bei den meisten Menschen eine leichte Ausbeugung in der Rückengegend nach rechts; man hat hieraus die große Anzahl der rechtsseitigen Skoliosen abgeleitet.

Seitlich an den Rückenwirbeln sind die Rippen eingelenkt; ihre Köpfchen verbinden sich mit den Wirbelkörpern, und ihre Tubercula mit den Querfortsätzen der Wirbel. Eine Verrenkung kommt hier nur ausnahmsweise und nur an den unteren falschen Rippen vor. An den zwei letzten Rippen ist sie erleichtert, weil diese hinten nur eine einfache Gelenkverbindung, nämlich die mit den Wirbelkörpern besitzen; eine solche Verrenkung wird aber wegen der Tiefe der Lage ebenso einer Diagnose als einer Behandlung kaum fähig sein.

Auf der vorderen Seite der Rückenwirbel verläuft die Aorta, seitlich die Vena azygos und der Ductus thoracicus; noch weiter außen, vor den Rippenköpfen hin, der Stamm des Sympathicus.

Zwerchfell.

Das Zwerchfell hat seine Insertionen teils am Schwertfortsatz des Brustbeins und den Knorpeln der sechs unteren Rippen, teils an den Körpern und Zwischenknorpeln der oberen Lendenwirbel. Durch diese Insertion gestaltet sich die Form der Pleurahöhlen so, daß sie vorne viel weniger weit herabreichen als hinten; während vorne in der Höhe der sechs unteren Rippen sich schon die Unterleibseingeweide befinden, trifft man hinten die Pleura und bis zur zwölften Rippe hin die Lungen. Diese Lage der Lungen und der Pleurahöhle ist wichtig bei Verletzungen, indem hier öfters Brust und Bauch zugleich durch einen Schuß oder Stich getroffen werden.

Das Zwerchfell ist der vorzugsweise bewegliche Teil der Brusthöhle; kommt es zu einem großen Exsudat in eine der Pleurahöhlen, so muß das Zwerchfell hinabrücken und es wird dann, anstatt nach oben konvex zu sein, nach unten zu gewölbt. — Vermittelst des Zwerchfells grenzt die Brusthöhle mit der Bauchhöhle zusammen, und es sind besonders Leber, Magen und Milz, die der Brusthöhle nahe liegen. Zu den Seiten des Brustbeins und der Wirbelsäule, wo das Zwerchfell von diesen Teilen zu den Rippen überspringt, sind sogar zwei kleine Stellen, wo das subperitonäale und subpleurale Zellgewebe unmittelbar zusammengrenzen. Man hat öfters die Entleerung von Bauchabscessen, z. B. von Leberabscessen, auch von Milz- und Nierenabscessen, gegen die Brusthöhle und bis in die Bronchien hinein beobachtet. Es ist anzunehmen, daß die Entleerung solcher Abscesse nach der Lunge hin durch die Ansaugung, welche beim Inspirieren stattfindet, befördert wird.

Das Zwerchfell läßt zwischen seinen Schenkeln die Speiseröhre mit dem Vagus, weiter hinten die Aorta und den Ductus thoracicus und noch weiter hinten die Vena azygos und die sympathischen Nerven durch. Rechts von der Mitte befindet sich das Foramen quadrilaterum für die Vena cava inferior. (Vgl. Fig. 59.)

Brusteingeweide.

In der Brusthöhle liegen folgende Organe beisammen; die Luftröhrenäste und die Lungen, das Herz, die Aorta, die Lungenarterie und die Lungenvene, die Vena cava und azygos, der Ductus thoracicus, die Speiseröhre, endlich die Nervi phrenici, vagi und sympathici mit ihren Verzweigungen. Zunächst teilt sich die Brusthöhle in drei große seröse Höhlen, die beiden Pleurahöhlen und den Herzbeutel; zwischen diesen drin befindet sich das Zellgewebe des Mediastinum anticum und posticum, wo die Gefäße und Nerven ihren Verlauf haben.

Fig. 46.

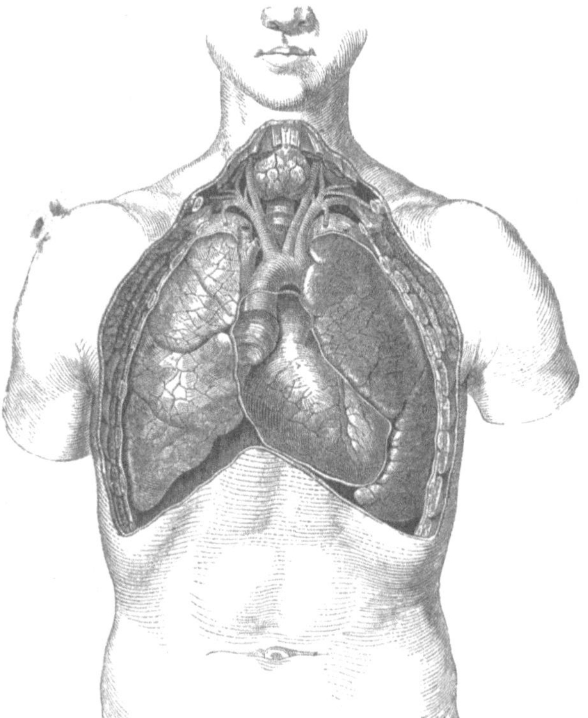

Brustwandung vorne weggenommen, die Thymus, die Halsfascie und das vordere Mediastin-Zellgewebe wegpräpariert, oben die Halsmuskel, weiter unten die beiden Venae jugulares communes nebst ihren Zweigen abgeschnitten; die Rippen auseinander gehalten und die Lungen ein wenig nach der Seite geschoben, so daß sie in der Mitte weniger zudecken. Man sieht die obere Hohlvene mit ihren zwei abgeschnittenen Ästen; den Ursprung der Anonyma, Carotis und Subclavia vom Aortabogen; die Verästlung der Subclavia, wobei die Mammaria interna abgeschnitten; den Durchgang der Subclavia hinter dem Scalenus; oben die Kropfdrüse und die abgeschnittenen Halsmuskel, hinter der Kropfdrüse die Luftröhre.

Die beiden Pleurahöhlen sind durch eine ziemlich dicke Zellgewebslage voneinander getrennt; dagegen grenzen die Pleura- und Herzbeutelhöhle auf beiden Seiten sehr nahe an einander, indem sie nur durch die doppelte seröse Membran geschieden sind. Der Herzbeutel ist einesteils an das Zwerchfell, andererseits an das Brustbein und die linken Rippenknorpel, sodann an die Ursprünge der großen Gefäße befestigt; doch erlaubt er dem Herzen eine ziemliche Verschiebung, wie man besonders beim Exsudat der linken Pleurahöhle und beim Schrumpfen der rechten Lunge beobachtet.

Die Lage des Herzens entspricht ungefähr der unteren Hälfte des Brustbeins uud den Knorpeln der dritten bis sechsten Rippe. Es ist größtenteils von den Lungen bedeckt und und nur ein kleiner Teil des Herzbeutels, hinter dem Brustbein und an dessen linker Seite, dem Knorpel der fünften Rippe entsprechend, grenzt unmittelbar an die Brustwand. Es ist dies die Stelle, die man zu einer Punktion bei Herzbeutelwassersucht wählen müßte.

Fig. 47.

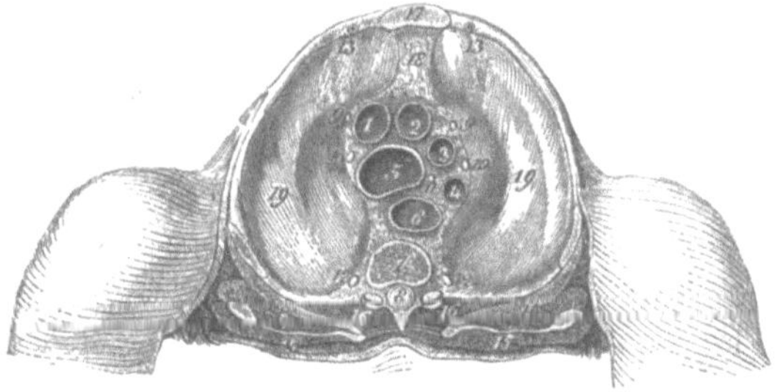

Durchschnitt der Brust über der zweiten Rippe hin, letztere schief durchschnitten, bis zum vierten Rückenwirbel. 1. Cava superior. 2. Innominata. 3. Carotis sinistra. 4. Subclavia. 5. Luftröhre. 6. Speiseröhre. 7. Wirbelkörper. 8. Rückenmark. 9. N. phrenicus. 10. Vagus. 11. Recurrens der linken Seite. 12. Sympathicus. 13. Mammaria interna. 14. Serratus und Subscapularis. 15. Cucullaris und Infraspinatus. 16. Tiefe Rückenmuskel. 17. Brustbein. 18. Zellgewebe des Mediastinum anticum. 19. Oberes Ende der Pleurahöhle.

Da die großen Gefäßstämme der Brusthöhle, sowie die Nerven, die Luftröhre und Speiseröhre, sich vielfach untereinander durchkreuzen, so ist es sehr schwer, sich ein richtiges topographisches Bild über diese Teile zu machen. Mit jedem Zoll weiter herunter ändert sich die Stellung der übereinander geschichteten Organe. Im Allgemeinen liegen die dem Cavum mediastini angehörigen Teile in folgender Ordnung von vorn nach hinten. Hinter dem Brustbein: die atrophisierte Thymusdrüse und die Cava superior, die sich aus den beiden Venae innominatae zusammensetzt; die Nervi phrenici; der Aortabogen mit seinen drei Ästen: Innominata, Carotis, Subclavia sinistra. Weiter hinten sodann die Luftröhre und die Bronchien, umgeben von den Lungenarterien, den Lungenvenen und Bronchialdrüsen; der Oesophagus, vor ihm der linke, hinter ihm der rechte Nervus vagus; die Aorta descendens, unten tritt der Oesophagus vor sie, während er oben hinter der Aorta liegt; die Vena azygos, der Ductus thoracicus und der Nervus sympathicus mit seinen Verzweigungen. Man kommt übrigens kaum je in den Fall, am Cavum mediastini zu operieren, daher eine nähere Betrachtung der Lage dieser Teile nicht ins Gebiet der eigentlichen chirurgischen Anatomie fallen kann.

VIERTE ABTEILUNG.

Bauch.

I. Bauchwand.

Bauchrippen. Fascien und Muskel. Gefäße und Nerven der Bauchwand. Leistenkanal. Leistenbruch. Schenkelkanal. Schenkelbruch. Nabelring.

Bauchrippen.

Die sechs unteren Rippen gehören zum Teil der Bauchwand an, sie dienen den Bauchmuskeln und dem Zwerchfell zur Insertion. Durch die Anheftung des Zwerchfells an der Hinterseite der falschen Rippen formiert sich die Grenze zwischen Brust- und Bauch-Raum; auf der Bauchseite sieht man die Zacken des M. transversus zwischen die Zacken der Zwerchfellsinsertionen eingreifen.

Die oberen Baucheingeweide, Leber, Magen, Milz, sind zum guten Teil von den Bauchrippen bedeckt. Eine Verletzung in der Höhe des Bauchrippenteils kann demnach diese Baucheingeweide in Gefahr bringen. Auch die Niere liegt mit ihrer oberen Spitze hinter den zwei untersten Rippen, eine Verletzung dieser Rippen kann demnach auch die Niere oder, wenn sie noch weiter wirkt, gleichzeitig die Pleura und Lunge treffen.

Fascien und Muskel der Bauchwand.

Man hat am Bauch, wie auch an anderen Körperstellen, so manche unnötige Namen für Fascien, zum Teil für solche, welche in Wirklichkeit gar nicht existieren, geschaffen. Solches gilt ganz vorzugsweise von der sogenannten Fascia superficialis der Unterbauchgegend. Was man so benannt hat, ist nur eine blättrige Bindegewebeschicht, welche die Gefäße und Lymphnetze hinter der festeren subkutanen Fettschichte begleitet, die Textur einer Fascie findet sich hier nicht. Ebenso verhält es sich mit der sogenannten Fascia peritonaei; es sind dies blättrige Lagen von subserösem Bindegewebe, welche den Namen einer Fascie nicht mit Recht erhalten können. Mit weit mehr Recht ist die Fascia transversalis, d. h. die hintere Muskelscheide für den M. transversus abdominis, als Fascie dargestellt worden, obwohl genau betrachtet auch diese Bezeichnung ziemlich überflüssig erscheint, da die Fascia transversalis keine für sich bestehende Membran bildet, sondern mit der Transversus-Sehne verwachsen ist und keine andere Bedeutung hat, als die eines Perimysiums und einer Befestigung für den M. transversus.

Wir werden weiter unten sehen, daß auch die Annahme einer Fascia propria für die Unterleibsbrüche auf unrichtigen Voraussetzungen beruhte, und daß es zu falschen Schlüssen führt, wenn man diese Fascia propria als eine wirkliche Fascie betrachten will.

Die Muskelmasse der Bauchwand setzt sich zusammen aus dem geraden Bauchmuskel, welcher die Mitte bildet, sodann aus der dreifachen Schichte der beiden schiefen und des queren Bauchmuskels, die durch die Vagina recti aufs engste mit dem Rectus verbunden sind, und endlich aus dem Quadratus lumborum und Latissimus dorsi, welche nach hinten, zwischen den falschen Rippen und dem Darmbein, sich anschließen. — Der hintersten Seite der Bauchwand entsprechen die Lendenwirbel und die Darmbeine, nebst den dazu gehörigen Muskeln, Sacrolumbalis, Psoas und Iliacus.

Die Recti erstrecken sich, in ihre feste aponeurotische Scheide eingehüllt und vorne durch die Intersectiones tendineae mit ihr verwachsen, vom Schambein zum Brustbein. Ihre Scheide erhalten die Recti dadurch, daß die drei seitlichen Muskel sich zu einer gemeinsamen sehnigen Fascie vereinigen, welche den Rectus zwischen ihre beiden Blätter nimmt. Unten schließt sich dem Rectus der Pyramidalis an, der mit ihm in dieselbe Scheide eingeschlossen ist und sich an dieser Scheide inseriert. In der Mittellinie bildet sich, vermöge der Durchkreuzung der von beiden Seiten kommenden aponeurotischen Fasern der Vagina recti, die Linea alba. Eine Lücke zwischen diesen Fasern formiert den Nabelring. Die unterste Partie des Rectus hat auf ihrer hinteren Seite keine Scheide, die Sehne des Rectus verwächst aber an ihrem unteren Rande mit der gemeinschaftlichen Sehne des Transversus und Obliquus und mit der inneren Bauchmuskelfascie, der Fascia transversalis.

Die Linea alba und ebenso die Recti besitzen eine ziemliche Ausdehnbarkeit, wie man bei Schwangerschaft, Wassersucht und ähnlichen Fällen beobachtet. Man kann deswegen beim Kaiserschnitt und bei analogen Operationen nicht leicht erraten, an welcher Seite sich der äußere Rand des Rectus befindet, und es ist also die Vorschrift, an diesem äußeren Rand einzuschneiden, eine ziemlich unpraktische. Man benützt in der Regel die Linea alba zur Paracentese des Bauchs und zum Bauchschnitt, weil man hier sicher ist, keine stärker blutenden Gefäße zu treffen.

Die drei seitlichen Bauchmuskelschichten unterscheiden sich durch die verschiedene Richtung ihrer Fasern: die äußerste Schichte geht schief nach unten und innen, die zweite schief nach oben und innen, die dritte quer. Die zweite und dritte Schichte verschmelzen am unteren Rande miteinander.

In der oberen Lumbalgegend legt sich der Latissimus dorsi noch etwas über den Rand des Obliquus externus her. Dieser Muskel geht nämlich nicht bis nach hinten zu den Wirbeln, sondern er zieht sich von der letzten Rippe zur Crista ilium herab. Unten, am Darmbein, ist eine kleine, dreieckige Lücke zwischen beiden genannten Muskeln und man hat schon Brüche dort herauskommen gesehen. Der Quadratus lumborum bekommt einen aponeurotischen Überzug von den beiden Platten der Sehne des Obliquus ascendens, die innere wird vom Transversus verstärkt. Nach vorn und außen vom

Quadratus lumborum befindet sich die Stelle, wo man auf das Colon eindringen und dasselbe öffnen kann, ohne das Bauchfell zu perforieren. (Fig. 48.)

Gefäße und Nerven der Bauchwand.

Die äußere Bauchdeckenschlagader Epigastrica externa, gehört ihrem Ursprung nach schon dem Schenkel an. (Fig. 49.) Bei einem Bruchschnitt, zumal einem interstitiellen Leistenbruch, ebenso bei Unterbindung der A. cruralis in der Gegend des Poupartschen Bandes, kann der Anfangsteil dieser Arterie unter das Messer kommen. Weiter oben wird die Ader wegen ihrer Kleinheit bedeutungslos.

Die Epigastrica interna (Fig. 54) verläuft von der Schenkelringgegend, wo sie entspringt, nach der hinteren Seite des M. rectus, dem sie zur Ernährung dient. Sie begiebt sich, etwa handbreit über der Symphysis, hinter die Scheide des Rectus und zieht sich zwischen dem Rectus und seiner Scheide nach der Brustbeingegend hinauf, wo sie mit den Endästen der Mammaria interna anastomosiert. Wollte man die Epigastrica, zwischen dem Schenkelring und dem Rectus unterbinden, so würde die Bauchwand in dieser Gegend bis aufs Peritonaeum durchschnitten werden müssen. — Bei einem Bauchstich oder Bauchschnitt muß natürlich die Linie, in welcher die A. epigastrica läuft, vermieden werden; es ist dabei nicht nur die Gefahr der Verblutung, sondern auch die eines schädlichen Blutergusses in die Bauchhöhle zu berücksichtigen. Die letztere Bemerkung gilt auch für die beiden Venen, welche die A. epigastrica begleiten, dieselben liegen zu beiden Seiten der Arterie. — Die beiden Zweigchen, welche die A. epigastrica an ihrem untersten Teil abgiebt, die pubica und spermatica externa sind so klein, daß sie kaum von chirurgischer Seite Erwägung verdienen. Doch könnte der Schambeinzweig bei einem hohen Steinschnitt und der Samenstrangzweig bei einer Kastration zum Spritzen kommen.

Die Circumflexa ilium (Fig. 54) zieht sich kreuzend zum Rande des großen Beckens, um dort mit der Iliolumbalis zu anastomosieren.

Auch die A. iliolumbalis, von der Hypogastrica entspringend (Fig. 63), kann noch als zu den Gefäßen der Bauchwand gehörig angeführt werden. Sie verläuft hinter dem Iliopsoas nach dem Quadratus lumborum hin.

An der Rückseite des Unterleibs liegt die Aorta, welche dort gegen die Wirbelsäule komprimiert werden kann. Seitlich über dem Psoas verlaufen die Samenarterien nebst ihren Venen (Fig. 48. 59). Noch weiter hinten verlaufen die Arteria und Vena iliaca, beide nach oben konvergierend.

Fig. 48.

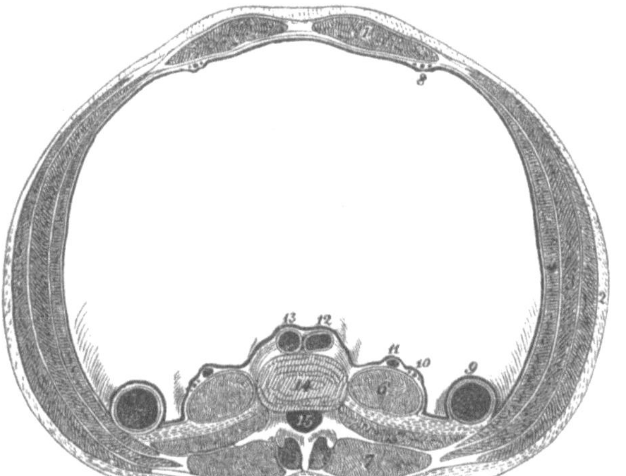

Querdurchschnitt der Bauchwand in der Mitte der Lendengegend. 1. Rectus. 2. Obliquus externus. 3. Obliquus internus. 4. Transversus. 5. Quadratus lumborum. 6. Psoas. 7. Sacrolumbalis etc. 8. A. und V. epigastrica. 9. Colon. 10. A. und V. spermatica. 11. Ureter. 12. Cava. 13. Aorta. 14. Wirbelkörper. 15. Rückenmarkshöhle.

Die Venen der vorderen Bauchwand haben nichts für die Chirurgie besonders Bemerkenswertes, außer etwa der über den Schamberg herüberlaufenden Anastomose zwische beiden äußeren Bauchdecken-Venen. Bei Verstopfung der einen Vena iliaca sieht man diese Anastomose sich ausdehnen, das Blut muß dann von der Saphena der einen Seite über den Schamberg herüber zur Saphena der anderen Seite seinen Weg suchen.

Für die Innervation der Bauchdecken und der Bauchmuskel sorgen teils die fünf unteren Intercostalnerven, teils eine Anzahl Zweige des Plexus lumbalis, der Iliohypogastricus, Genitocruralis, Ilioinguinalis. Die Intercostalnerven ziehen sich zwischen Transversus und Obliquus schief nach vorne bis in den Rectus. Fast dieselbe Richtung hat in der Lenden- und Leisten-Gegend der Iliohypogastricus. (Fig. 60.) Der Genitocruralis kommt außen am Leistenkanal heraus; der Ilioinguinalis (Fig. 55) läuft vor dem Samenstrang und parallel demselben herab.

Leistenkanal.

Der Leistenkanal wird dadurch formiert, daß die Bauchmuskel an ihrem unteren Rand den Samenstrang schief zwischen und hinter sich durchtreten lassen. Durch die Öffnung in der Fascia transversalis (hinterer Bauchring), zwischen den hier vereinigten Fasern des Transversus und Obliquus internus und unter dem Rande des letzteren Muskels durch, treten die zum Samenstrang gehörigen Teile in den Leistenkanal herein; durch die Lücke zwischen beiden Sehnenpartien des Obliquus externus (vorderer Bauchring, Leistenring) kommt der Samenstrang heraus. Der Kanal selbst ruht auf dem Lig. Poupartii, an welchem sich vorn der Obliquus externus und hinten der Obliquus internus nebst dem Transversus inserieren und so den Samenstrang zwischen sich nehmen. Die Länge des Kanals beträgt etwa drei Centimeter. Seine Richtung ist dem Ligamentum Poupartii parallel.

Der Obliquus internus schickt einen Teil seiner Muskelfasern in Form länglicher Schlingen auf dem Samenstrang herab; diese Muskelfasern bilden den Aufhebemuskel des Hodens, Cremaster. Über den Samenstrang hin verläuft im Leistenkanal ein feiner Nerv, der Ilioinguinalis. (Fig. 55.) Mit dem Verlauf des Samenstrangs und Leistenkanals kreuzt sich die Arteria epigastrica, sie geht schief nach innen und oben, während der Leistenkanal schief nach innen und unten gerichtet ist; ihre Lage ist so, daß sie ziemlich nahe am hinteren Eingang des Leistenkanals, an der inneren Seite desselben vorbeiläuft. Der vordere Bauchring liegt also nach innen, der hintere nach außen von der Richtungslinie der Epigastrica.

Von dem Leistenring aus tritt der Samenstrang in das Scrotum hinab; einige fibröse Fasern, eine feine, fascienartige Fortsetzung des Perimysiums vom Obliquus externus, bedecken denselben; die Verbindungen dieser Schichte mit dem umliegenden Zellstoff erhalten ihn in seiner Lage. Die Teile des Samenstrangs, also Vas deferens, Venen, Arterien, Nerven, werden durch eine zellig fibröse Scheide zusammengehalten; manche Anatomen betrachten diese Scheide als eine Fortsetzung der Fascia transversalis (Fascia infundibuliformis).

Beim Weib zieht sich durch den Leistenkanal das runde Mutterband, dessen Fasern in die Schamlippengegend ausstrahlen.

Leistenbruch.

Die Brüche des Leistenkanals (äußere Leistenbrüche) sind fast immer angeboren.[1] Sie beruhen darauf, daß der Fortsatz des Bauchfells, in welchem der Hoden herabtritt, sich nicht gehörig abschließt, sondern mit der Bauchhöhle in Kommunikation bleibt.

Die Abschließung kann ganz unterbleiben; die Eingeweide, welche nachdringen, kommen in diesem Fall in denselben serösen Raum mit den Hoden zu liegen. Dies ist aber die seltenere Form, die gewöhnliche Formation ist die, daß zwar unmittelbar über dem Hoden eine Obliteration des Processus vaginalis zustande kommt, weiter oben aber nicht; es bildet sich auf diese Art ein angeborener Leistenbruch, bei welchem der Hoden nicht in derselben Höhle mit den austretenden Eingeweiden sich findet (Hernia vaginalis funiculi). Man beobachtet diesen Bildungsfehler in den verschiedensten Graden. Zuweilen erstreckt sich der angeborene Bruch nur bis zum Leistenring, er bekommt alsdann den Namen inter-

[1] Ich muß mich hier auf meine Abhandlung vom Jahr 1858 berufen.

stitieller Bruch. Es kann sich ereignen, daß der Hoden innen bleibt und an seiner Seite das Peritonaeum einen Bruchsack vortreibt; oder der Leistenring bleibt so weit offen und der Hoden so verschiebbar, daß man den letzteren jeden Augenblick wieder nach innen reponieren kann. Häufig kommt es vor, daß die Teile des Samenstrangs, anstatt einen Strang miteinander zu formieren, sich fächerförmig an dem Bruchsack ausbreiten. Alle Verschiedenheiten dieser Art sind natürlich bei einer Operation sorgfältig zu beachten.

Auch beim weiblichen Geschlecht kommen zuweilen angeborene Leistenbrüche vor, welche auf mangelhafter Obliteration des Nuckschen Divertikels beruhen. Die angeborenen Brüche dieser Art können den Eierstock enthalten.

Für die Heilung der angeborenen Leistenbrüche ist der Umstand von Wichtigkeit, daß der Leistenkanal mit dem Wachstum seine Richtung ändert; beim Neugeborenen läuft er fast gerade von hinten nach vorn durch die Bauchwand, später nimmt er die schiefe, von außen nach innen gehende Richtung an. Je mehr er sich in dieser Art verschiebt, desto eher ist wohl Heilung zu hoffen. Die schiefe Stellung erteilt dem Leistenkanal eine klappenartige Struktur: durch das Andrängen der Eingeweide kann der Leistenkanal, wenn er gehörig schief ist, verengt und zusammengedrückt werden, ähnlich wie die Einmündung der Ureteren in die Blase vermöge ihrer schiefen Stellung einen Klappenmechanismus zeigt.

Die Brüche, welche durch den Leistenkanal gehen, nennt man äußere, im Gegensatz gegen die inneren oder direkten Leistenbrüche, welche gerade von vorn nach hinten, durch den vorderen Bauchring herauskommen. Die Sehne des Transversus, welche unmittelbar hinter dem vorderen Bauchring sich herspannt, ist oft an dieser Stelle ziemlich schwach entwickelt; weichen nun ihre Fasern auseinander oder werden sie erschlafft und atrophisch, so entsteht hier eine Lücke, in welche das Bauchfell sich herausstülpen kann. Die Brüche, welche so entstehen, haben die Arteria epigastrica auf ihrer äußeren Seite, während die Brüche des Leistenkanals (die äußeren Leistenbrüche) die Epigastrica nach innen von ihrer Bruchpforte liegen haben.

Die inneren Leistenbrüche unterscheiden sich auch noch

dadurch von den äußeren, daß sie nicht von der Fascie des Samenstrangs und nicht vom Cremaster überzogen sind; sie haben weniger Neigung in den Hodensack hinab zu sinken, sondern bleiben häufig, ohne sich viel zu vergrößern, in der Höhe des Leistenrings stehen. Sie sind auch nicht mit dem Samenstrang verwachsen, sondern nur neben ihm eingebettet.

Fig. 49.

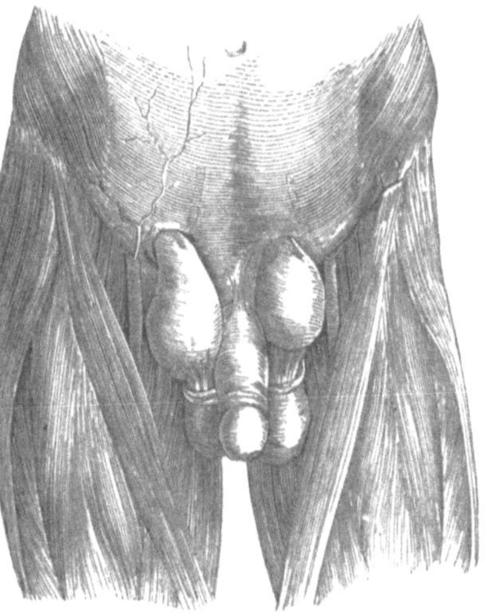

Zwei Leistenbrüche, ein äußerer rechtseitiger und ein innerer auf der linken Seite des Cadavers gelegener. Der Verlauf der A. epigastrica ist auf beiden Seiten angedeutet. Man sieht auch die A. epigastrica externa der rechten Seite. Die Fasern des Cremaster laufen beim äußeren Leistenbruch vorn am Bruchsack herauf, während sie auf der anderen Seite hinter dem Bruch sich hinziehen.

Der Samenstrang liegt bei beiderlei Arten von Leistenbrüchen in der Regel hinter dem Bruchsack, jedoch beim äußeren mehr nach innen, beim inneren eher nach außen. Von außen, bei unverletzter Haut, ist es nicht immer möglich, den äußeren Leistenbruch von dem inneren sicher zu unterscheiden; man muß deshalb bei einer Leistenbruchoperation den Schnitt so einrichten, daß er weder in dem einen noch in dem anderen Fall schaden kann; d. h. man muß im Zweifelsfalle weder nach innen noch nach außen schneiden, sondern gerade nach oben, parallel mit der Epigastrica. Wo man es gewiß mit einem äußeren Leistenbruch zu thun hat, wird man nach außen schneiden, und wo man gewiß wäre, einen inneren vor sich zu haben, könnte nach innen zu die Erweiterung vorgenommen werden.

Die einklemmende Stelle bei den Leistenbrüchen kann an verschiedenen Stellen ihren Sitz haben. Beim äußeren Leistenbruch kann es der hintere oder der vordere Ring sein, wo die Einklemmung stattfindet. Freilich ist es in vielen Fällen keiner von beiden, sondern der Bruchsackhals. Bei tief liegendem Bruchsackhals genügt es zur Hebung einer Einklemmung nicht, daß man den ganzen Leistenkanal gespalten hat, sondern es muß dann der Bruchsack noch möglichst vorgezogen und sein Hals blosgelegt und erweitert werden.

Schenkelring und Schenkelbruch.

Der Schenkelring (im weiteren Sinne) wird dadurch gebildet, daß unter dem Ligamentum Poupartii, zwischen diesem und dem Schambein, nach innen vom Psoas, sich ein Raum findet, in welchem die Arteria und Vena cruralis ihren Verlauf haben. Neben der Vene, nach innen von ihr, gehen die Lymphgefäße durch; der kleine dreieckige Raumzwischen der Schenkelvene, dem Poupartschen Band und dem Schambein wird durch eine, bald fester, bald lockerer gewebte Faserschichte geschlossen, welcher J. Cloquet den Namen Septum crurale gegeben hat. Dieses Septum crurale dient zum Abschluß zwischen der Bauchhöhle einerseits und der subkutanen Fettschichte des Schenkels andererseits. Durch eine Lücke im Septum kommen die Schenkelbrüche hervor (Figg. 50, 51, 52) und diese Lücke heißt deshalb auch Schenkelring im engeren Sinne.

Das Septum crurale ist also die eigentliche Bruchpforte für den Schenkelbruch, die Lücke im Septum bildet gewöhnlich den Sitz der Einklemmung dieser Brüche; hieraus ergiebt sich die große Wichtigkeit dieses Teiles für die chirurgische Anatomie, und es muß daher dem Septum crurale eine sehr ausführliche Darstellung gewidmet werden.

Man darf sich das Septum crurale nicht als eine regelmäßige Faserlage oder als eine förmliche Membran vorstellen, sondern nur als ein Netzwerk von allerlei Fasern, welche teils dem Leistenband und der Fascia transversalis des Bauches, teils der Plica von der Schenkelfascie, teils den Fascia iliopectinaea sich anreihen. Die Öffnung für den Schenkelbruch liegt aber gerade an dem Punkt, wo die Fascia transversalis, die Plica falciformis und die Fascia iliopectinaea an dem Rande des Poupartschen Bandes sich anschließen.

Fig. 50.

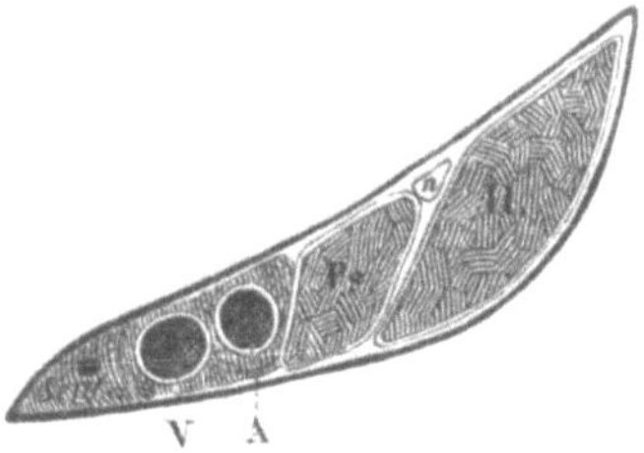

Schematischer Durchschnitt des Raums zwischen dem vorderen Beckenrand und dem Poupartschen Band. Man sieht im Durchschnitt den Iliacus, Psoas, die Arterie und Vene, den N. cruralis, das Septum mit einem kleinen Loch für die Lymphgefäße.

Die Lagerung der Fasern im Septum zeigt viele individuelle Verschiedenheit; bei dem einen Präparat sieht man eher die zur Plica gehörenden oder sich anreihenden Fasern überwiegen, bei dem anderen die der Fascia pectinaea; in einem dritten Fall mögen die Faserzüge der Fascia transversalis sich vorzugsweise hier fortgesetzt haben. So erklärt sich zum Teil die verschiedene Auffassung der Schriftsteller, von welchen die einen das Septum crurale zur Fascia transversalis rechnen wollten (A. Cooper), die anderen zur Fascia lata (Malgaigne).

Bei manchen Individuen ist das Septum crurale stark entwickelt und so fest, daß man kaum den Finger von außen in den Bauchraum hineindrücken kann, bei vielen ist es so schwach, daß der Finger mit ganz leichtem Druck bis zum Bauchfell eindringt. Bei letzteren wird die Bildung eines Schenkelbruches um so leichter erfolgen können. Auch die Größe des Raumes für das Septum crurale ist bei verschiedenen Menschen sehr verschieden. Bei Weibern ist es bedeutend größer als bei Männern; man hat hieraus die größere Häufigkeit des Schenkelbruches bei den Weibern abgeleitet.

Fig. 51.

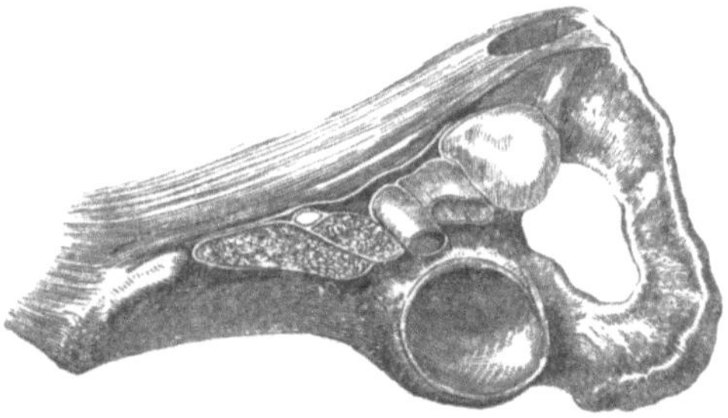

Präparat eines Schenkelbruches. Man sieht nach außen von dem Bruchsack die V. und A. cruralis, den Psoas und Iliacus und den N. cruralis, sämtlich im Durchschnitt.

Nächst dem Septum crurale ist besonders die Plica falciformis und ihre Insertion an's Poupartsche Band von großer Wichtigkeit für den Schenkelring und Schenkelbruch. Die schematische Fig. 52 zeigt diese Anlagerung der Plica (Pl.) an das Ligamentum Poupartii (L. P.) am Eingang des Arcus cruralis (A.).

Die Plica schließt dem Septum crurale sich an und hilft es verstärken; an der Außenseite des Schenkelringes bildet die Plica, zumal wenn sie breit entwickelt ist, gleichsam einen zweiten Bogen, unter dem die Schenkelbrüche durchpassieren müssen. Das Schema Fig. 53 ist wohl geeignet, hiervon eine richtige Vorstellung zu geben. Angenommen, die Lücke im

Septum wäre weit und die Plica straff gespannt, so könnte die Plica das Einklemmungsorgan für den Schenkelbruch (H) darstellen. In manchen Fällen von Anomalie der Plica, wenn sie z. B. einen sehr steilen Verlauf hat, ist es leicht begreiflich, daß die Plica für sich ohne das Septum zum einklemmenden Teil werden mag.

Fig. 52.

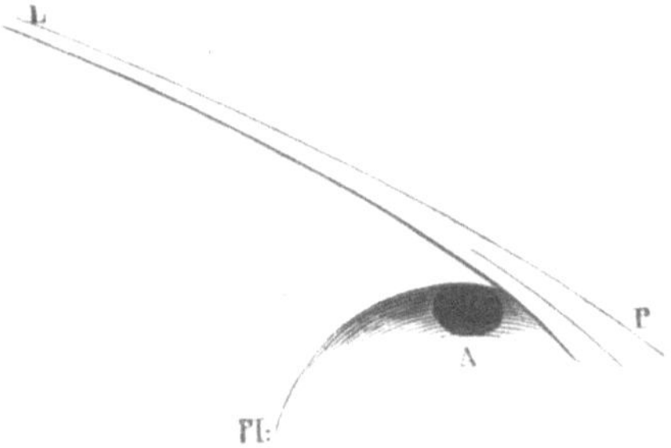

Will man das Septum crurale, dieses wichtigste Einklemmungsorgan für die Schenkelbrüche, genauer studieren, so muß man das Poupartsche Band nebst der Plica ganz wegnehmen. Man erkennt alsdann jene Partie des Septum crurale, welche schon Hey im Jahre 1801 beschrieben hat und welche die Engländer das Hey'sche Ligament oder auch das tiefe Ligament nennen. Es sind querlaufende Fasern, die sich vom Schambein herüberspannen; ein Teil derselben geht auch über die Schenkelgefäße mit weg und setzt sich an die Fascia lata an; ein anderer Teil geht zwischen der Vena cruralis und den Lymphgefäßen nach der Fascia iliopectinaea. Diese letzteren Fasern sind es, welche vorzugsweise den Schenkelbruch einengen, aber die sich auch vorzugsweise leicht dehnen oder überhaupt durch stumpfe Gewalt beseitigen lassen.

Betrachten wir die Bruchpforte für den Schenkelbruch von innen, so fällt vor allem der trichterförmige Raum in die Augen, welchen man zwischen dem Rande des Poupartschen Bandes (dem Gimbernatschen Band) und der Schenkelvene formiert sieht. Man kann in diesen Raum den Finger

8 *

einführen und der Finger dringt leicht, ohne viel Gewalt, bis zur Einmündungsstelle der Vena saphena. Der Finger gelangt auf diese Art hinter dem Poupartschen Band, bedeckt von der sogenannten Cruralscheide, dem oberflächlichen Blatt der Fascia lata, zum Schenkel. Das leichte Eindringen des Fingers in diesen Raum hat zu dem Schluß verleitet, daß auch die Schenkelbrüche diesen Weg beschreiben, es war dies aber ein irriger Schluß, die Schenkelbrüche machen nur ausnahmsweise diesen Weg.[1] Das anatomische Experiment hat hier zu einer falschen Ansicht geführt. Die Schenkelbrüche

Fig. 53.

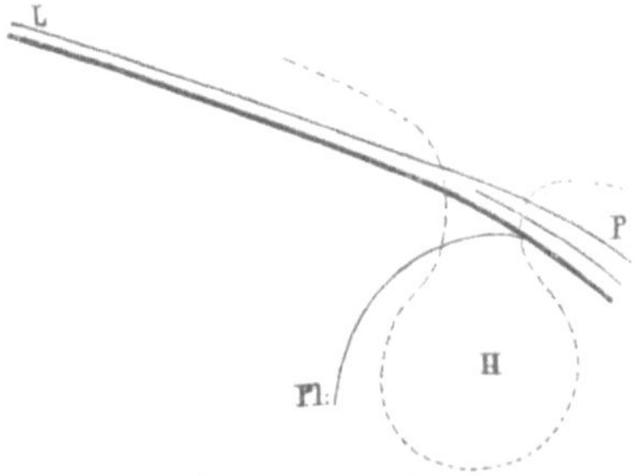

gehen durch ein Loch im Septum, nicht, wie gelehrt worden ist, zwischen dem Septum und der Vene. Zwischen dem Bruch und der Vene befindet sich also immer ein Teil der Septumfasern. (Daher wird auch die Schenkelvene von dem Bruch nicht comprimiert und ist nur in ganz seltenen Fällen eine Erweiterung der Saphena oder eine Ödem des Beines, durch Schenkelbrüche veranlaßt, beobachtet worden.) Will man sich

[1] Ich habe noch keinen solchen Bruch gesehen. A. Cooper bildet einen solchen freilich nur schematisch ab. Die Frage, die man etwa aufwerfen könnte, warum sollen denn in diesen trichterförmigen, gleichsam offenstehenden Raum hinein keine Schenkelbrüche austreten, beantwortet sich von meinem Gesichtspunkte aus sehr leicht: die Schenkelbrüche entstehen nicht durch Druck von innen, sondern durch Herauszerrung. Das subperitonäale Bindegewebe schickt häufig seine lipomartigen Fortsetzungen durch das Septum crurale, nach der Cruralscheide zu pflegt es keine solche Fortsetzungen zu haben.

eine genaue Vorstellung machen von dem Unterschied zwischen diesem trichterförmigen Raum und dem wirklichen Bruchkanal für die Schenkelbrüche, so darf man nur den einen Finger vom Schenkel aus hinter der Plica durch das Septum drängen und den anderen Finger von der Bauchhöhle aus neben der Vene hinunterschieben; man hat dann den ersten, hinter der Plica eingeführten Finger in dem wahren, den anderen in dem falschen, irrig angenommenen Kanal für die Schenkelbrüche. Man bekommt dann zwischen die Finger den äußeren Teil des Septum crurale, welcher freilich bei manchen Individuen so schwach entwickelt oder bei manchen großen Schenkelbrüchen so ausgedehnt ist, daß man die Sache leicht übersehen konnte.

Fig. 54.

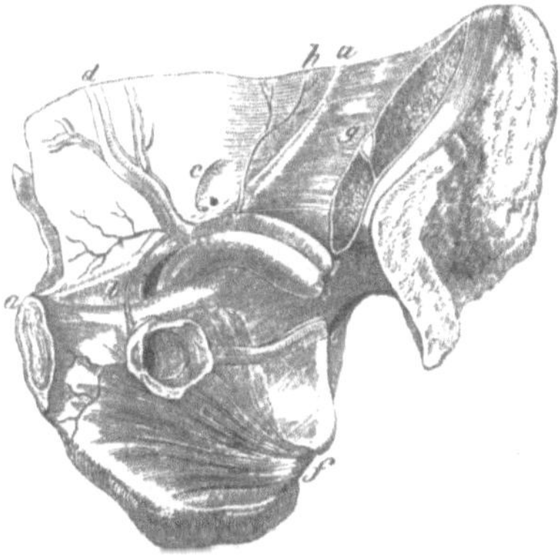

Ansicht des Schenkelringes, sowie auch des hinteren Leistenringes und der Hernia obturatoria von hinten her. *a. a.* Lig. Poupartii. *b.* Lig. Gimbernati. *c.* Eingang des Leistenkanals. *d.* A. und V. epigastrica. *e.* A. und V. obturatoria. *f.* M. obturator internus. *g.* N. cruralis. *h.* A. circumflexa ilium.

So einfach an sich die Anatomie des Schenkelringes ist, so hat sie doch durch die complizierte Darstellung und Benennung in verschiedenen Büchern große Schwierigkeit für das Verständnis erhalten. Zur besseren Übersicht folgt hier eine

Reihe von Definitionen für die verschiedenen hier gebräuchlichen Benennungen.

Schenkelring ist die engste Stelle des Schenkelkanals, zwischen dem Gimbernatschen Band und der Gefäßscheide gelegen. Andere, z. B. Malgaigne, nennen den ganzen Raum zwischen dem Gimbernatschen Band und dem Psoas Schenkelring. Den letzteren Raum heißt man auch Lacuna vasorum.

Fig. 55.

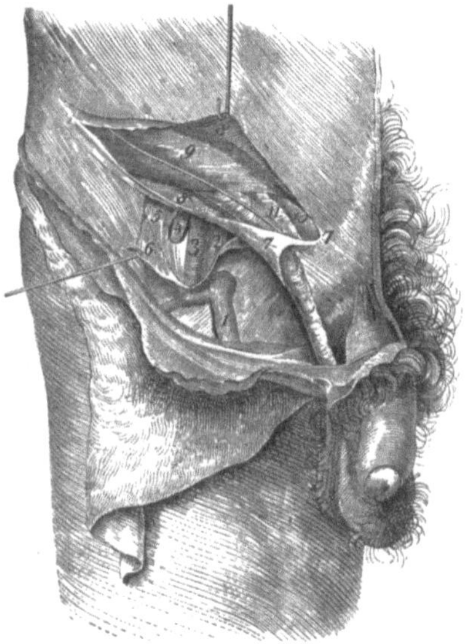

Der Leistenkanal und Schenkelkanal von vorn eröffnet. Man sieht hinter dem durchschnittenen Obliquus externus den unteren Rand des Obliquus internus und den Nervus ilioscrotalis, hinter dem letzteren den Samenstrang. Unter dem Poupartschen Band ist das oberflächliche Blatt der Fascia lata abgetrennt und zur Seite gezogen. Man erkennt den Durchgang der Vena saphena durch dieses Blatt. Ins tiefe Blatt der Fascia ist ein Loch geschnitten, um den N. cruralis sehen zu können. 1. Vena saphena. 2. V. cruralis. 3. A. cruralis. 5. Fascia lata. 6. Oberflächliches, nach außen umgeschlagenes Blatt der Fascia lata. 7. 7. Schenkel des Leistenrings. 8. 8. Innere Seite des Obliquus externus. 9. Obliquus internus. 10. Innere Seite des Obliquus internus. 11. Fascia transversa.

Schenkelkanal: der Raum neben der Schenkelvene, vom Poupartschen Band bis zur Vena saphena. Er hat nach vorn die oberflächliche Platte der Fascia lata, nach hinten das Schambein und die den M. pectinaeus überziehende Fascia iliopectinaea, nach innen das Gimbernatsche Band, nach außen die Vena cruralis.

Plica falciformis: der innere Rand des, ans Poupartsche Band sich ansetzenden, oberflächlichen Blattes der Fascia lata. Die Schenkelfascie bildet hier einen bald mehr, bald weniger vorspringenden Bogen, der vom Gimbernatschen Band entspringend (oberes Horn) sich nach außen wendet und um die Eintrittsstelle der Vena saphena herum sich wieder etwas einwärts krümmt (unteres Horn).

Fovea ovalis: die vertiefte Stelle, welche von der Plica falciformis umgeben wird und wo die oberflächlichen Lymphdrüsen des Schenkels um den Eintritt der Vena saphena herum liegen.

Ligamentum Gimbernati: der äußere, rückwärts gerichtete Teil der Schambeininsertion des Poupartschen Bandes.

Ligamentum pubicum Cooperi: ein Teil der Fascia ileopectinea und des Septum crurale, welcher auf dem Schambein liegt; nach innen hängt er mit dem Gimbernatschen Band und nach oben und hinten mit der Fascia transversa zusammen. Die Chirurgie hat bis jetzt (einen unausgeführten Vorschlag in der Dissertation von Verpillat ausgenommen) nichts mit diesem Ligamentum zu thun. Es ist denkbar, daß einmal, bei starker Ausbildung, bei starkem Vorspringen dieses Ligaments, wenn es z. B. einen scharfen Rand bildete, ein Entzweischneiden dieses Randes nützlich sein könnte, aber bei der tiefen Lage und schwierigen Erkennbarkeit eines solchen Zustandes ist es begreiflich, daß noch nie ein solcher Versuch gemacht worden ist.

Cruralscheide. Unter diesem Namen begreifen A. Cooper und andere engliche Autoren den Teil der Schenkelfascie (das oberflächliche Blatt), der die Schenkelgefäße unterhalb des Poupartschen Bandes zudeckt. (Fig. 56.) Innerhalb dieser sogenannten Scheide haben die beiden Cruralgefäße noch ihre besondere Scheide. Die Cruralscheide der Engländer ist also die äußere oder die Cruralscheide im weiteren Sinne.

Lamina cribrosa: das oberflächliche Blatt der Fascia lata, welches die Schenkelgefäße unter dem Poupartschen Band deckt; es heißt so wegen der Maschen und Löcher, wodurch kleine Venen und Lymphgefäße, auch Fettpartien durchdringen (Fig. 57). Einige Autoren haben diese von der Pariser Schule ausgehende Bezeichnung mißverstanden und auf die Fascia superficialis bezogen.

Fig. 56.

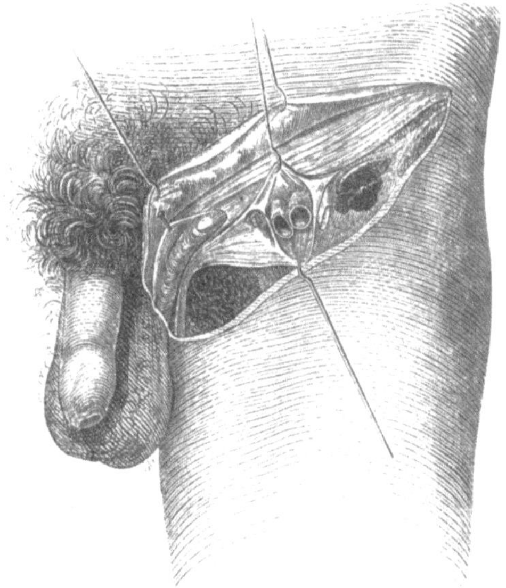

Durchschnitt des Schenkelkanals. Die beiden Blätter der Fascia lata sind auseinandergezogen. Man sieht außen den Nervus cruralis neben dem durchschnittenen Iliopsoas.

Fascia propria des Schenkelbruches .(Cooper). Die Schenkelbrüche haben eine eigentümliche Art von Fascie, in welcher der Bruchsack eingebettet ist; das Eigentümliche dieser Fascie besteht in der glatten Beschaffenheit ihrer inneren Auskleidung, in der geringen Verwachsung, welche zwischen der Schenkelbruchfascie und dem subserösen Gewebe des Bruchsackes gebildet ist. Man begreift diese Formation nur dann, wenn man die verschiedene Entstehung der Schenkel- und der äußeren Leistenbrüche miteinander vergleicht. Die äußeren Leistenbrüche sind fast immer angeboren, das Peritonaeum des Leistenbruchsackes ist angewachsen, es hat seine natür-

Fig. 57.

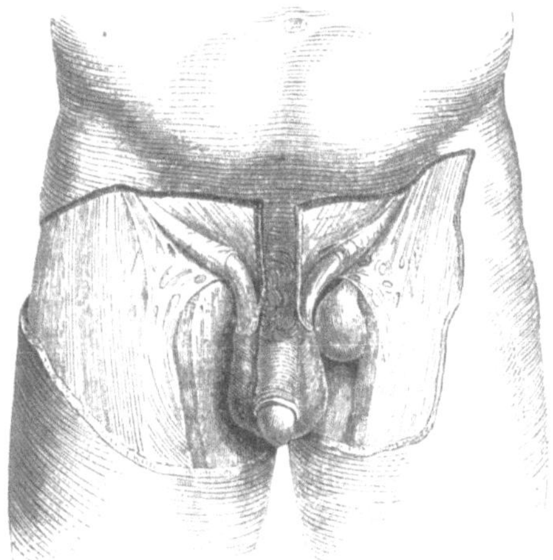

Ansicht der Schenkelbruchgegend nach Wegnahme der Haut und Fascia superficialis nebst den Lymphdrüsen. Links ein Schenkelbruch hinter der Plica falciformis hervorkommend; in der Fascie sind die Löcher (vergrößert) zu sehen, welche ihr den Namen Lamina cribrosa geben ließen. Man erkennt die Stelle, wo sich die Vena saphena hinter die Fascie begiebt.

lichen, ursprünglichen, sehr intimen Zellstoffverbindungen mit den Zellstoffschichten des Samenstranges, es ist eben mit denselben verwachsen. Das Peritonaeum des Schenkelbruchsackes ist nicht verwachsen mit dem umgebenden Raum, sondern nur eingebettet, der Sack also leicht auszuschälen. Der Bruchsack liegt oft mit einer so glatten, sogar glänzenden

Außenfläche, aus subserösem Fett und einem feinen fibrocellulosen Überzug bestehend, in seinem Bette, der Fascia propria, daß er schon hundertmal von den operierenden Chirurgen für eine Darm- und Netzpartie gehalten wurde. Es ist schon manches Unglück aus der Unkenntnis dieser Verhältnisse entstanden.

Am inneren Eingang des Schenkelringes entspringt aus der Arteria cruralis die Epigastrica und verläuft von hier nach oben; die Obturatoria, wenn sie aus der Cruralis oder Epigastrica herkommt, zieht sich gewöhnlich direkt nach hinten und innen, am Schambein hin, zum Foramen obturatorium; ausnahmsweise verläuft sie so, daß si einen Bogen um den Eingang des Schenkelkanals herum bechreibt (vgl. Fig. 54). Nach der gewöhnlichen Annahme der Schriftsteller würde man in allen Fällen, wo die Obturatoria bei einem mit Schenkelbruch behafteten Individuum den Ursprung aus der Cruralis nimmt, diesen bogenförmigen Verlauf um den Bruchhals herum zu erwarten haben; es ist dies aber, wie die nähere Untersuchung zeigt, nur ganz ausnahmsweise der Fall.

Will man die Einklemmung im Schenkelring durch einen erweiternden Schnitt aufheben, so hat man sich an die Lage der Schenkelvene und der Epigastrica, an den Samenstrang und an die Anomalien der Obturatoria (Fig. 54) zu erinnern. Freilich ist die Gefahr einer Arterienverletzung in allen Fällen sehr gering, weil die Arterien tiefer liegen, und man also vor Verletzung sicher ist, wenn man das Knopfmesser nicht allzutief einführt. Nach innen ist immer am wenigsten zu riskieren und es ist deshalb alter Brauch, das Ligamentum Gimbernati einzuschneiden. Der Schnitt gewährt freilich nur wenig Erweiterung des Raumes. Will man bei einem männlichen Kranken nach oben schneiden, so muß man, ehe das Poupartsche Band getrennt wird, den Samenstrang vorher bloslegen und nach oben ziehen lassen. Will man den Schnitt möglichst vermeiden, so ist, wie schon oben (S. 115) bemerkt wurde, eine Ausdehnung der engen Stelle nach außen hin mit dem Finger oder mit einem stumpfen Haken das Ratsamste. Man kann hierdurch ohne alle Gefahr eine ziemliche Erweiterung erreichen, indem man die Fasern des Septum crurale zur Seite drängt oder zum Reißen bringt.

Von Varietäten des Schenkelbruches ist folgendes beobachtet worden:

1) Der Cruralscheidenbruch. Derselbe drängt sich, anstatt unter der Plica falciformis vorzutreten, hinter dem oberflächlichen Blatt der Fascia lata herunter. Er ist alsdann von diesem Blatt bedeckt, wenn er nicht, bei seiner weiteren Entwicklung, durch eines der Löcher dieses Blattes vordringt und somit unter der Fascia superficialis zum Vorschein kommt. Vgl. S. 116.

2) Der Bruch kommt, bei Anomalie der Plica, hinter einem tiefer unten gelegenen, der Plica analogen, fibrösen Strang hervor.

3) Der Bruch schiebt sich hinter die Schenkelgefäße, er bekommt dann den Namen Hernia retrovascularis (Cloquet). Ein solcher Bruch könnte vielleicht der Hernia obturatoria sehr ähnlich sich ausnehmen.

4) Der Bruch kommt zwischen den auseinandergewichenen Fasersträngen des Gimbernatschen Bandes heraus, Hernia Gimbernati, ein sehr seltener Fall.

Man hat ausnahmsweise auch an der äußeren Seite des Schenkelrings, nach außen von der Arterie, einen Bruch entstehen gesehen, und man hat diesen Fall den äußeren Schenkelbruch genannt. Wenn ein solcher Bruch zur Operation käme, so müßte man sich daran erinnern, daß die Arteria circumflexa ilium im Schenkelring entspringt und sich von hier nach außen herumzieht.

Nabelring.

Der Nabelring besteht aus einer Lücke, welche die Fasern der Linea alba zwischen sich haben, um die oblitorierton Nabelgefäße durchzulassen. Bei Neugeborenen und in den ersten Lebenswochen ist er noch weit, da die Gefäße noch nicht die strangartige Obliteration durchgemacht haben; er schließt sich aber alsbald, während außen die Nabelnarbe sich bildet. Kommt die Schließung des Ringes nicht zu rechter Zeit zustande, so sieht man die Nabelbrüche der kleinen Kinder entstehen, indem das dehnbare Bauchfell eine Ausstülpung, meist in der Form eines Fingerhutes, formiert. Die Brüche dieser Art sind ein ziemlich unschuldiges Übel; die meisten derselben verschwinden in den ersten Lebensjahren von selbst und die Einklemmung pflegt hier nicht vorzukommen.

Die angeborenen Nabelbrüche sind teils aus mangelhafter Obliteration des Bauchfellfortsatzes, der in der früheren Fötalperiode nach außen geht, teils aus mangelhafter Formation der Bauchwand, also des oberen Teiles der geraden Bauchmuskel nebst den Hautdecken zu erklären.

Erworbene ächte Nabelbrüche kommen vorzüglich bei sehr fettleibigen Frauen vor. Ein solcher Nabelbruch kann aber leicht verwechselt werden mit einem in nächster Nähe entstandenen Bauchbruch, wie diese hier öfters in der Linea alba zu beobachten sind.

Bei der Operation eines eingeklemmten Nabelbruches wird man sich an folgende anatomische Momente erinnern müssen: 1) Das Bauchfell des Bruchsackes ist sehr dünn und pflegt an der Bruchpforte so fest angewachsen zu sein, daß ein äußerer Bruchschnitt nicht wohl ausführbar sein wird. 2) Nach oben und rechts wird man wegen des Ligamentum suspensorium hepatis, das zuweilen Gefäße enthält, nicht einschneiden. 3) Das Netz wird vermöge seiner Lage im oberen Teile des Bruches zu erwarten sein.

Die Linea alba ist bei manchen Individuen sehr in die Breite gezogen und erschlafft oder geschwunden, so daß sie durch die Eingeweide in Form eines mehr oder weniger convexen Hügels oder auch eines großen Sackes vorgetrieben wird. Manche Autoren nennen diese Fälle Eventration. Die kleineren, mehr cirkumskripten Bauchbrüche folgen gewöhnlich einem der Gefäße, das die Linea alba oberhalb des Nabels durchbohrt; diese kleine Öffnung erweitert sich, in der Regel wohl unter dem Einfluß eines Fettknotens, der bei seiner Vergrößerung weiter vorwärts rückt, und es entsteht so der Raum, in den sich das Bauchfell hineinstülpt.

II. Bauchhöhle.

Bauchfell, Leber. Gallenblase. Milz, Magen. Dünndarm. Dickdarm. Nieren. Aorta abdominalis. Arteria iliaca.

Man teilt den Bauchhöhlenraum gewöhnlich in drei Gegenden: Ober-, Mittel- und Unterbauchgegend. In der Oberbauchgegend liegt der Magen, nach unten vom Magen das Colon transversum, zur Seite rechts die Leber nebst Gallenblase, links die Milz, hinten Pancreas und Duodenum, noch weiter hinten Aorta und Vena cava, seitlich davon die Nebennieren und die oberen Enden der Nieren. — In der Mittelbauchgegend liegt das Netz, der Querdarm mit seinem häufig nach unten hängenden Bogen, der Dünndarm, rechts das Colon ascendens, links das C. descendens; hinter dem Bauchfell die Nieren mit den Ureteren. — In der Unterbauchgegend liegen die Blase (wenn sie angefüllt ist), der Uterus mit den Eierstöcken, der Samenstrang, die Flexura iliaca, die Arteria iliaca, der M. psoas und iliacus, endlich hinter den Dünndarmwindungen der Anfang des Mastdarmes.

Das **Bauchfell** ist mit der Bauchwand nur lose verwachsen, so daß es leicht davon weggedrängt werden kann. Man benutzt diese Eigenschaft des Bauchfelles bei manchen Operationen, z. B. bei Unterbindung der Iliaca. Die Nabelgegend macht eine Ausnahme, dort sitzt das Peritonaeum etwas fester auf der hinteren Aponeurose des geraden Bauchmuskels auf, so daß man es nicht so leicht abpräparieren kann. Neben der Verschiebbarkeit zeichnet sich das Bauchfell auch durch Ausdehnbarkeit aus; beides beobachtet man bei der Formation der Bruchsäcke, indem diese teils der Verschiebung, teils der lokalen Dehnung des Bauchfelles ihren Ursprung verdanken.

Einige der Baucheingeweide liegen zum Teil außerhalb des Bauchfelles, so daß man sie eröffnen kann, ohne das Bauchfell zu verletzen; es ist dies der Fall bei dem Duodenum, ferner bei dem Coecum (wenigstens nicht selten), bei dem Colon ascendens und descendens, und bei der Blase. Zuweilen trifft man sogar in einem Bruchsack liegend solche nur halb vom Bauchfell überzogene Eingeweide (vergl. S. 129).

Das **Netz** besteht in einer doppelten Falte des Bauchfelles, gleichsam in zwei ineinander geschobenen Bauchfellfalten. Die Lage des Netzes ist gewöhnlich so, daß es den größten Teil der dünnen Gedärme vorn zudeckt; übrigens zeigt sich die Größe und Lage des Netzes bei verschiedenen Personen sehr variabel; manche haben nur ein sehr kleines Netz, bei anderen ist fast die ganze vordere Partie der Därme vom Netz überdeckt. Je mehr das Colon transversum einen Bogen nach abwärts beschreibt, desto weiter reicht auch das Netz herab. Auf der linken Seite reicht das Netz in der Mehrzahl der Fälle etwas weiter nach unten als rechts, man erklärt sich daraus die größere Häufigkeit der Netzbrüche auf

Fig. 58.

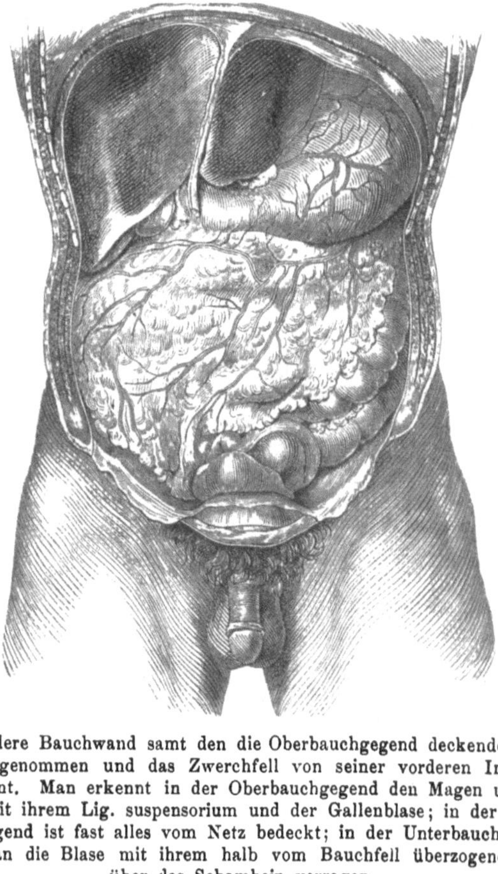

Die vordere Bauchwand samt den die Oberbauchgegend deckenden Rippen weggenommen und das Zwerchfell von seiner vorderen Insertion abgetrennt. Man erkennt in der Oberbauchgegend den Magen und die Leber mit ihrem Lig. suspensorium und der Gallenblase; in der Mittelbauchgegend ist fast alles vom Netz bedeckt; in der Unterbauchgegend sieht man die Blase mit ihrem halb vom Bauchfell überzogenen Teil über das Schambein vorragen.

der linken Seite. Vermöge seiner Weichheit und Nachgiebigkeit ist das Netz fähig, sich in enge Bruchsäcke einzudrängen, es faltet sich in verschiedener Weise in den Bruchsäcken zusammen und nimmt so nicht selten eine birnförmige, knopf-

Fig. 59.

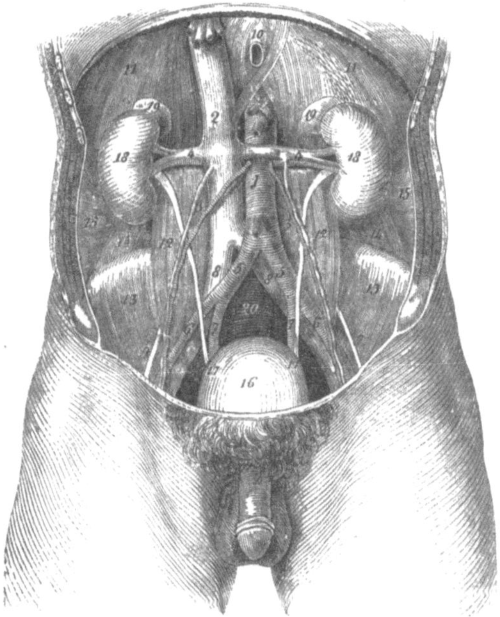

Die vordere Hälfte der Bauchwand samt den Eingeweiden weggenommen. um die an der hinteren Bauchwand liegenden Teile sichtbar zu machen, 1. Aorta mit den abgeschnittenen Ursprüngen der A. coeliaca, der Mesaraica superior et inferior. 2. Vena cava, oben die abgeschnittenen Lebervenen. 3. Vena et A. spermatica (um der Deutlichkeit willen stärker als natürlich). 5. A. iliaca communis. 6. A. iliaca externa. 7. A. iliaca interna. 8. Vena iliaca communis. 9. N. cruralis. 10. Oesophagus, abgeschnitten. 11. Zwerchfell. 12. Psoas. 13. Iliacus. 14. Quadratus lumborum. 15. Transversus abdominis. 16. Blase. 17. Harnleiter. 18. Niere. 19. Nebenniere. 20. Aushöhlung des Kreuzbeins, das Rectum weggeschnitten.

artige u. dergl. Form an. Die Nabelbrüche und Bauchbrüche enthalten vorzugsweise das Netz, da hier die Gedärme zum Teil erst hinter dem Netz sich hereindrängen können.

Vermöge des Zusammenhanges, in welchem der Magen mit dem Netz steht, können durch die Verziehungen und Verwachsungen des Netzes zuweilen Magenbeschwerden entstehen. Wenn das Netz strangförmige Verwachsungen eingeht, oder wenn sich, wie zuweilen geschieht, Löcher in seinem Gewebe bilden, so kann dadurch die Bedingung zu einer inneren Einklemmung gegeben werden.

Die Leber wird fast ganz von den Rippen bedeckt, sie ist ans Zwerchfell befestigt und bewegt sich mit diesem auf und ab, so daß ihr unterer Rand bald mehr, bald weniger mit dem Rand der Rippen übereinstimmt. Ihr linker Lappen deckt einen Teil des Magens, ihr rechter bedeckt die Flexura coli dextra. Ihre Befestigung hat die Leber am mittleren Teil des Zwerchfelles, wo auch die große Hohlader nebst der Pfortader durch das Zwerchfell durchziehen. Der untere Rand der Leber ist durch das runde Band (Lig. suspensorium) gegen den Nabel hin fixiert. Wenn die Leber sich krankhaft vergrößert, so kann sie einen großen Teil der Baucheingeweide vorn zudecken. Nach oben grenzt die Leber vermittelst des Zwerchfelles an die Pleura und Lunge; ein pleuritisches Exsudat drängt die Leber herab, ein Leberabscess kann sich gegen die Brusthöhle hin entleeren. — Die brüchigweiche Textur der Leber macht es erklärlich, daß öfters Rupturen der Leber durch einen Stoß auf die Bauchwand entstehen, ohne daß die Bauchwand selbst eine Trennung erfährt.

In dem Ausschnitt am Rand des rechten Leberlappens ragt die Gallenblase (Fig. 58) hervor; ihr Grund ist der vorderen Bauchwand zugekehrt, ihre vordere Fläche liegt an der Leber, ihre hintere entspricht der Flexura coli dextra. Wenn ein Gallenblasenschnitt notwendig wird, so muß man ungefähr am Außenrande des Rectus die Blase bloslegen; ihre Eröffnung könnte wegen Gefahr eines Gallenextravasats erst nachträglich, nach Vernähung oder Verwachsung des Peritonaeums, gewagt werden.

Die Milz liegt zwischen Magen und Zwerchfell, in der Linie der zehnten Rippe. Sie ist durch eine Falte des Bauchfells, Ligamentum gastrolienale befestigt. An ihrem Hilus hinter dem Magen herum verlaufen die zu und abführenden Gefäße. Nach hinten und unten grenzt die Milz an das Gebiet der im retroperitonäalen Bindegewebe eingebetteten Niere.

Wenn die peritonäalen Befestigungsfalten der Milz sich verlängern, ist dieselbe einer ziemlichen Lageveränderung fähig. Bei Wunden der Bauchwand kann sie vorfallen. Bei der Bewegung des Zwerchfells wird sie hin und hergeschoben. Bei einem Erguß in die Brusthöhle kann die Milz durch das nach unten sich wölbende Zwerchfell so herabgetrieben werden, daß sie am Rippenrande fühlbar wird. Man beobachtet dann ein Zurückweichen der Milz bei der Inspiration, weil bei dieser das Zwerchfell sich abflacht, also die Milz zurücksinken läßt.

Das Pancreas liegt unterhalb der großen Magenkurvatur quer vor der Wirbelsäule und der Aorta bedeckt vom kleinen Netz und vom Colon transversum. Eine Verletzung des Pancreas, selbst ein teilweiser Vorfall desselben ist, wenn auch nur in ganz seltenen Fällen bei Bauchwunden, ohne gleichzeitige Darmverletzung beobachtet worden. Um das Pancreas durch einen Schnitt bloszulegen, muß in das kleine Netz eine Incision gemacht werden.

Der Magen liegt mitten in der Oberbauchgegend, seine rechte Seite ist von der Leber und den Rippen, seine linke Seite nur von den Rippen und der Bauchwand bedeckt; die Cardia befindet sich links hinter und neben dem Processus ensiformis des Brustbeins, der Pylorus rechts hinter dem Lobulus quadratus der Leber. Die große Kurvatur des Magens ist dem Colon transversum zugekehrt und zieht sich mit dem großen Netz gegen den Nabel herunter. Nach oben grenzt der Magen an's Zwerchfell und an die Leber, seitlich an die Milz und an das Duodenum, nach unten an das Colon transversum, nach hinten an das Pancreas und die Aorta. Er ist befestigt ans Zwerchfell durch die Cardia, an das Duodenum durch den Pylorus und das Ligamentum gastroduodenale, an den Querdarm durch das große Netz, an die Leber durch das kleine Netz. Doch ist er nicht so fest mit den Nachbarorganen verbunden, daß er nicht in manchen Fällen einer ziemlichen Dislokation fähig wäre. So z. B. beim Zwerchfellbruch, wo er sich in die Brusthöhle hereinzusenken vermag. — Besonders an der großen Kurvatur besitzt der Magen große Gefäße, man muß deshalb bei einem Magenschnitt möglichst in der Mitte zwischen beiden Kurvaturen einschneiden.

Der Dünndarm besitzt, mit Ausnahme seines Anfangs, des Zwölffingerdarms, ein Mesenterium, an welchem er frei flottiert. Vermöge seiner großen Beweglichkeit hat er viele Neigung zum Prolabieren durch eine Bauchwunde und zum Sicheindrängen in einen Bruchsack. Ebenso zeigt der Dünndarm eine gewisse Geneigtheit zu Verschlingungen und Invaginationen, die sehr verderblich werden kann. Auf der anderen Seite strebt auch der elastische Zug des Mesenteriums einen vorgedrängten Darm wieder zurückzubringen und man sieht gewöhnlich den Darm, wenn er vorgedrängt war, von selbst wieder zurücktreten oder sogar mit einer gewissen Schnelligkeit zurückschnappen. — Wenn der Darm leer ist, so hat er einen sehr kleinen Umfang, der das Eindringen desselben in enge Bruchsäcke sehr erleichtert. — Wenn eine Darmschlinge außen vorgefallen ist, so hat man kein Zeichen, woran man erkennen könnte, welches der obere oder untere Teil derselben sei, daher der Vorschlag, bei queren Trennungen des Darms das obere Stück in das untere hineinzustülpen, sich unausführbar zeigt. Ist der Darm getrennt, so kann man an den Kerkringschen Klappen erkennen, ob man es mit dem Jeunum oder Ilium zu thun hat. — Das Ende des Dünndarms ist durch eine Klappe vom Dickdarm getrennt; fremde Körper können an dieser Stelle ein Hindernis ihrer Weiterbeförderung erfahren.

Der Dickdarm ist ausgezeichnet durch seine starken in drei Bündel geteilten Längenmuskelfasern und durch die Einschnürungen und Ausbuchtungen, die er besitzt. Ebenso durch die kleinen Fettanhänge, Omentula, die an ihm vorkommen. Man bemerkt am Dickdarm eine ganz eigentümliche Verbindung mit dem Peritonaeum: ein Teil desselben ist nur unvollständig vom Bauchfell überzogen und ziemlich fest durch dasselbe angeheftet, so das Colon ascendens und descendens; das Colon transversum mit dem Netz ist schon freier, noch freier, wenigstens bei vielen Individuen, das Coecum; die Flexura iliaca endlich besitzt ein fast ebenso vollständiges

Mesenterium wie der Dünndarm. Die Stellung des Dickdarms im Verhältnis zum Bauchfell ist übrigens vielen Variationen unterworfen, und es erklären sich diese aus den Lageveränderungen, welche besonders das Coecum und die Flexura iliaca im Fötusalter erleiden; es tritt eine Art Descensus dieser Teile nach unten, ähnlich dem Descensus des Hodens, im Fötusalter ein und dieser Descensus kann mannigfach modifiziert und gestört werden. So sieht man das Coecum bald mehr seitlich, bald mehr medianwärts, bald höher, bald tiefer nebst seinem Wurmfortsatz gelegen, bald ganz, bald auch nur halb vom Bauchfell überzogen; ebenso sind das Colon ascendens und descendens in sehr variablen Grade auf ihrer hinteren Seite mit einem Peritonäalüberzug versehen. Während in der Regel zwischen Darmbein und Rippen das hintere Drittel oder Viertel der Darmwand ohne serösen Überzug ist (Fig. 48), so sieht man ausnahmsweise auch hier eine vollständige Umhüllung des Darms durch das Bauchfell, so daß sich sogar eine Art kurzen Mesenteriums bildet. Die Stelle, wo man bei der Colotomie nach Callissen und Amussat auf das Colon eindringt, entspricht ungefähr dem äußeren Rand des Obliquus internus und des Quadratus lumborum. Man muß sich hüten, daß man weder zu weit nach vorn kommt, wo man das Bauchfell treffen, noch zu weit nach hinten, wo man auf die Nieren stoßen würde. Zur Erkennung des Darms dient die Längsrichtung seiner Muskelfasern, auch wohl die Längsrichtung der in ihn eintretenden Mesenterialgefäße (Fig. 60).

Auch die Flexura iliaca ist bald höher oben, bald weiter unten an die Bauchwand inseriert und in verschiedenem Grade beweglich. Das Colon transversum sieht man oft einen ziemlich starken Bogen nach unten beschreiben; manche dieser Biegungen sind freilich vom Netz aus bedingt. (Die Fälle, wo das Coecum oder ein Teil der Flexura ohne Bauchfellüberzug in einem Leistenbruche liegen, scheinen fast immer angeborene Brüche zu sein und es erklärt sich die Anomalie aus den in der Fötuszeit eingetretenen Hindernissen oder Modifikationen einer normalen Verschiebung des Bauchfells.)

Im Zusammenhang mit dem Descensus des Coecums und der Flexura bilden sich die beiden Bauchfelltaschen, welche man Fossa subcoecalis und intersigmoidea genannt hat. Auch

9*

diese zeigen große Variationen; sie erhalten einige Wichtigkeit durch das Faktum, daß schon innere Einklemmung in solchen Taschen gesehen worden ist.

Neben den Anomalien des Coecums verdienen noch die Verschiedenheiten in der Lage und Formation des Processus

Fig. 60.

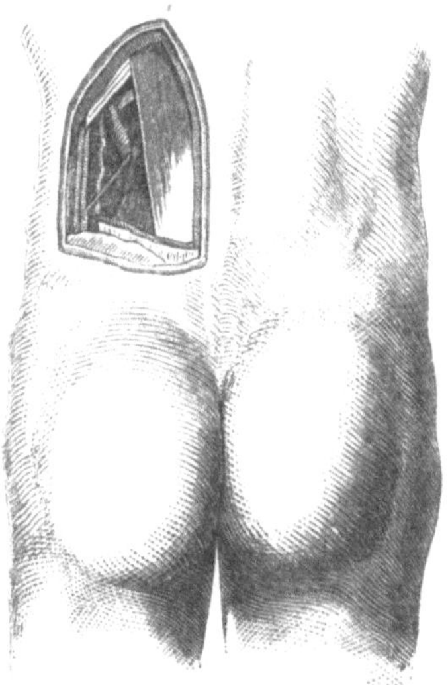

vermiformis besondere Erwähnung. Da dieser Fortsatz bei vielen, namentlich jungen Individuen eine Klappe besitzt, welche einen eingedrungenen Fremdkörper nicht wieder heraus läßt, so wird der Processus vermiformis öfters zum Sitz einer perforierenden Verschwärung. Hier mag dann viel auf die Lage des Fortsatzes ankommen; ist derselbe, wie man ihn gewöhnlich beschreibt, frei herabhängend ins kleine Becken, so mag eher ein Beckenabscess oder überhaupt eher diffuse Peritonitis entstehen. Liegt der Fortsatz angewachsen in der Darmbeingrube, so wird eher eine einkapselnde Entzündung und ein Abscess dieser Gegend sich bilden. Befindet sich das Coecum samt dem Wurmfortsatz in der Lumbalgegend gelegen, so wird im Fall einer Perforation eher ein Lumbalabscess zu erwarten sein. Wenn der Wurmfortsatz sehr lang ist, kann er um so eher in einen Bruch, besonders einen Leistenbruch disloclert werden.

Fig. 61.

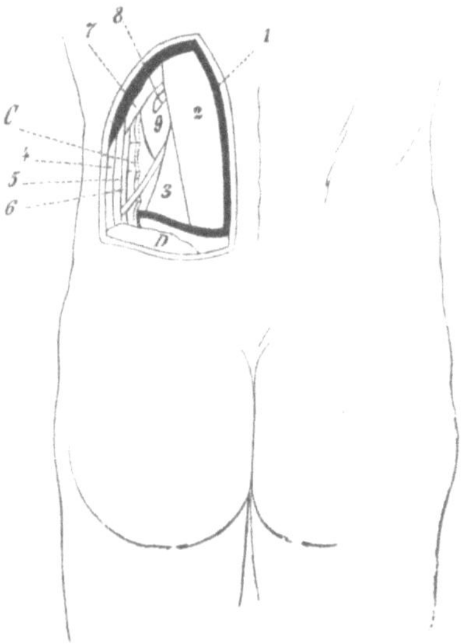

1. Latissimus dorsi. 2. Sacrolumbalis. 3. Quadratus lumborum. 4. Obliquus ext. 5. Obliq. int. 6. Transversus. 7. Costa XI. 8. Costa XII. 9. Niere. C. Colon descendens, der N. iliohypogastricus läuft darüber weg. D. Darmbein.

Die Nieren liegen in der Ober- und Mittelbauchgegend, zu beiden Seiten der Wirbelsäule, vor den beiden letzten falschen Rippen und dem Quadratus lumborum. Die rechte Niere ist von der Leber und dem Colon ascendens, die linke von Milz und Colon descendens bedeckt. Sie sind von vielem lockerem Fett umgeben, aus welchem sie mit dem Finger ausgeschält werden können. Nach oben stehen sie mit der

Nebenniere in Verbindung. Zuweilen hat die Niere eine anomale Lage, z. B. vor der Symphysis sacroiliaca, oder sie ist mobil, besonders im rechten Hypochondrium, oder beide Nieren sind mit einander in der Mittellinie verschmolzen und liegen in Hufeisenform vor der Aorta; die Fälle dieser Art können große diagnostische Schwierigkeiten mit sich bringen. Die bewegliche Niere (Wanderniere) ist schon oft für einen Tumor genommen worden. — Am Hilus renalis treten die Gefäße in die Niere hinein und hinter den Gefäßen kommt der Harnleiter heraus, der vor dem Psoas und der Arteria und Vena iliaca hin, mit den letzteren sich kreuzend, zum Rande der Beckenhöhle und unter der Plica Douglasii zur Blase hingelangt. (Fig. 59.)

Die Aorta abdominalis steigt an der vorderen Fläche der Lendenwirbelkörper bis zum vierten Lendenwirbel herab, wo sie sich dann in die beiden Iliacae teilt (Fig. 59). Die Organe, welche auf ihr aufsitzen, sind die Cardia des Magens, das Pankreas, das Duodenum, die Mesenterial-Lymphdrüsen und Gangliengeflechte und die Basis des Mesenteriums. Die Zweige, die sie absendet, sind teils für die Eingeweide bestimmt (A. coeliaca, mesenterica superior et inferior, renalis, spermatica), teils für die Bauchwandungen, wie die Aa. phrenicae et lumbales. Man kann bei mageren oder schlaffbauchigen Personen die Aorta ganz deutlich durch die Bauchdecken durch comprimieren und so den Puls unterhalb aufheben.

Die Arteriae iliacae ziehen sich von ihrer Ursprungsstelle in der Mittellinie gegen die Symphysis sacro-ilaca herab, wo sie sich in die Iliaca externa und interna teilen. Die Iliaca dextra kreuzt sich mit der Vena iliaca dextra, und zwar so, daß die Arterie vor der Vene hin und über sie weggeht (Fig. 59). Die rechte Arterie iliaca liegt an ihrem oberen Ende nach innen von der Vena iliaca dextra. Die Iliaca interna ist für's Becken bestimmt, die externa geht am inneren Rande des Psoas zum Schenkelring hin. Ein kleiner Nerv, der Spermaticus externus, liegt gewöhnlich auf dieser Arterie. Die Vene liegt nach innen. Öfters macht die Iliaca externa einen Bogen in das Becken hinab, der ihre Unterbindung erschweren kann.

Um die Iliaca communis zu unterbinden, bedarf es eines

Schnittes durch die drei Bauchmuskeln; das Bauchfell wird zur Seite geschoben; man trifft das Gefäß auf dem M. psoas; der Ureter bleibt oben liegen. Derselbe Schnitt dient dazu, wenn man nur einen der beiden Äste der Iliaca, die I. externa oder interna, in der Nähe ihres Ursprungs bloslegen will.

Handelt es sich von der **Iliaca externa** in ihrem unteren Verlaufe, so kann ein Schnitt neben dem Ligamentum Poupartii hin gemacht werden; natürlich wird man sich aber dabei so weit nach außen halten, daß die Arteria epigastrica und der Samenstrang nicht Not leiden. Allzunahe beim Ursprung der Epigastrica wird man nicht gern unterbinden, weil hier Blutung aus dem unteren Ende eher zu befürchten wäre.

Der **Plexus lumbalis** liegt hinter dem Psoas; die Nerven desselben kommen teils hinter dem Psoas, teils zwischen seinen Bündeln hervor. Nach außen, über dem M. iliacus

Fig. 62.

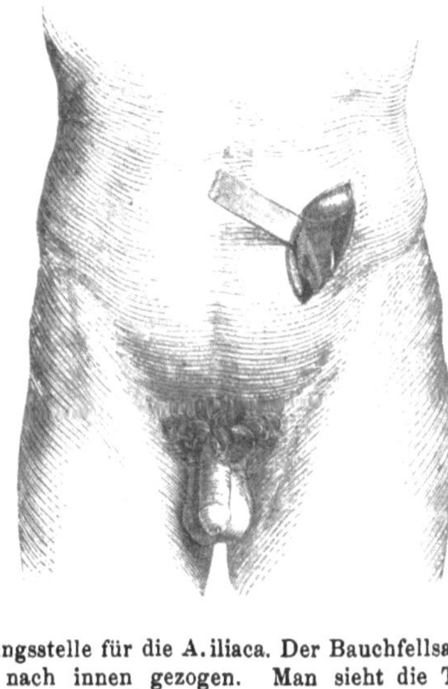

Die Unterbindungsstelle für die A. iliaca. Der Bauchfellsack ist durch einen breiten Haken nach innen gezogen. Man sieht die Teilung der Iliaca communis in ihre beiden Äste. Am Rand des Psoas ist der N. cruralis eine kleine Strecke weit angedeutet.

hin, ziehen sich drei relativ unwichtige Hautnerven, der Iliohypograstricus, Ilioinguinalis und Cutaneus femoris anterior externus, gegen das äußere Ende des Poupartschen Bandes hin; mehr gerade nach unten, laufen der Cruralis und Genitocruralis, ersterer zwischen Psoas und Iliacus, letzterer ziemlich in der Linie der Arteria iliaca externa gelegen; nach innen vom Psoas kommt der Obturatorius und nach innen und hinten die Verbindung mit dem Sakralgeflecht zu liegen.

Lymphdrüsen finden sich in großer Anzahl im Hintergrunde der Bauchhöhle. Besonders zahlreich trifft man dieselben im Mesenterium, sowie am Rand des Beckens längs den großen Gefäßen hin. An den Glandulae iliacae kommen zuweilen Drüsenabscesse vor, die ein chirurgisches Einschreiten möglich machen. Man fühlt die Geschwulst über den Leistenband, bedeckt von den drei Bauchmuskeln. Wenn eine Drüseneiterung hinter dem Schenkelringe richtig erkannt worden ist, so kann ihr am besten durch Bloßlegung und Erweiterung des Septum crurale neben der Vene hin ein Ausweg verschafft werden.

FÜNFTE ABTEILUNG.

Becken.

Wandung des Beckens. Mastdarm. Eingeweide des Beckens beim Mann. Eingeweide des Beckens beim Weib.

1. Wandung des Beckens.

Beckenknochen, Weichteile der Beckenwand, Beckenbrüche.

Beckenknochen.

Das Becken hat die Wirbelsäule zu tragen, dem Schenkelknochen und seinen Muskeln als Stützpunkt zu dienen und den Beckeneingeweiden Schutz und Befestigung zu gewähren. Die topographischen Verhältnisse des Beckens erhalten hierdurch eine große Manigfaltigkeit.[1] Durch das Kreuzbein mit seinem Promontorium wird zunächst die Stellung bestimmt, welche das Becken zur Wirbelsäule einnimmt. Vermöge der Beweglichkeit der unteren Lendenwirbel kann das Becken in größerer oder geringerer Inklination zur Wirbelsäule gestellt werden. Die Hüftgelenksbeugung und die Inklination

[1] Die Teile, welche außen an dem Becken gelegen sind, werden in der siebenten Abteilung (untere Extremität) abgehandelt. Die vordere Darmbeingegend (Regio iliaca) ist zur Abteilung Bauch gerechnet (vgl. S. 134).

zwischen Becken und Wirbelsäule compensieren sich gegenseitig in der Art, daß die Lordose der Bauchwirbel zur Inklination des Beckens und die Contraktur des Hüftgelenks zur Lordosenstellung der Bauchwirbel eine gewisse Nötigung bringen.

Die Verbindung der drei Knochen, welche miteinander den Ring des Beckens bilden, ist sehr fest und doch zugleich elastisch. Vermöge dieser festen Verbindung sind nur bei großer Gewalt Zerreißungen in der Symphysis sacroiliaca oder pubica möglich, und auch diese letzteren Zerreißungen ereignen sich beinahe nur in Fällen einer krankhaften Weichheit oder Schlaffheit der Symphysen.

Im kindlichen und jugendlichen Körper besteht das Hüftbein aus drei Teilen, indem das Schambein, Sitzbein und Darmbein durch knorplige Verbindung zusammengefügt sind. In der Hüftpfanne kommen die drei Knochen zusammen und bilden dort eine Y-förmige Knorpelfigur.

Das Steißbein nebst seinen Wirbeln ist durch starke Gelenkbänder an das Kreuzbein angefügt, seine Funktion besteht nur darin, daß es den Beckenausgang schließen hilft, und daß es der After-Muskulatur zur Befestigung dient.

Weichteile der inneren Beckenwand.

Am sogenannten großen Becken sind es der Iliacus und Psoas, am kleinen Becken der Obturator internus und der Pyramidalis, die zur Formation und seitlichen Auskleidung der Beckenhöhle beitragen. Der Levator ani, der Hauptmuskel der inneren Beckenwand, bildet in Form eines Trichters den Boden und den Schluß der Beckenhöhle. Eine Aponeurose, die Fascia pelvis, überkleidet diese Partien und legt sich zwischen die Muskel und die inneren Teile. Sie besitzt in der Mittellinie die entsprechenden Lücken für den Durchgang der Harnröhre, der Scheide und des Mastdarms. Seitlich sind Lücken, durch welche die Gefäße, die Obturatoria, Ischiadica, Glutaea, Pudenda, hindurchtreten. Die Ligamenta sacroschiadica tragen zur Schließung des Beckenausgangs und zur Befestigung und Unterstützung der im Becken gelegenen Organe wesentlich bei.

An der seitlichen Innenwand der Beckenhöhle, in der

Gegend der Symphysis sacroiliaca, zieht sich die A. iliaca interna s. hypogastrica hinab, ungefähr 3 cm lang. Nach außen von ihr liegt der N. obturatorius und rechts auch die Vena hypogastrica; die linke V. hypogastrica liegt mehr hinten. Vor der Arterie läuft der Ureter. (Über ihre Unterbindung vergleiche man S. 134.) Sie teilt sich in sieben Zweige: Iliolumbalis, Sacra lateralis, Umbilicalis, Obturatoria, Glutaea, Ischiadica, Pudenda communis. Ein Teil dieser Arterien verläßt das Becken, um sich zu den Schenkelmuskeln zu begeben, so die Obturatoria, die Ischiadica und Glutaea. Die

Fig. 63.

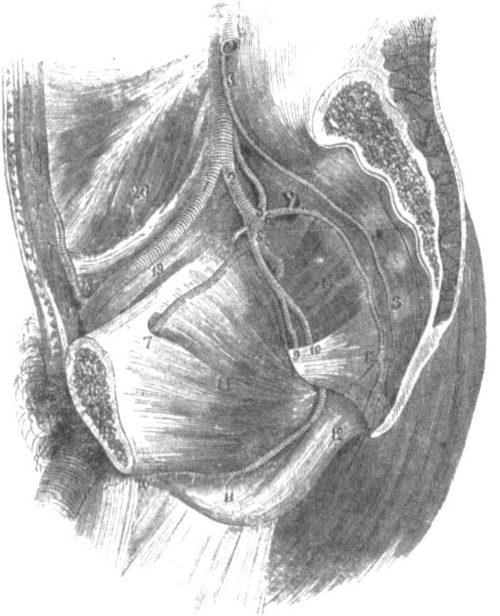

Innere Ansicht der inneren Beckenwand. 1. Iliaca externa. 2. I. interna. 3. Sacra media. 4. Umbilicalis (abgeschnitten). 5. Iliolumbalis. 6. Sacra lateralis. 7. Obturatoria. 8. Glutaea superior. 9. Ischiadica. 10. 10. Pudenda. 11. Ramus ascendens ischii. 12. Lig. tuberososacrum. 13. Lig. spinososacrum. 14. M. pyriformis. 15. M. obturator internus. 16. Schambein. 17. Rectus abdominis. 18. Epigastrica. 19. Psoas. 20. Iliacus.

Glutaea tritt oberhalb und die Ischiadica unterhalb des M. pyriformis durch die Incisura ischiadica zum Becken hinaus. Die Obturatoria zieht sich an der Beckenwand nach vorn bis zum Foramen obturatorium; die Iliolumbalis begiebt sich hinter dem Psoas zur Darmbeingegend; die Pudenda communis biegt sich um die Spina ischii herum, um dann sogleich wieder in die Beckenhöhle hereinzutreten und dann in der Perinäal- und Schambogengegend die Höhle wieder zu verlassen. Die A. umbilicalis ist wichtig durch ihre vier Verzweigungen; sie giebt die Aa. vesicales, die uterina, die haemorrhoidalis media und die deferentialis ab. Mitten auf dem Kreuzbein zieht sich die Sacra media zum Steißbein herab.

Die ziemlich zahlreichen Lymphdrüsen der inneren Beckenwand entsprechen in ihrer Lage der A. hypogastrica. Die am oberen Rand der Beckenhöhle gelegenen Lymphdrüsen, welche die Iliaca externa begleiten, sind noch zahlreicher.

Die Nerven, welche der Wandung des Beckens angehören, sind: der N. obturatorius, der sich vom Plexus lumbalis aus, am äußeren Rand der Beckenhöhle, unter der Linea innominata hin, zum eirunden Loch begiebt; ferner die fünf Nervi sacrales, zum Plexus sacralis und pudendus miteinander vereinigt. Diese letzteren werden durch ihre Lage in den Löchern und Vertiefungen des Kreuzbeins einigermaßen vor Druck geschützt. Aus dem Plexus sacralis treten der Glutaeus superior (mit der A. glutaea), der Glutaeus inferior und Cutaneus posterior (mit der A. ischiadica), und der Ischiadicus (ebenfalls in der Nähe der A. ischiadica) zu der äußeren Seite des Beckens. Der Plexus pudendalis sendet zwei Nervi haemorrhoidales und den N. pudendus, letzterer die A. pudenda begleitend, zu den untersten Beckeneingeweiden. Von den N. coccygei erhält der Levator ani seine Nervenzweige. Die Zweige des Sympathicus stehen in vielfacher Verbindung mit den für die Beckeneingeweide bestimmten Nerven-Geflechten.

Beckenbrüche.

Es giebt drei Stellen am Becken, wo dasselbe so unvollständig geschlossen ist, daß zuweilen Brüche hinaustreten.

Diese drei Stellen sind: 1) das Foramen obturatorium, 2) das Foramen ischiadicum und 3) die Lücke in der Mitte des M. levator ani, welche der Perinäalgegend entspricht. Außer diesen giebt es noch Mastdarmbrüche und Scheidenbrüche, welche einen Vorfall an einem dieser Teile voraussetzen.

Der Bruch des eirunden Lochs, Hernia obturatoria, kommt am oberen äußeren Rand dieses Lochs, neben der Arterie und dem Nerv gleichen Namens, aus dem Becken hervor. Der Bruchsack liegt vor dem M. obturator externus und ist bedeckt vom M. pectinaeus, sofern er nicht diesen Muskel zur Seite geschoben oder atrophisch gemacht hat.

Fig. 64.

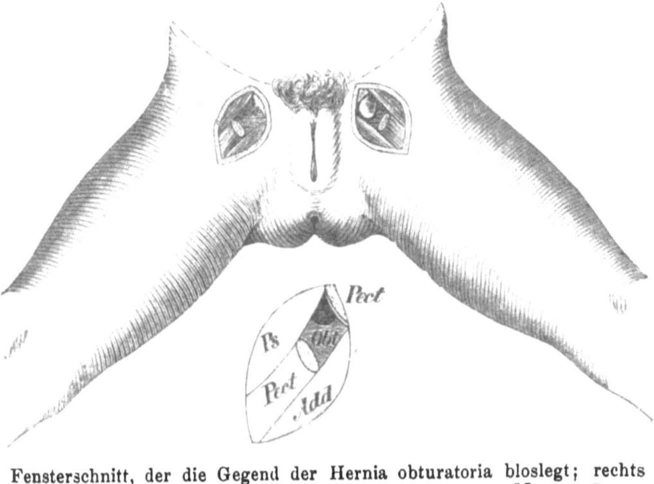

Fensterschnitt, der die Gegend der Hernia obturatoria bloslegt; rechts das Foramen, links ein Bruch hervorkommend. Die vier Muskel, Psoas, Pectinaeus (teilweise excidiert), Adductor longus, Obturator externus (über ihm die Bruchpforte), sind hier schematisch angedeutet.

Nach innen vor dem Bruch liegt der M. adductor longus, nach außen befindet sich der Psoas nebst den Schenkelgefäßen. Um einen Bruch dieser Art bloszulegen, wird man also zwischen der Vena cruralis nebst der Saphena einerseits und dem Abductor longus andererseits die Fascia pectinaea spalten müssen. Die A. obturatoria und den N. obturatorius wird man nicht zu sehen bekommen, da sie, bedeckt von dem Bruch, hinter demselben zu den Adductoren hingehen. Eine Erweiterung der Bruchpforte mit dem Messer würde nach innen zu geschehen müssen, da diese Pforte an der äußeren Ecke des eirunden Lochs ihren Sitz hat.

Die Hernia ischiadica kann oberhalb oder unterhalb des M. pyramidalis herauskommen, gewöhnlich unterhalb. Die Bruchforte liegt in dem nach vorn offenen Winkel, welchen die A. ischiadica und pudenda mit einander bilden. Außen angekommen ist der Bruch nur noch vom Glutaeus bedeckt. Entwickelt er sich noch weiter, so kommt er innen am unteren Rand des Glutaeus unter der Haut zu liegen.

Die Perinäalbrüche entstehen durch Ausstülpung des Bauchfelles in den Raum zwischen Prostata und Rectum oder beim Weib zwischen Vagina und Rectum. Wenn diese Brüche weiter nach unten herabtreten, so werden die Fasern der Fascia pelvis und des Levator ani stärker auseinanderweichen müssen, damit der Bruch nach dem Mittelfleisch hin vorrücken kann.

II. Mastdarm.

Der Mastdarm liegt an seinem obersten Teil etwas nach links, auf der linken Seite des Promontoriums; er zieht sich von hier in die Aushöhlung des Kreuzbeins und läuft mitten auf dem Kreuzbein und Steißbein zum After herab. Die obere Partie des Mastdarms ist vorne vom Peritonaeum überzogen, an der hinteren Seite ist er von Zellgewebe umgeben und durch dieses in seiner Lage befestigt. Beim Manne grenzt ans Rectum der Boden der Blase nebst den Samenbläschen und der Prostata, letztere überzogen von der Aponeurose, ferner die Pars nuda urethrae und ganz unten der Bulbus urethrae; beim Weib wird die vordere Wand der unteren Partie des Rectums nur durch eine dünne Zellgewebeschichte von der Vagina getrennt.

Der M. levator ani, der rings von den Wandungen

des Beckens entspringt, verstärkt durch den Coccygeus, der vom Steißbein kommt, bildet eine trichterförmige Öffnung, welche den unteren Teil des Mastdarms eng umschließt und genau mit dem After und mit dem Sphincter externus ani verbunden ist. Durch den Levator ist der unterste Teil des Rectums vorzugsweise befestigt; hat man den Levator rings abgeschnitten, so läßt sich das Rectum zollweit vorziehen. Bei der Exstirpation des Rectums wird dieses Verhältnis benützt. Der Sphincter ani externus besteht aus halbkreisförmigen Fasern, die hinten vom Steißbein entspringen und sich vorn in der Gegend des Bulbus urethrae mit den Perinäalmuskeln in Verbindung setzen. In dem Raum zwischen dem Levator ani einerseits und dem Sitzbein andererseits, zu beiden Seiten des Afters, findet sich eine starke Anhäufung von Fett, die öfters zum Sitz von Abscessen wird. Man nennt diesen Raum die Mittelfleischgrube, Fossa ischiorectalis.

Die Arterien und Venen des Mastdarms sind die drei Haemorrhoidales; die oberste gehört dem Pfortadersystem an, die mittlere den Vesicalgefäßen, die untere der Pudenda communis. Die A. haemorrhoidalis externa bildet den ersten Ast der A. pudenda. Die Nerven des Mastdarms kommen von den Sakralnerven und vom Geflecht des sympathischen Nervs.

In der äußeren Schicht der Muskelhaut des Mastdarms finden sich die Längsfasern, in der inneren die Ringfasern. In der submukosen Schichte trifft man noch ein besonderes Stratum von Längsfasern, welche nur zur Spannung oder Lageerhaltung der Schleimhaut dienen. (Sustentator mucosae.) Die Schleimhaut des Rectums ist ausgezeichnet durch starke Längsfalten, die sie im leeren Zustand zeigt. Am unteren Ende sind kleine buchtige Querfalten befindlich, an denen sich zuweilen fremde Körper einbohren. Schwellen die Schleimhautfalten an, so kommen sie in Form knotiger Geschwülste zum Anus heraus. Man thut aber Unrecht, wenn man jede solche Anschwellung mit dem Namen Hämorrhoidalknoten belegt; eigentlich gebührt der letztere Name nur den varicösen Venengeschwülsten, die am Mastdarm vorkommen.

Außer dem Sphincter externus, der zu den animalen Muskeln gehört, besitzt das Rectum einen Sphincter internus, welcher nichts anderes ist als das letzte und stärkste Bündel seiner muskulären Ringfasern. Man hat auch in neuerer Zeit viel von einem noch weiter hinten befindlichen dritten Sphinkter gesprochen, welcher den Eingang des Rectums von dem S-romanum abschließen soll. Das Wahre an dieser Ansicht ist wohl nur dies, daß sich dort einige stärkere Ringfaserpartieen finden, und daß bei den meisten Menschen das Rectum sich gewöhnlich ganz leer findet, indem die Fäces erst beim Stuhlgang in das Rectum hereinrücken. Sowie die Fäces in das Rectum eindringen, entsteht dann der Stuhldrang. Es giebt aber viele gesunde Menschen, bei denen das Rectum so abgestumpft ist, daß es lange Zeit angefüllt bleiben kann, ohne daß Stuhldrang entsteht.

Seine Befestigung verdankt der Mastdarm besonders dem Peritonaeum (Mesorectum) und den zellig fibrösen Fasern, durch welche er mit dem Kreuzbein ziemlich genau zusammenhängt. Eine Dislokation des ganzen Mastdarms, ein Vorfall desselben, tritt deshalb nicht leicht ein. Was man gewöhnlich Mastdarmvorfall nennt, verdient nicht diesen Namen; es ist ein Vorfall der angeschwollenen Schleimhaut, oder auch wohl (besonders bei Kindern) Invagination der Flexura iliaca in das Rectum hinein. Eigentliche Vorfälle des Mastdarms sind nur selten anzutreffen. Man begreift leicht, daß diese letzteren durch Nachrücken der Därme zur Entstehung eines Mastdarmbruches führen können.

Von Wichtigkeit ist es, die Richtung des Mastdarms genau im Gedächtnis zu haben; er folgt im ganzen dem Sacrum, der Anus ist aber wieder etwas mehr nach hinten gekehrt (vgl. Fig. 66. 74). In der Gegend, wo sich das Bauchfell anlegt, zeigt die vordere Mastdarmwand eine nach innen vorspringende Falte, Plica transversalis, an welcher zuweilen der eingeführte Finger sich aufgehalten findet. — Der Mastdarm ist, wie Simon gezeigt hat, bei den meisten Erwachsenen so weit, daß man in der Chloroformnarkose die ganze Hand, zum Zweck des Betastens der Umgebungen, einführen kann. Weiter hinauf kann man aber gewöhnlich nicht kommen, da sich der Dickdarm oberhalb weniger dehnbar zeigt.

III. Männliche Urin- und Geschlechtsorgane.

Hoden und Samenstrang. Blase. Perinäalgegend. Harnröhre. Penis.

Hoden und Samenstrang.

Die Hoden sind von einer fünffachen Hülle umgeben: Haut, Dartos, Fascia communis, Tunica vaginalis und Albuginea. Hinten und oben am Hoden befindet sich der Kopf des Nebenhodens, hinten und unten endigt sich der Nebenhoden, und geht über in's Vas deferens. Indem sich das Vas deferens mit den Gefäßen und Nerven zu einem Strang verbindet und alle diese Teile von einer fibro-cellulösen Fascie, die von der inneren und äußeren Bauchmuskelfascie ausgeht, zusammengehalten und von den Schlingen des Cremaster umsponnen werden, bildet sich der Samenstrang. Dieser begiebt sich durch den Leistenkanal in die Bauchhöhle hinein, um sich dann am hinteren Leistenring wieder in seine einzelnen Teile aufzulösen; d. h. das Vas deferens geht nach unten in die Beckenhöhle, die Arterien, Venen und Nerven aber ziehen sich hinauf gegen die Nierengegend (Fig. 59).

Vermittelst des Cremaster, ferner durch die Fascie des Samenstranges, zum Teil auch durch die contraktilen Fasern der Dartos, wird der Hoden in seiner hängenden Lage erhalten und am allzuweiten Herabhängen gehindert. Der Samenstrang ist auch seitlich durch fibröse Fasern an die Schenkelfascie und an die Wurzel des Penis etwas befestigt, wodurch er vor allzustarker Verschiebung geschützt wird.

Die Samengefäße sind so zusammengeordnet, daß sie innerhalb des Hodens einen Knäuel bilden, der von der Albuginea umhüllt und durch die scheidewandartigen Fortsetzungen der Albuginea in Abteilungen gebracht wird.

Die Albuginea des Hodens ist von ziemlich straffer Textur, sie erlaubt dem Hodengewebe keine bedeutende und namentlich keine sehr rasch sich vergrößernde Anschwellung; der

Nebenhoden besitzt vermöge seiner weicheren Textur eine weit größere Fähigkeit zu rascher Vergrößerung und zu entzündlicher Geschwulst. Am Ursprung des Nebenhodens findet sich sehr häufig ein kleines Wasserbläschen, ein Residuum des Wolffschen Körpers, welches den Namen Hydatide von Morgagni bekommen hat. Hoden und Nebenhoden werden miteinander von der serösen Tunica vaginalis umfaßt; mitten zwischen dem Hoden und Nebenhoden hat die seröse Höhle eine kleine Ausbuchtung, indem sich eine Falte der Serosa zwischen beiden Teilen hineinerstreckt. Die seröse Scheidenhaut besitzt eine große Ausdehnungsfähigkeit, wie man bei der Wassersucht dieser Membran beobachtet. Es kommen manche angeborene Varietäten an der Scheidenhaut vor, die sich aus dem Descensus testiculi und aus dem früher bestehenden Zusammenhang der Scheidenhaut mit dem Bauchfell erklären.

Die äußere Seite der Tunica vaginalis serosa bekommt eine fibro-cellulöse Verstärkung von der Fascie des Samenstrangs her, mittelst dieser grenzt sie an die Dartos, aus welcher der Hoden leicht herausgeschält und zum Prolabieren gebracht werden kann. Man benützt den letzteren Umstand bei der Exstirpation.

Die Haut des Hodensackes besitzt kein subkutanes Fettzellgewebe, sondern statt dieses die Dartos, welche gleich der Haut in der Mittellinie eine Raphe bildet. Die Dartos und die Haut sind in hohem Grade ausdehnbar, ebenso sind sie auch sehr fähig zur Zusammenziehung, Runzelbildung und Verschrumpfung; die Dartos besitzt eine auffallende Contraktionsfähigkeit, welche sie der Anwesenheit glatter Muskelfasern verdankt.

Der Samenstrang setzt sich zusammen aus dem Vas deferens, der Arteria spermatica interna (von der Aorta, in der Nierengegend entspringend), der Spermatica externa (von der Epigastrica), der Arteria deferentialis (von der Umbilicalis), den Verschlingungen der Vena spermatica interna (Plexus pampiniformis), dem Nervus spermaticus externus (vom Lumbalplexus) und internus (vom Sympathicus). Zu diesen kommt noch die Habenula, der obliterierte Vaginalkanal. Alle diese Teile werden durch Zellgewebe zusammengehalten und von einer Fascie, die mit der äußeren und inneren Bauchmuskelfascie zusammenhängt, umgeben.

Während des Durchgangs durch den Leistenkanal schliessen die Schlingen des Cremaster sich dem Samenstrang an; dieselben gehen mit vielen individuellen Variationen bis zum Hoden herab. Im oberen Teil des Samenstrangs findet sich häufig fetthaltiges Bindegewebe, dessen Vermehrung einen Fettbruch vorzutäuschen vermag.

Die Lage des Samenstrangs bringt es mit sich, daß Anschwellungen oder Geschwülste in demselben einem Leistenbruch ziemlich ähnlich sehen können. Der Samenstrang erfährt auch manche Lageveränderung oder Verschiebung seiner Teile bei den Leistenbrüchen.

Fig. 64.

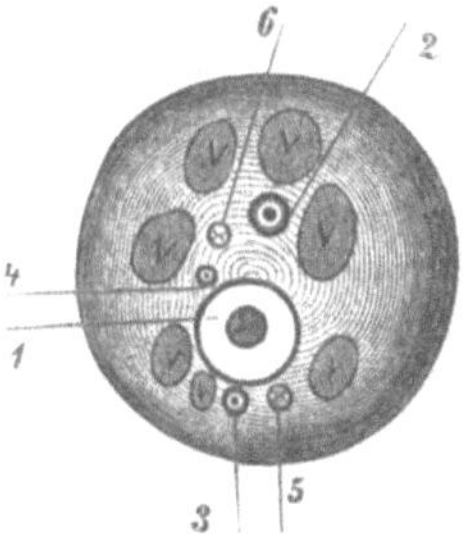

Querdurchschnitt des Samenstranges. 1. Vas deferens. 2. A. spermatica. 3. A. deferentialis. 4. Sperm. externa. 5 u. 6. Nerven.

Die Ursache, warum die Venen des Samenstranges der Erweiterung (Varicocelle) so häufig unterworfen sind, ist nicht recht bekannt. Man hat vermutet, daß die herabhängende Lage die Venen an ihrer Umbiegungsstelle abplatte, oder daß der Leistenring zuweilen sich krankhaft verenge, aber diese ätiologischen Momente sind nicht gehörig festgestellt. Der Umstand, daß die Erweiterung der Samenstrangvenen vorzugsweise auf der linken Seite beobachtet wird und daß die Varicocele meist schon im frühen Jünglingsalter sich bemerklich macht, spricht für einen Fehler der ersten Bildung. — Für die subkutane Unterbindung oder Compression dieser Venen benützt man den Umstand, daß sie sich von dem an seiner Dicke kenntlichen Vas deferens sammt der Arterie leicht isolieren lassen.

Blase.

Die Blase liegt hinter der Schambeinfuge und der unteren Bauchwand, ihr oberer und hinterer Teil wird vom Bauchfell überzogen, nach unten und hinten grenzt sie an die Samenbläschen und den Mastdarm, ihr unterster Teil wird von dem Levator ani getragen. Den relativ festen Punkt der Blase bildet der Blasenhals, der teils unmittelbar, teils durch Vermittlung der Prostata an den Schambogen angeheftet ist (Ligamenta pubovesicalia, puboprostatica, ischioprostatica). Auf der hinteren Seite wirkt in ähnlicher Art die Fascia rectoprostatica, wodurch der Blasenhals an die Beckenfascie befestigt ist. Auch die Gegend hinter dem Blasenhals, der Boden der Blase, ihre Verwachsung mit dem Rectum und mit dem untersten Ende des Bauchfells, liegen noch ziemlich fest, doch ist eine Verschiebung dieses Teiles, je nach dem Grad der Anfüllung des Rectums, nicht ausgeschlossen.

Der nach oben und vorn gekehrte Teil der Blase ist viel beweglicher, er muß bei voller Blase sich erheben und bei leerer wieder zurücksinken können. Diese Verschiebbarkeit beruht teils auf dem Peritonäalüberzug, teils auf der Schlaffheit des Zellgewebes, das sich am vorderen Teil der Blase befindet. Mit dem unteren vorderen Teil der Bauchwand wird die Blase teils durch das Peritonäum, teils durch die obliterierten Nabelarterien und den Urachus in Verbindung erhalten. Die letzteren Verbindungen, die man bei verschiedenen Individuen verschieden lang trifft, geben wohl den Erklärungsgrund, warum häufig bei Urinretentionen die Blase einen deutlich sichtbaren Vorsprung am Bauch bildet; wäre die Blase nicht örtlich hier befestigt, so würde sie eher die Därme zurückdrängen, als daß sie eine solche lokale Ausdehnung der Bauchwand hervorbrächte.

Für den oberen Steinschnitt, sowie für den Blasenstich ist die Beweglichkeit der Blase nach oben sehr wichtig; besäße die Blase nicht die Erhebung im angefüllten Zustand, so könnte man es nicht so seicht wagen, sie in dieser Gegend zu eröffnen, aus Furcht, daß man das Bauchfell dabei verletzen möchte. — Da man beim oberen Steinschnitt gar nichts einzuschneiden braucht als die Haut und die Scheide des M. rectus, um auf die Blase zu gelangen, da ferner keine Blutgefäße hier auf dem Wege liegen, so erscheint derselbe als die viel einfachere Methode; nur die Furcht einer Infiltration und Eiterstagnation oder Eiterversenkung in dem laxen Zellgewebe hinter der Symphysis und dem Bauchfell gilt als Gegengrund gegen diese Operation. Im kindlichen Alter erstreckt sich die Blase verhältnismäßig noch höher hinauf als bei Erwachsenen, so daß man den oberen Steinschnitt bei Kindern noch leichter machen kann.

Die Nähe der Symphysis erklärt die leichte Teilnahme der Blase an den Frakturen der Schamknochen; die Nähe des Mastdarms am Blasenhals macht die häufig eintretende Urinretention nach einer Operation am Mastdarm begreiflich.

Der Blasenhals und der Boden der Blase besitzen sehr komplizierte anatomische Verhältnisse. Die Ureteren, die

Fig. 66.

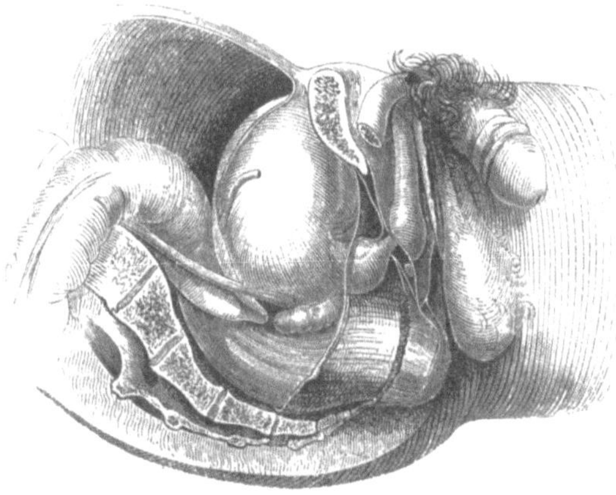

Durchschnitt des Beckens von vorn nach hinten, um die Lage der Blase und Harnröhre zu erkennen.

Samenbläschen sammt dem Ductus deferens und ihren Ausführungsgängen, die Prostata, die Verbindung mit dem Mastdarm am Ende des Peritonäums, die Stellung des Levator ani, der Venenplexus am Blasenhals, die Vesikalarterien, die Nerven, an denen vorzugsweise der Blasenhals reich ist, die fibrösen und muskulösen Fasern, welche vom Schambogen zum Blasenhals gehen und ihn befestigen, die tiefe Perinäalaponeurose, welche den Blasenhals von der oberflächlicheren

Schichte des Perinäums abgrenzt, endlich die eigentümliche Verbindung von elastischen und contraktilen Fasern am Sphinkter der Blase und am Trigonum, alle diese Umstände machen die Anatomie des Blasenhalses zu einem schwer zu übersehenden Teil der Anatomie.

Fig. 67.

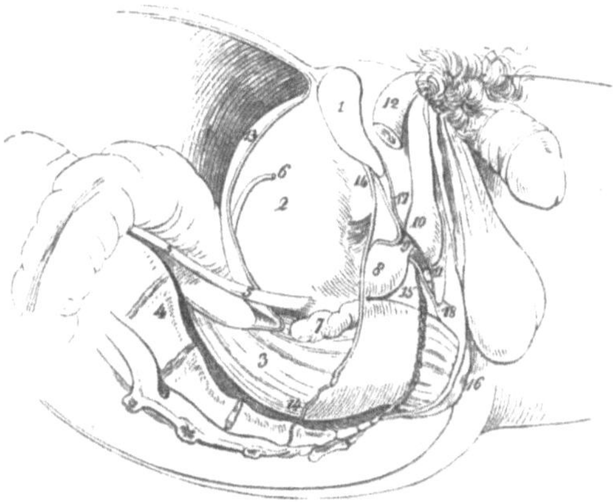

1. Symphysis. 2. Blase. 3. Rectum. 4. Sacrum. 5. Ureter. 6. Vas deferens. 7. Samenbläschen. 8. Prostata. 9. Pars nuda. 10. Bulbus. 11. Cowpersche Drüse. 12. Rechtes Corpus cavernosum. 13. Peritonaeum. 14. Fascia pelvis. 15. Levator ani (unterer Teil). 16. Sphincter ani. 17. Fascia perinaealis (Lig. triangulare). 18. Fascia perinaealis superficialis.

Mit dem Blasenhals ist die Prostata auf's engste verbunden, sie hilft den Blasenhals bilden; die Fasern des Blasenmuskels inserieren sich an ihr, und sie trägt vermöge ihrer Elastizität und Contraktilität zur Schließung des Blasenhalses bei. Die Fasern, welche die Schließung der Blase besorgen, sind contraktile, dem Sphincter ani internus analoge Ringfasern; die Ansicht von Mercier, wonach auch Halbringfasern vorkommen, mit nach hinten gerichteter Convexität, welche die Blasenhalswand von hinten nach vorne ziehen und dadurch den

Blasenhals schließen, scheint wohl die richtige. Mercier hat beobachtet, daß es Fälle giebt, wo diese Fasern überwiegen und wo dadurch eine klappenartige Falte formiert wird, welche die Urinexkretion hindern oder erschweren kann.

Der Blasenhals ist vermöge seiner Nerven der Sitz des Harndranges; der Druck des angesammelten Urins auf denselben, ebenso eine Berührung oder entzündliche Reizung des Blasenhalses erzeugt das Bedürfnis zu harnen.

Fig. 68.

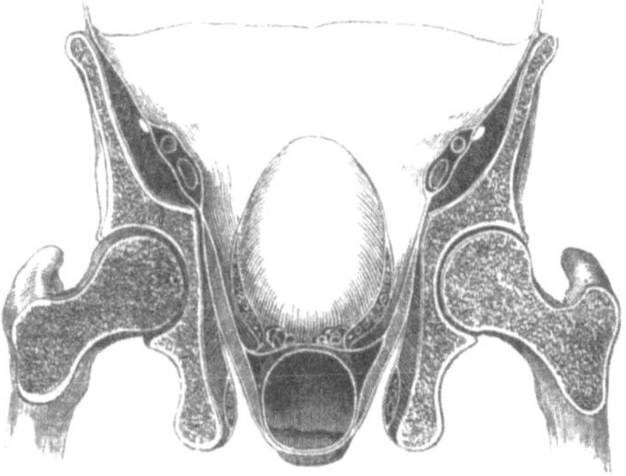

Frontaldurchschnitt des Beckens; Ansicht der Blase von hinten; die Samenbläschen sind unten durchschnitten; ebenso zu beiden Seiten der Blase die Venen des Plexus vesicalis. Man erkennt die Fascien, welche den Obturator internus und den Levator ani einhüllen; ebenso die Fascie zwischen der Blase und dem querdurchschnittenen Mastdarm. Oben sieht man die durchschnittene A. und Vena cruralis und den N. cruralis nebst dem Iliopsoas, unten am Sitzbein an dessen Innenseite befindet sich der Durchschnitt der A. und V. pudenda interna.

Die nächsten Umgebungen des Blasenhalses sind folgende: vorn kommen die großen Venen des Penis unter dem Schambogen hervor, sie helfen dann zu beiden Seiten der Blase den Plexus Santorini bilden; hinter dem Blasenhals liegen die Ureteren, von deren Einmündungsstellen aus sich das Trigonum vesicale zum Anfang der Urethra erstreckt. Nach innen von den Ureteren liegen die Samenbläschen und innen an diesen der Ductus deferens (vgl. Fig. 71); die Samen-Ausführungsgänge ziehen sich schief durch die Prostata, um mitten auf dem Samenhügel sich zu entleeren. Zwischen beiden Samengängen und Samenbläschen in der Mitte befindet sich die Stelle, wo Blase und Mastdarm am nächsten zusammengrenzen und nur durch eine dünne, zellig-fibröse Schichte getrennt sind. Weiter nach hinten und oben kommt sodann das Ende des Bauchfells, wo es sich vom Mastdarm zur Blase herüberschlägt. Diese Stelle ist bald etwas tiefer, bald höher gelegen. Beim Erwachsenen ist in der Regel noch ein ziemlicher Raum von dem Rand der Prostata bis zum unteren Ende des Peritonäums; beim Kind geht das Bauchfell verhältnisweise weiter herab, bis zur Prostata. Dieser Umstand ist beim Steinschnitt wohl zu erwägen. Zu beiden Seiten wird der Blasenhals nebst der Prostata von dem Levater ani umfaßt und die obere Aponeurose desselben ist ziemlich fest mit dem Blasenhals verbunden.

Perinäalgegend.

Die Teile, welche den Blasenhals von unten her, in der Perinäalgegend bedecken, sind in der Chirurgie von der größten Wichtigkeit, da man von dieser Seite aus gewöhnlich den Harnröhrenschnitt und Blasenschnitt unternimmt. Die Hauptstelle, welche hier in Betracht kommt, ist der kleine Raum zwischen dem After und dem Bulbus urethrae; zwischen diesen beiden Partieen muß man beim Perinäalsteinschnitt auf die Pars nuda und prostatica urethrae eindringen, während beim Mastdarmsteinschnitt dieser Raum samt dem After in der Mittellinie ganz getrennt und so die Pars nuda und prostatica unmittelbar bloßgelegt werden.

Es liegen folgende Teile in der Perinäalgegend: vorne der Bulbus urethrae mit dem M. bulbocavernosus, der ihn bedeckt; seitlich davon die beiden Wurzeln der Corpora cavernosa, bedeckt von dem Mm. ischiocavernosi. Ungefähr in der Spalte zwischen Bulbo- und Ischiocavernosus läuft hinten die Arteria superficialis perinaei nach vorn.

Etwas weiter hinten als der Bulbus entspringen von

beiden Seiten her die Mm. transversi perinaei, und vom Anus her schließt sich der Sphincter ani dem Bulbocavernosus an. Bedeckt von diesen trifft man die Pars nuda urethrae und die Prostata, beide vom Levator ani umgeben. Eine dem Levator ani sich anschließende Muskelpartie umfaßt die Pars

Fig. 69.

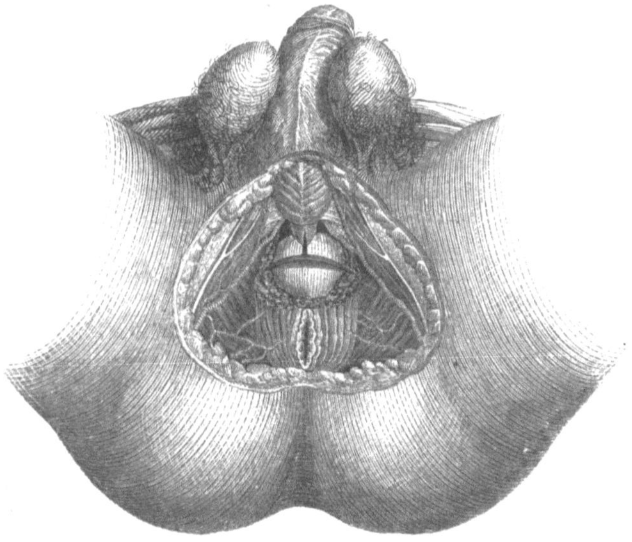

Die Perinäalgegend freipräpariert, der vordere Teil des Sphincter und Levator ani sind weggeschnitten und in die Pars nuda urethrae und Prostata sind Einschnitte gemacht, wie sie beim Bilateral-Steinschnitt vorkommen. Der Bulbus urethrae ist vom M. bulbocavernosus bedeckt, seitlich sieht man die mittlere Perinäalaponeurose, hinter welche der Hauptast der A. pudenda sich begiebt. Zweige des Nervus pudendus erscheinen vorwärts und nach der Seite gezogen, am Rand der Mm. ischiocavernosi.

nuda und bildet so den Compressor urethrae. In derselben Tiefe mit dem letzteren Muskel liegen zwei kleine Drüsen, die sich in die Pars nuda urethrae ausmünden, die Gl. Cowperi. Die Prostata ist hinten noch von einer dünnen Aponeurose zugedeckt. Dringt man noch weiter, so gelangt man zum Boden der Blase, rechts und links die Samenbläschen (Fig. 71). Alle diese Teile können nur dadurch sichtbar gemacht werden, daß man die Verbindung zwischen Sphincter ani und Bulbocavernosus durchschneidet oder beide Muskel zusammen wegnimmt und den Bulbus nach vorn, den Anus aber nach hinten drängt.

Zur Seite der Perinäalgegend, halb verborgen hinter dem Rand des Sitz- und Schamknochens liegt die Arteria pudenda, begleitet vom Nervus pudendus. Eine ziemlich starke fibröse Scheide bedeckt die Arterie und befestigt sie an dem inneren Rand des Knochens. Die Arterie sendet zuerst einen Ramus hämorrhoidalis externus zum Anus, weiter vorn kommt der Ramus superficialis perinaei heraus, noch weiter vorn entspringt die Arteria bulbi, und ganz in der Tiefe, in der Nähe des Schambogens, die A. corporis cavernosi und die Dorsalis penis. — Zu beiden Seiten des Anus, zwischen ihm und dem Sitzbein, finden sich die Fossae ischiorectales, gefüllt mit Fett und in der Tiefe begrenzt vom Levator ani.

Die Perinäalmuskel haben, wie fast alle Muskel, einen dünnen fibrösen Überzug, so auch die Bulbocavernosi und Ischiocavernosi und der Levator ani. Diese Überzüge hat man nun Aponeurosis superficialis, media, superior genannt, sie sind aber kaum wichtig genug, um eine solche besondere Unterscheidung zu verdienen. Deutlicher und bedeutender, als alle diese feinen Fascien ist die fibröse Befestigung der Pars nuda und des Bulbus unter dem Schambogen; man hat diese, die Pars nuda an ihrem Ende umgebenden fibrösen Fasern, die sich unter dem Schambogen herüberspannen, Lig. triangulare urethrae oder Lig. bulbi genannt. Von den vorderen und seitlichen Partien der Prostata an bis zum Anfang des Bulbus ist die Harnröhre durch fibröse Fasern an den Schambogen befestigt; dieser Teil der Harnröhre ist deshalb nicht sehr verschiebbar.

Die sogenannte untere Mittelfleisch-Aponeurose ist so schwach entwickelt, daß man sie kaum vom übrigen subkutanen Zellgewebe unterscheiden kann. Als mittlere Aponeurose hat man eine ziemlich dünne Ausbreitung von Fasern beschrieben, welche vom Lig. bulbi ausgehend sich der unteren Seite des Levator ani anschließt (vgl. die Abbild. S. 149 und 150). Die obere Aponeurose endlich, sonst auch Fascia pelvis genannt, dient der oberen Seite des Levator ani als Bedeckung und Befestigung. Dieselbe legt sich über die Muskel (Pyriformis, Obturator, Coccygeus, Levator ani), welche den trichterförmigen Boden der Beckenhöhle bilden helfen, her, und schließt somit die Beckenhöhle von der Mittelfleischgegend ab. Die Prostata ist hinten in eine grubige Ausbuchtung dieser Fascie, Fascia prostatae, aufgenommen.

Fig. 70.

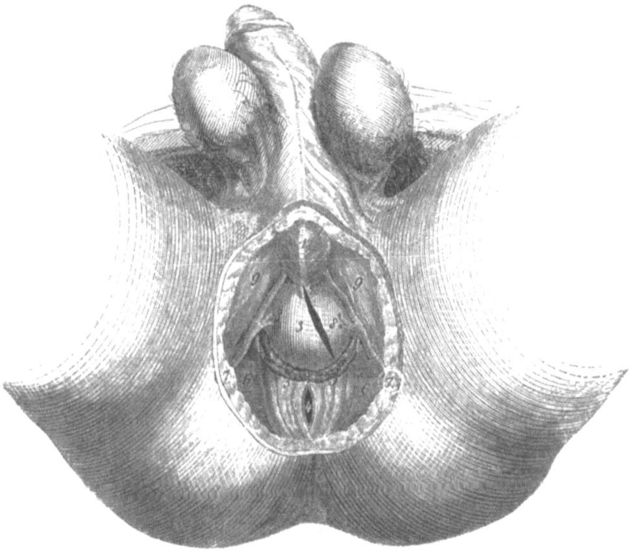

1. Bulbus. 2. Pars nuda. 3. Prostata. 4. Anus. 5. Sphincter ani, vorn weggeschnitten. 6. Levator ani. 7. A. pudenda. 8. A. superficialis und Transversa perinaei, am Ursprung abgeschnitten. 9. Mm. ischiocarnosi.

Für die Urinabscesse und für die Urininfiltration haben die Muskel und Fascien der Perinäalgegend eine gewisse Bedeutung. Die Urinabscesse der Perinäalgegend pflegen relativ klein und gespannt zu bleiben, so lange sie hinter der Fascia prostatae oder hinter den Muskeln dieser Gegend, besonders dem Levator ani, Bulbocavernosus u. s. w. an ihrer Entwickelung gehemmt sind; ist die untere Fascie der Perinäalmuskel durchbrochen, so kommt es dagegen leicht zu rascher und weit verbreiteter Infiltration oder Versenkung im Bindegewebe. Das Bindegewebe des ganzen Damms, des Hodensacks, des Schambergs, der Inguinalgegend und der inneren Schenkelseite, auch der Hinterbackengegend kann auf diese Weise von Urininfiltration ergriffen werden.

Der Seitensteinschnitt (Fig. 70) fällt so ziemlich in eine Linie, die parallel ist mit dem aufsteigenden Sitzbein und mit dem M. ischiocavernosus. Zu weit nach innen würde der Mastdarm, zu weit nach außen würde die A. pudenda getroffen werden können. Fängt man den Schnitt zu weit nach vorn an, to trifft man den zu Blutungen leicht geneigten Bulbus, führt man ihn zu weit nach hinten, so kommt man über die Prostata-Aponeurose hinaus, und es ist damit vielleicht die Urininfiltration in das zwischen Blase und Rectum gelegene Zellgewebe erleichtert. Die beiden letzteren Fehler sind übrigens sehr unerheblich; manche Chirurgen pflegen, wenigstens bei großem Blasenstein, so zu operieren, daß sie am Bulbus den Schnitt anfangen und erst hinter der Prostata aufhören.

In der unteren Rektovesikalgegend, mitten zwischen beiden Samengängen und Samenbläschen, ist die Wandung der die Blase bedeckenden Teile am dünnsten, sie besteht nur aus der Mastdarmwand nebst der dünnen Fascie und einer Lage von intermediärem Zellgewebe; diese Stelle würde sich sehr für den Steinschnitt empfehlen, wenn sie nicht wegen der hohen Lage im Rectum schwer zugänglich wäre. Außerdem hätte man die Nähe des Bauchfells und die Entstehung einer lippenförmigen Rektovesikalfistel zu fürchten, welche durch die Nähe der beiderseitigen Schleimhäute erleichtert würde. Der Blasenstich in dieser Gegend hat mehr für sich, namentlich in Fällen, wo die Blase stark gegen das Rectum angedrängt ist; doch ist auch hier die tiefe Lage der Stelle, die Schwierigkeit der Befestigung des Katheters und die Gefahr einer Fistel wohl zu erwägen.

Fig. 71.

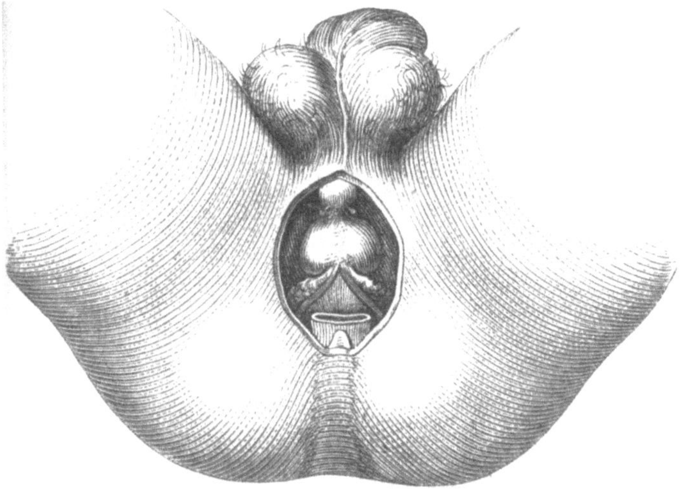

Die Haut und die Muskel der Perinäalgegend nebst dem Ende des Mastdarms sind weggenommen. Man erkennt den Bulbus nebst den Cowperschen Drüsen, die Prostata mit Samenbläschen und Vas deferens, weiter hinten den Boden der Blase. Über dem abgeschnittenen Ende des Rectums ragt die Spitze des Steißbeins vor.

Harnröhre.

An der Harnröhre unterscheidet man eine Pars prostatica, Pars nuda und Pars spongiosa. Die ganze Länge derselben kann beim Erwachsenen auf sechs Zolle geschätzt werden; bei manchen Individuen ist aber die Harnröhre auffallend länger und bei allen kann durch die Erektion sowie durch Anziehen des Gliedes eine Verlängerung hervorgebracht werden.

Den Anfang der Harnröhre bildet die Prostata, indem das Gewebe dieser Drüse einen breiten und ziemlich festen, dabei aber doch elastischen und ausdehnbaren Ring um den

Blasenhals und die Harnröhrenschleimhaut herum bildet. Die Pars prostatica urethrae ist etwa zwölf Linien lang. Die Breite der Prostata erstreckt sich am weitesten nach hinten

Fig. 72.

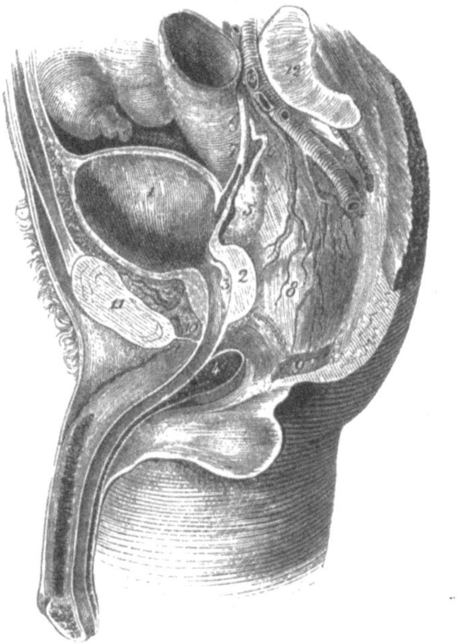

1. Blase. 2. Prostata. 3. Samenhügel. 4. Bulbus. 5. Samenbläschen. 6. Samengang. 7. Harnleiter. 8. Mastdarm. 9. Sphincter ani. 10. Lig. triangulare nebst Vena dorsalis penis. 11. Symphysis. 12. Synchondrosenfläche des Kreuzbeins. 13. A. iliaca externa der linkon Seite abgeschnitten. 14. Iliaca interna sinistra. 15. N. ischiadicus.

und außen hin; man kann in dieser Richtung (beim Seitensteinschnitt) den Blasenhals wohl neun Linien weit einschneiden, ohne über die Prostata hinauszukommen. — Unmittelbar vor dem Blasenhals erhebt sich in der Prostata das Caput gallinaginis mit den Samenausführungsöffnungen, seitlich von demselben sind die Ausführungsgänge der Prostatadrüse selbst.

Eine feine Schichte von Drüsengewebe erstreckt sich bei vielen Individuen noch in die Blase hinein, mitten im Trigonum der Blase; durch Hypertrophie dieser Schichte entsteht der sogenannte mittlere Lappen der Prostata, der bei den Urinretentionen vermöge seiner klappenartigen Wirkung eine so bedeutende Rolle spielt.

Der vordere Teil der Prostata ist ziemlich fest an den absteigenden Schamknochen angefügt, auch der Levator ani legt sich eng an die Prostata an, und ein Teil der Muskelfasern des Levator ist an ihr befestigt. Im Innern zeigt die Pars prostatica urethrae eine leichte Ausbuchtung unmittelbar vor dem Blasenhals, der Katheter kann hier einen Aufenthalt erfahren und man fühlt oft das rasche schnappende Hinübergleiten des Katheters über diese Stelle.

Im Fötus findet man eine Vesicula prostatica, mitten im Samenhügel gelegen und auf ihm ausmündend. Ein Rest von dieser Blase ist öfters auch bei Erwachsenen noch anzutreffen. Wahrscheinlich sind einige Fälle von divertikelartigen Ausbuchtungen, die man an der Pars prostatica urethrae in dieser Gegend angetroffen hat, aus diesem Sinus prostaticus zu erklären.

Die Pars nuda urethrae, etwa drei Linien lang, besteht aus einer dünnen, die Schleimhaut umgebenden Schichte von spongiosem Gewebe, um dieses herum sind die, von manchen zum Levator ani gerechneten, Muskelfasern befindlich, welchen man den Namen Compressor urethrae, Constrictor urethrae u. s. w. gegeben hat. Diese Fasern können die Urethra verengen und etwas nach oben heben; sie scheinen für die Entleerung der Urethra und für die Ausspritzung des Samens mitzuwirken. Manche Ärzte glauben, daß öfters ein Krampfzustand in diesen Muskeln als Hindernis der Urinentleerung oder des Katheterisierens auftrete. — Die Pars nuda liegt gerade unter und hinter dem Schambogen, sie bildet die Stelle, wo sich die Urethra um den Schambogen herumkrümmt, und wo man folglich auch mit dem Katheter eine Krümmung beschreiben muß. Nach oben und vorn ist die Pars nuda durch das Ligamentum bulbi befestigt, dieses Ligament verengt etwas den Eingang in die Pars nuda und kann so vielleicht zum Hindernis für den Katheter werden. — Beim Perinäalschnitt wird die Pars nuda samt ihren Muskeln gespalten.

Am Bulbus urethrae besitzt das spongiose Gewebe der Harnröhre eine Anschwellung; auch das Lumen der Harnröhre ist hier, zumal bei alten Individuen, etwas weiter und die Wand ausdehnbarer. Der Bulbus ist es, wo die Krümmung der Harnröhre nach hinten beginnt, wo man häufigsten ein falscher Weg mit dem Katheter gemacht wird, und wo durch Zusammenschrumpfen und Verhärtung der Schleimhaut und des spongiösen Gewebs am häufigsten Strikturen vorkommen.

Penis.

Nachdem die Corpora cavernosa zu der Harnröhre hingetreten sind und sich zu beiden Seiten an und über sie her gelegt haben, wird der Penis formiert, bestehend aus dem Corpus spongiosum und den beiden Corpora cavernosa. Die letzteren, welche in ihrer fibrösen Scheide ein sehr grobes Netz von Blutgefäßen enthalten, hängen vorne ohne Scheidewand miteinander zusammen, so daß es vorne gleichsam nur ein Körper ist. Die spongiöse Schichte, welche die Harnröhrenschleimhaut umgiebt, ist nach unten stärker entwickelt als nach oben. An der oberen Harnröhrenwand grenzt daher die Schleimhaut fast unmittelbar an die fibröse Scheide der Corpora cavernosa, unten und vorn ist das spongiöse Gewebe viel dicker und mehr entwickelt und vermöge seiner Weichheit ausdehnbar; es folgt daraus, daß man sich im Penis mit dem Katheter mehr an die obere Wand halten muß, wenn man sicher sein will, sich in keiner Falte zu verirren. An der vorderen Seite besitzt die Schleimhaut zuweilen Follikel mit so weiter Öffnung, daß sich ein weiter Katheter darin fangen kann.

Auf dem Rücken des Penis verlaufen die Arteriae dorsales nebst den Nerven, und in der Mitte die unpaare Vena dorsalis (Fig. 73). Eine dünne Fascie, die Fascia penis, eine Fortsetzung der Fascia des M. bulbocavernosus und des Lig. suspensorium penis, hüllt diese Teile sammt dem Gliede selbst ein.

Bei einer Amputation des Penis können dreierlei Arterien eine Blutung machen, die Arteriae corporis spongiosi oder die des Corpus cavernosum oder die Arteriae dorsales. Wenn man den Penis in der Nähe seiner Wurzel amputiert, so muß man den Stumpf vorher fixieren, damit nicht das Unterbinden der Gefäße durch Zurückziehung des Stumpfes erschwert werde.

Fig. 73.

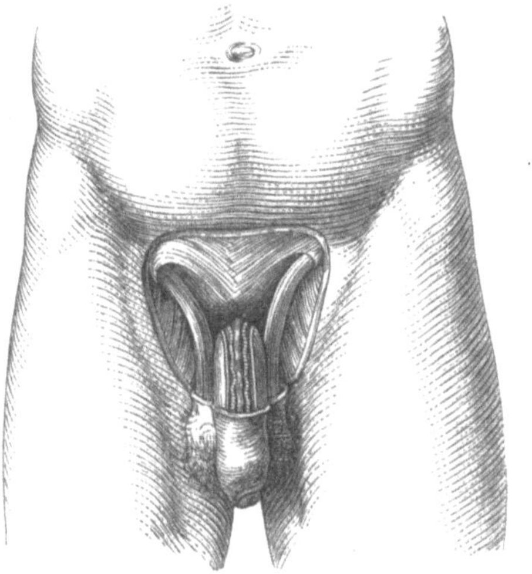

An dieser schematischen Figur ist die Stellung der mittleren Vene am Penis, nach außen die Arterie und der Nerv des Penisrückens dargestellt.

Die Wurzel des Penis ist vom Scrotum bedeckt und oben an die Symphysis angeheftet mittelst des Lig. suspensorium; der vordere Teil des Penis hängt im schlaffen Zustand vorn herab und muß zum Zweck des Katheterisierens nach oben gehalten werden.

Auf das Ende der Corpora cavernosa ist in schiefer Richtung die Eichel aufgesetzt, bestehend aus spongiosem Gewebe, das mit dem der Urethra zusammenhängt und sich von der Mündung der Harnröhre her umschlägt und ausbreitet. Hinter der Urethralöffnung auf der Eichel besitzt die Harnröhre eine leichte Erweiterung (Fossa navicularis); die Öffnung selbst ist wieder etwas enger und bei vielen Individuen ist sie so unverhältnismäßig eng, daß beim Eindringen des Katheters ihr dünner faltenartiger Rand umgeklappt oder nach innen gedrängt wird. Soll ein stärkerer Katheter eingeführt werden, so ist man öfters zum Durchschneiden dieser Falte genötigt.

Die Haut des Penis, welche sehr ausdehnbar ist und kein subkutanes Fett enthält, bildet am Rand der Eichel das Präputium, in welchem die Fasern eine solche Elastizität besitzen, daß sie die Haut, nachdem sie über die Eichel zurückgestreift war, wieder vorrücken. Das Frenulum wirkt dazu mit, indem es das Präputium an die Eichel befestigen hilft und nach vorn angezogen erhält. In der Enge und Länge der Vorhaut kommen eine Menge individueller Verschiedenheiten vor, welche bei der Phimose und Paraphimose von Wichtigkeit sind.

IV. Weibliche Geschlechtsteile.

Blase und Harnröhre. Schamlippen. Scheide. Gebärmutter. Eierstock.

Weibliche Blase und Harnröhre.

Die weibliche Blase hat hinter sich die Vagina und den Uterus; der Gebärmutterhals und der oberste Teil der Vagina liegen unmittelbar an der Blase an, sie sind durch eine ziemlich dünne Schichte von Zellgewebe mit der Blase verwachsen; man hat nur die vordere obere Wandung der Vagina einzuschneiden, um auf die Blase zu kommen. Der Blasenhals wird von der Vagina getragen. Diese Nähe der Vagina, die geringe Dicke der Wandung zwischen der Blasen- und Vaginalhöhle erleichtert sehr die Entstehung von Kommunikationsfisteln zwischen beiden Höhlen. Sowie eine größere Perforation der Scheidewand entsteht, so hat man ein Zusammenwachsen der beiderseitigen Schleimhäute und damit die Entstehung einer permanenten (lippenförmigen) Fistel zu fürchten. Es ist dies ein Grund, den Steinschnitt nicht so gerne an dieser Stelle vorzunehmen, obgleich er hier am wenigsten verwundend sein würde.

Die Blasensteinzertrümmerung ist beim Weib erleichtert durch die Weite der Urethra und die leichte Einführung der Instrumente. Dagegen wird sie wieder dadurch erschwert, daß neben dem Instrument der Urin rasch abfließt, und ferner dadurch, daß die weibliche Blase zu beiden Seiten des Mutterhalses je eine Vertiefung bildet, ein Umstand, der zuweilen das Aufsuchen des Steines erschwert.

Fig. 74.

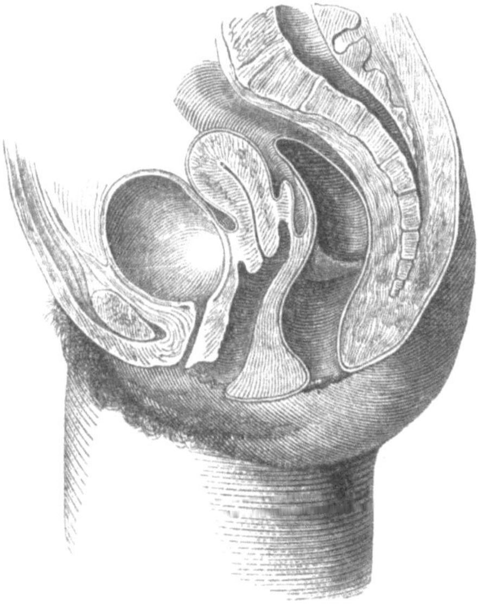

Sagittaldurchschnitt der weiblichen Geschlechtsorgane; die Blase und der Uterus stehen in dieser Figur etwas tiefer als bei Fig. 75, wo das Präparat künstlich aufgerichtet erscheint.

Die weibliche Urethra, nicht ganz einen Centimeter lang, läuft in gerader Linie nach unten und vorn, um sich im Vorhof am Eingang der Scheide zu öffnen. Die Öffnung befindet sich hinter der Clitoris und vor dem sogenannten Scheidenwulst. Sie ist von kleinen Falten umgeben; auch innerlich zeigt sich die Urethralschleimhaut gefaltet; wenn diese Falten anschwellen, so sieht man sie prolabieren. Das äußere Ende der Urethra ist etwas enger als ihr Anfang am Blasenhals.

Die weibliche Urethra ist ziemlich ausdehnbar, man benutzt diesen Umstand zur unblutigen Entfernung der kleineren Blasensteine. Sie ist auch etwas verschiebbar, indem die fibrösen Anheftungen an der Beckenfascie ihr doch einen gewissen Spielraum lassen. Bei Retroversion des Uterus wird die Urethra nach innen gezogen, beim Prolapsus der vorderen Scheidenpartie wird sie öfters mit nach unten disloциiert. Es kann dies soweit gehen, daß sie, statt von oben nach unten und vorne zu verlaufen, eine von unten nach oben und vorn gehende Richtung erhält.

Äußere Scham.

Die äußere Scham wird gebildet von den großen und kleinen Schamlippen, der Clitoris, dem Vestibulum, endlich nach hinten vom Perinäum.

Vom Schamberg zum Perinäum ziehen sich die großen Schamlippen herab, bestehend aus einer Hautfalte, die mit Fett und festem, zum Teil fibrösem Zellgewebe ausgefüllt ist. Hinten vereinigen sie sich durch eine feine, scharfrandige Kommissur und gehen so über ins Mittelfleisch; innen sind sie von Schleimhaut ausgekleidet und verbinden sich mit den kleinen Schamlippen, welche aus einer Schleimhautfalte mit einer gefäßreichen Zwischenschichte bestehen. Im vorderen und oberen Teil der Schamspalte liegt die Clitoris, sie setzt sich aus zwei von den Sitzbeinen herkommenden Schwellkörpern zusammen und erhält von den beiden kleinen Schamlippen aus eine Art Präputium.

Der Raum zwischen den kleinen Schamlippen und zwischen dem Eingang der Vagina wird Vorhof, Vestibulum, genannt. Der hinterste Teil dieser Gegend, nahe dem Perinäum, heißt Fossa navicularis. Zwischen dieser Grube und dem Mittelfleisch liegt das Schamlippenbändchen, das bei der ersten Geburt einzureißen pflegt. Hinter der Schleimhaut des Vorhofs findet sich zu beiden Seiten ein Wulst von spongiösem Erektilgewebe (Vorhofzwiebel); über denselben legt sich der Constrictor cunni; nach außen, am Knochen liegt die Arteria pudenda nebst den Nerven, deren Lage und Verteilung der männlichen Organisation ganz entsprechend ist. Seitlich nach hinten im Vorhof, noch vor dem Scheideneingang, liegen die Bartholinischen Drüsen mit ihrem etwa sieben Linien langen Ausführungsgang, der sich seitlich im Vorhof, noch außerhalb des Hymens ausmündet. Wenn dieser Ausführungsgang sich entzündet, so kann man öfters den Eiter deutlich aus ihm herausdrücken. Wenn die Drüse vereitert, so entsteht ein tiefliegender Schamlippenabsceß.

Das Perinäum besteht aus Haut und Schleimhaut, aus den Insertionen des Sphincter ani und des Constrictor cunni, womit sich der Transversus perinaei und Levator ani verbinden, und aus einer Anhäufung von Fett. Der Durchschnitt des Perinäums in der Mittellinie giebt eine dreieckige Form (Fig. 72), vorn die Schleimhaut des Vorhofs (der Fossa navicularis), hinten die des Rectums, unten die äußere Haut. Wenn das Perinäum einreißt und nicht der Riß durch erste Vereinigung wieder zusammenheilt, so werden durch das Einschrumpfen der granulierenden Wunde die Haut und die Vorhofschleimhaut gegeneinander gezogen, zugleich entsteht durch den Zug der Narbe eine Verlängerung der Schamlippen nach hinten, und es bleibt eine Erweiterung der Schamspalte zurück. Der Sphincter ani bildet hier gleichsam den festen Punkt; da er vermöge seiner Befestigung nicht durch die Narbe dislociert werden kann, so müssen die Schamlippen dem Zug der Narbencontraktion dorthin folgen und nach hinten rücken.

Das Mittelfleisch ist in hohem Grade ausdehnbar, wie man dies besonders bei den Geburten beobachtet. Man hat es eine Ausdehnung bis zu zehn Centimeter erhalten sehen. Ohne diese wäre die Möglichkeit einer Geburt des Kindskopfes durch ein Loch im Mittelfleisch durch (Partus perinaealis) nicht zu begreifen.

Mutterscheide.

Die Vagina, aus Schleimhaut und einem submukosen Erectilgewebe bestehend, hat nach vorne von sich die Blase und Urethra, nach hinten den Mastdarm, seitlich grenzt sie un-

Fig. 75.

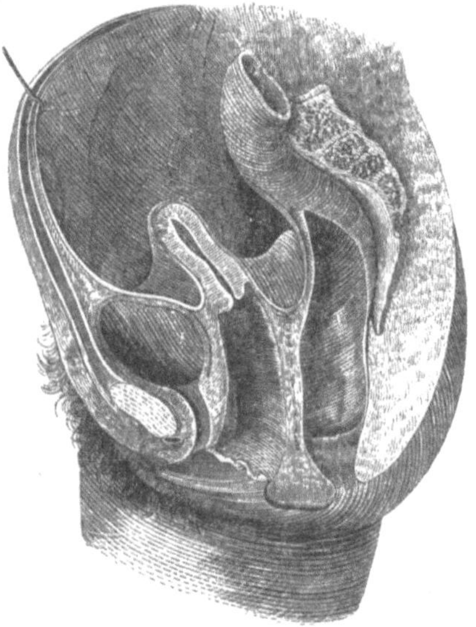

Durchschnitt des Beckens und der weiblichen Beckeneingeweide. (Der Uterus an dem Präparat künstlich aufgerichtet.)

mittelbar an die Wandungen des Beckens an, ausgenommen die Stelle, wo der Levator ani sich an ihr anlegt. Am Eingang der Vagina befindet sich das Hymen, oder es sind als Rest davon die Karunkeln wahrzunehmen. Eine vordere und hintere Reihe quer liegender Runzeln bilden sich an der Vaginalwand. Die vordere Partie dieser Runzeln ist beträchtlicher; man nennt den hinter der Urethramündung gelegenen Teil, der oft einen sehr merklichen Vorsprung in die Scheide hinein macht, Scheidenwulst. Bei vielen Personen trifft man auch einen sehr deutlich ausgesprochenen hinteren Scheidenwulst. — Die Urethra, der hintere Teil der Blase (bis hinter das Trigonum, auch seitlich noch die Ureteren liegen nahe unter der vorderen Vaginalwand, hinten grenzt der Mastdarm sehr nahe an, indem nur ein kurzfaseriges Zellgewebe zwischen beiden Kanälen gelegen ist; oben und hinten, am Vaginalgewölbe, trifft man hinter der Vagina das Bauchfell, welches hier noch eine kurze Strecke weit zwischen Vagina und Mastdarm herab sich erstreckt. Alle diese Teile können leicht von der Vagina aus verletzt und perforiert werden.

Im leeren Zustande liegen die Wandungen der Vagina nahe aneinander, so daß sie sich berühren. Es geschieht dies teils vermöge der Elastizität der Vagina, teils vermöge des Drucks der übrigen Beckeneingeweide. Wenn die Vagina ihre Elastizität verliert, wenn ihr Gewebe sich erschlafft und verlängert, oder wenn die Verbindungen der Vagina mit der Beckenwand und dem Bauchfell sich erschlaffen, so kann sich die Blase nach unten und vorn herabsenken (Cystocele) oder die vordere Mastdarmwand (Rectocele), oder es kann die Gebärmutter sich herabsenken und die Vagina um sich her umstülpen (Prolapsus uteri).

Die große Mehrzahl der sogenannten Muttervorfälle sind Vorfälle der unteren vorderen Partie der Scheide; wenn sich das Übel weiter entwickelt, so senkt sich die Blase, dann der Muttermund, zuletzt und sekundär auch die hintere Vaginalwand herab.[1]

An ihrem oberen Ende bildet die Vagina ein Gewölbe, das den Mutterhals umfaßt, und in welches der Muttermund nach hinten zu hereinragt. Das Vaginalgewölbe ist vermöge seiner schlaffen Verbindung ziemlich verschiebbar, es ist so eingerichtet, das es sich den leichteren Lageveränderungen

---

[1] Ich habe diesen Mechanismus in meiner Abhandlung vom Jahr 1851 im Archiv für phys. Heilkunde zuerst dargestellt.

der Gebärmutter nicht widersetzt; bei stärkeren Lageveränderungen wird die Vagina häufig gezerrt und verlängert und die Form des Vaginalgewölbes in verschiedener Weise geändert.

Gebärmutter.

Die Gebärmutter liegt im Eingang des Beckens, aufgehängt zwischen den Blättern des breiten Mutterbandes, welches die vordere Gebärmutterseite zum größten Teile und die hintere vollständig überzieht. Der verhältnisweise feste und weniger verschiebbare Teil der Gebärmutter ist der Hals derselben, welcher mit der Blase und Vagina in Verbindung steht. Seitlich, nach hinten, hat der Hals der Gebärmutter seine befestigenden Muskelfasern (Retractor uteri), die mit dem breiten Mutterband sich gegen das Sacrum hinziehen. Der obere Teil der Gebärmutter ist viel beweglicher; er wird nur durch die beiden Mutterbänder und durch das Lig. rotundum, das sich seitlich vom oberen Rand des Uterus zum Leistenkanal erstreckt, einigermaßen in seiner Lage erhalten. Im oberen Rand des Ligamentum latum verläuft die Muttertrompete, hinten, unterhalb der Trompete, liegt das Ovarium. Nach der hinteren Seite endigt sich das breite Mutterband in die Douglas'schen Falten. Der Raum hinter dem Mutterband und der Gebärmutter, zwischen der letzteren und dem Rectum, heißt der Douglas'sche Raum. Die Arterien für die Gebärmutter kommen von der Seite her, in der Douglas'schen Falte und im Ligamentum latum, es sind Zweige der Aa. vesicales, zum Teil auch der Aa. spermaticae.

Man teilt die Gebärmutter in den Körper, den Mutterhals und den Muttermund. Der Körper bildet eine rundlich dreiseitige, von vorn nach hinten breitgedrückte Höhle, in den oberen Winkel münden die Trompeten ein. Die Höhle des Mutterhalses ist spindelförmig; zwischen dem Hals und Körper findet sich eine leichte Verengung, der innere Muttermund. Die ganze Höhle der Gebärmutter hat etwa eine Tiefe von nahezu zwei und einem halben Zoll; bis zu dieser Tiefe kann man also bei normalem Bau mit der Uterussonde eindringen. Die innere Auskleidung ist schleimhäutiger Natur; am Hals und am Muttermund sind vielfache Schleimfollikel, die Schleimhaut des Mutterhalses ist gefaltet. Dort sind auch die Schleimpolypen am häufigsten. Die sogenannten Ovula Nabothi kann man als eine Art Schleimpolypen im Kleinen betrachten.

Der Muttermund ragt beträchtlich in die Scheide hinein, indem diese sich mit einem breiten Ansatz um den Gebärmutterhals herumlegt. Er besteht aus einer vorderen und hinteren Lippe, erstere ragt etwas weiter vor als die letztere. Bei Jungfrauen bildet die Öffnung der Gebärmutter eine enge Querspalte, bei Frauen, die geboren haben, wird sie mehr rundlich und hat oft eine narbigt unebene Beschaffenheit. Ein gewisser Grad von Offenheit des Muttermundes scheint zur Befruchtung nötig zu sein; Verengung des Muttermundes kann Sterilität erzeugen.

Die granulationsähnliche Beschaffenheit, welche die Oberfläche des Muttermundes bei Entzündungen häufig annimmt, muß aus einer Auswärtskehrung der hypertrophierten Uterinschleimhaut erklärt werden.

Eierstock.

Die Eierstöcke liegen nach hinten und außen von der Gebärmutter, in einer hinteren Aussackung des breiten Mutterbandes. Sie sind mit der Tuba durch den Fledermausflügel und mit dem Körper der Gebärmutter durch das Eierstocksband, Ligamentum ovarii, in Verbindung. Ihre zahlreichen kleinen Arterien kommen aus einem Plexus, der durch die A. uterina und die Spermatica gebildet wird. Ebenso verhält es sich mit den Venen. Die follikuläre Struktur der Ovarien scheint die Ursache, warum sie zu krankhafter Cystenbildung eine besondere Neigung haben.

Bei Cystenbildung wird in der Regel der Fledermausflügel zur Umhüllung und zum Stil der Cystengeschwulst verwendet; auch die Tuba kommt meistens in die Wand der Eierstockcyste zu liegen und erfährt dabei eine beträchtliche Verziehung und Verlängerung. Vermöge der Lage des Eierstocks begreift man leicht, daß die Balggeschwülste desselben auf die Gebärmutter einen Druck oder Zug ausüben können;

man beobachtet häufig, daß die Gebärmutter durch solche Geschwülste nach oben gezogen wird (Recession des Uterus), oder daß sie eine schiefe Lage durch dieselben erhält. Wenn eine Eierstockwassersucht mehr nach unten und hinten gegen das Vaginalgewölbe hin sich ausdehnt, so kann von dort aus eine Punktion des Balges vorgenommen werden.

Der Nebeneierstock, ein Rudiment des nur für die Fötalzeit dienenden Wolffschen Organs, liegt seitlich nach hinten vom Eierstock; zuweilen trifft man auch hier pathologische Cystenbildung.

SECHSTE ABTEILUNG.

Obere Extremität.

Vordere Schultergegend, Achselgegend. Schlüsselbein. Schulterblatt, hintere Schultergegend. Schultergelenk. Oberarm. Ellenbogengegend. Vorderarm. Handgelenk. Handwurzel. Mittelhand. Finger.

Vordere Schultergegend, Achselgegend.

Im oberen Teil der Schultergegend liegen unter der Haut das Schlüsselbein und das Akromion, nebst den zu diesen Knochen gehörigen Muskeln, sämtlich von einer ziemlich dichten Fascie überzogen. Die hauptsächlichsten Muskel der oberen Schultergegend sind der Cucullaris, der Pectoralis major und der Deltoideus. Diese drei bedecken miteinander den größten Teil der oberen Schultergegend. Von hinten und unten her kommt der Latissimus dorsi, welcher einen Teil des Schulterblattes, den unteren Winkel und den äußeren Rand, zudeckt. Unten begrenzen der Latissimus dorsi und Pectoralis major miteinander die Achselhöhle, in der sich mehrere Lymphdrüsen, sodann die Arteria und Vena axillaris nebst dem Plexus brachialis befinden. Noch tiefer in der Achselhöhle trifft man das Schultergelenk.

Die Gefäße und Nerven der Achselgegend ziehen sich von der ersten und zweiten Rippe her, zuerst auf dem M. serratus, dann auf den Subscapularis aufsitzend, zur inneren

Seite des M. coracobrachialis hin. Unmittelbar hinter dem Schlüsselbein sind sie vom Subclavius bedeckt; in ihrem ganzen Verlauf geht der Pectoralis major über sie her, und an der äußeren Seite des Thorax auch noch der Pectoralis minor, so daß sie hier von einer doppelten Muskelschichte bedeckt sind.

Fig. 76.

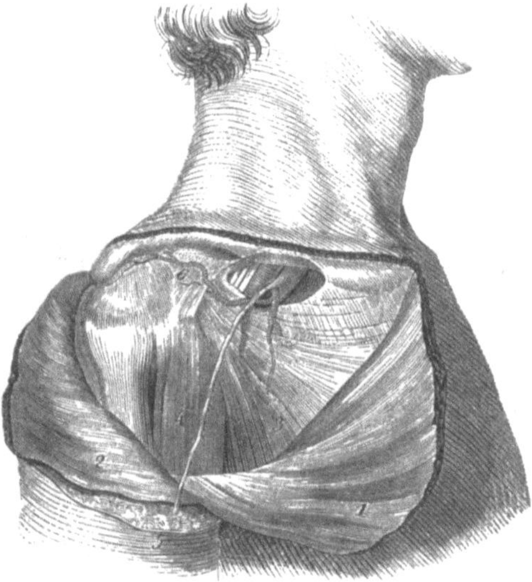

Die tiefere Schichte der vorderen Schultergegend durch Abtrennen und Zurückschlagen des Pectoralis und Deltoides bloßgelegt. Über der Subclavia auch die Aponeurose durch Ovalschnitt weggenommen. 1. Pectoralis major. 2. Deltoides. 3. Pectoralis minor von der Aponeurose bedeckt. 4. Coracobrachialis und Biceps. 5. Vena cephalica. 6. A. thoracica acromalis.

Die V. cephalica verläuft in der Linie zwischen Pectoralis und Deltoideus zum Schlüsselbein hin. Sie tritt in der vorderen Schultergegend hinter die oberflächliche und in der Nähe des Schlüsselbeines hinter die tiefe Muskelfascie, um sich in die Subclavia einzumünden.

Die Vena axillaris (Fig. 79) verläuft am oberflächlichsten durch die Achselhöhle, sie wird durch eine Partie fibröser Fasern an den Processus coracoideus und an die Fascie des Pectoralis minor befestigt, so daß sie nicht dislociert werden kann, und daß ihr Lumen nach der Durchschneidung leicht offen bleibt. Man erklärt sich daraus die Gefahr des Lufteindringens bei einer Verletzung dieser Vene.

Die A. subclavia tritt oberhalb des Schlüsselbeines zwischen den beiden Mm. scaleni, dem anterior und medius, hervor, begleitet von den Nervenstämmen des Plexus brachialis. Sie kreuzt sich dann mit dem Bogen der ersten Rippe und läuft hinter dem Schlüsselbein, nur durch den kleinen M. subclavius von demselben getrennt, über die Spitze des Thorax herüber zur Achselgegend.

Fig. 77.

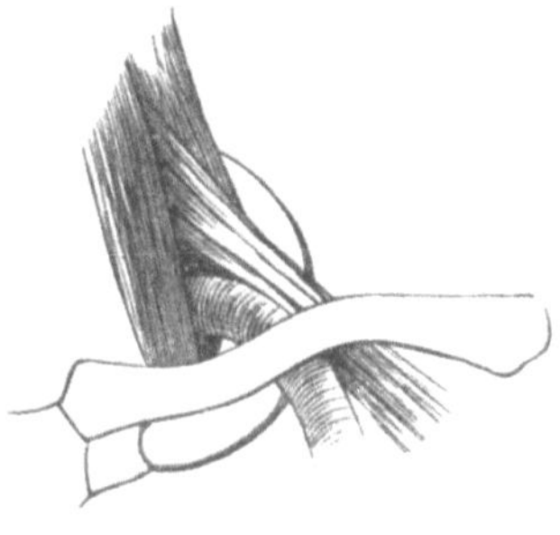

Schematische Darstellung des Bogens der A. subclavia, wie sie zwischen dem M. scalenus anterior und medius nebst dem Nervenplexus herauskommt und sich hinter dem Schlüsselbein um die erste Rippe herumbiegt.

Unterhalb des Schlüsselbeines ist die A. subclavia so gelegen, daß die Vene etwas oberflächlicher und nach innen, die Nerven nach außen und um ein weniges tiefer im Zellgewebe sich befinden (vgl. auch die Abbildungen S. 70 und 72). Im weiteren Verlauf, besonders hinter dem Pectoralis minor und in der eigentlichen Achselhöhle, ist die Arterie sehr eng von den Nerven umgeben und die zwei Wurzeln des Stammes vom Nervus medianus bilden eine Schlinge um die

Arterie (Fig. 79). Am Ende der Achselhöhle, wo der Arm beginnt, wird die Arterie wieder freier, und der Nervus medianus läuft hier gewöhnlich über sie her.

Mehrere Arterienzweige, die für die Chirurgie nicht unwichtig sind, entspringen von der Arteria axillaris. Noch ehe sie hinter den Pectoralis minor tritt, giebt sie die Thoracica acromialis ab. Dieselbe kann, wenn man die Unterbindung des Hauptstamms in der Nähe des Schlüsselbeins macht, unter das Messer kommen. Es mag zweckmäßig erscheinen, die A. subclavia nicht ganz nahe an dem Abgang der Thoracica zu unterbinden, damit sich um so eher ein Blutpfropf in der Gefäßhöhle bilden kann.

Der zweite Hauptzweig ist die A. subscapularis (Fig. 78), ein starker und beträchtlicher Zweig, dessen Verletzung, z. B. durch einen Hieb in die Achselhöhle, sehr gefährlich werden kann. Die Ader entspringt in der Gegend des Rands vom M. subscapularis, und spaltet sich sogleich in einen Ramus circumflexus (Circumflexa scapulae), der unter dem Triceps zur hinteren Seite des Schulterblatts geht, und in einen Ramus descendens, der seitlich und hinten am Thorax herabläuft. Gemeinschaftlich mit der Subscapularis oder neben ihr entspringt die Mammaria externa (Thoracica), welche bei Exstirpationen der Brustdrüse vorzüglich die Blutung verursacht.

Die letzten Zweige der Axillaris sind die beiden Circumflexae humeri, welche schon mehr dem Arm angehören und sich, die eine, die stärkere hinten, die andere vorn um den Hals des Oberarms herumschlagen. Bei einer Resektion des Oberarmkopfes muß man sich genau an den Knochen halten damit diese Stämme nicht verletzt werden.

Die Nerven des Plexus brachialis geben zum Teil schon oben von dem über dem Schlüsselbein gelegenen Teil des Plexus ab, diese Zweige laufen gerade nach unten, um sich in die Muskel der vorderen Schultergegend, den Pectoralis, Serratus, Subscapularis, zu begeben. Die eigentlichen Armnerven bilden einen Plexus, der bis in die Achselhöhle reicht, von dort an löst sich der Plexus in die einzelnen Armnerven auf. Der Medianus und Musculocutaneus wenden sich nach vorn, der Ulnaris und die Cutanei mehr nach innen, und der Axillaris und Radialis nach hinten. Der Axillaris, der die A. circumflexa posterior begleitet, verzweigt sich hauptsächlich im M. deltoides, versieht aber auch die hintere Achselgegend mit Gefühlsnerven.

Fig. 78.

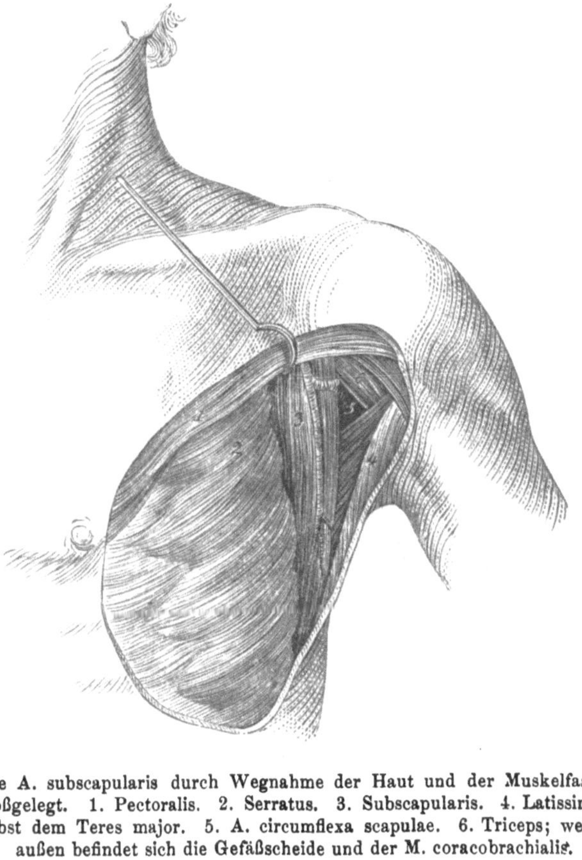

Die A. subscapularis durch Wegnahme der Haut und der Muskelfascie bloßgelegt. 1. Pectoralis. 2. Serratus. 3. Subscapularis. 4. Latissimus nebst dem Teres major. 5. A. circumflexa scapulae. 6. Triceps; weiter außen befindet sich die Gefäßscheide und der M. coracobrachialis.

Die Lymphdrüsen der Achselhöhle sind sehr zahlreich, 8—12, sie stehen ebenso mit den Lymphgefäßen des Thorax und der Brustdrüse wie mit denen des Arms im Zusammenhang. Mehrere dieser Drüsen liegen so tief und so nahe bei der Arterie und Vene, daß man bei Verhärtung und Verwachsung derselben im Herausnehmen sehr vorsichtig sein muß und öfters kaum wagen darf, sie anders als mit den Fingern herauszulösen.

Fig. 79.

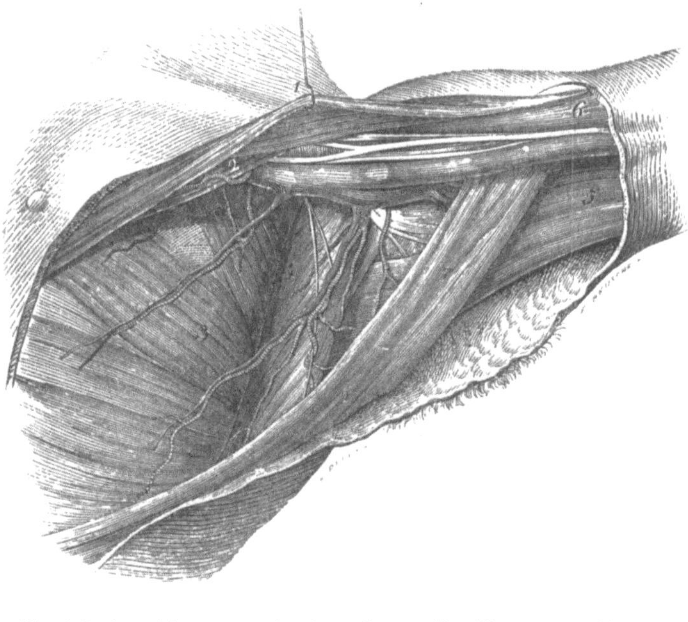

Die Achselgegend von vorne her betrachtet. 1. Der M. pectoralis, hinaufgezogen. 2. Pectoralis minor. 3. Serratus magnus. 4. Subscapularis. 5. Triceps. 6. Biceps. 7. Latissimus dorsi mit dem Teres major vereinigt. Man sieht die A. axillaris großenteils bedeckt vom N. medianus. Nach unten sieht man die A. und V. thoracicae und die A. subscapularis sich verzweigen. Ebenso den N. subscapularis und axillaris.

Schlüsselbein.

Das Schlüsselbein zeichnet sich vor anderen Röhrenknochen dadurch aus, daß es seinem ganzen Verlauf nach unter der Haut gefühlt werden kann. Man sollte daraus den Schluß ziehen, daß Brüche des Schlüsselbeines sehr leicht zu erkennen seien; es kommen aber doch, zumal bei Kindern, Fälle genug vor, wo eine Schlüsselbeinfraktur nicht sogleich erkannt wird, wenn sie nämlich ohne Zerreißung des Periosts und nur mit sehr geringer Dislokation verbunden auftritt. Die S-förmige Krümmung des Schlüsselbeines erleichtert die Entstehung von Frakturen bei einem Fall auf die Schulter; durch die Schwere des Armes und durch die Neigung des Schulterblattes sich nach vorne zu senken wird alsdann die Dislokation des äußeren Stückes sehr begünstigt. Diesen Momenten müssen hauptsächlich die Apparate beim Schlüsselbeinbruch zu begegnen suchen.

Die Muskel, die sich am Schlüsselbein inserieren, sind: der Cleidomastoideus und Cucullaris nach oben, der Subclavius nach unten und hinten, der Pectoralis major und der Deltoides nach vorn und unten. Hinter dem Sternalende des Schlüsselbeines liegt die Vereinigung der Vena subclavia mit der Jugularis interna; der Anfang der Vena subclavia zieht sich zunächst hinter dem oberen Rand des Schlüsselbeines hin; die Jugularis externa steigt am Hals nahe bis zum Schlüsselbein herab; nahe unter dem Schlüsselbein mündet die Vena cephalica, welche zwischen Deltoides und Pectoralis heraufkommt, in die Subclavia ein. Häufig sieht man einen anastomosierenden Ast zwischen Cephalica und Jugularis externa über das Schlüsselbein hergehen. Vermöge der Nähe der Arteria transversa scapulae und colli (Fig. 30) könnten auch diese beiden Adern bei einer Verletzung oder Operation am Schlüsselbein mit verletzt werden.

Das Schlüsselbeingelenk besteht aus dem Gelenkskopf und der ziemlich flachen Grube des Brustbeines, welche im Verhältnis zu dem breiten Kopf des Schlüsselbeines einen nur geringen Umfang hat. Beide Knochen werden durch eine doppelte Gelenkskapsel, mit einem Zwischenknorpel zwischen beiden Kapseln, in Verbindung erhalten. Einige fibröse Faserpartien, Lig. interclaviculare und costoclaviculare, helfen das Gelenk befestigen. Die Insertion des Sternocleidomastoideus bedeckt das Gelenk von vorn, der Sternohyoideus und Sternothyreoideus helfen es von hinten her bedecken.

Der äußere Teil des Schlüsselbeines ist an der Wurzel des Processus coracoides befestigt durch eine breite Bandmasse, die man Ligamentum trapezoideum und conoideum genannt hat. An seinem äußeren Ende besitzt das Schlüsselbein eine flache, längliche, nach außen und hinten sehende Gelenksfläche, die sich mit der entsprechenden Fläche am vorderen Rand des Akromion verbindet. Eine straffe Kapsel umgiebt dieses Gelenk, in welchem sich öfters auch ein Zwischenknorpel findet. Von oben und hinten schließt sich der Cucullaris, vorn der Deltoides dem Schulterblattgelenk an; beide tragen zur Befestigung desselben bei. Das Gelenk liegt unmittelbar unter der Haut und Fascie, es bedeckt die Sehne des M. supraspinatus und den obersten Teil des Oberarmgelenkes.

Schulterblatt, hintere Schultergegend.

Das Schulterblatt ist fast überall von Muskeln überzogen, nur der Akrominalteil desselben liegt unbedeckt unter der Haut; drei Muskel, der Subscapularis, Supraspinatus und Infraspinatus überziehen seine Flächen; an seinem äußeren Rande finden sich der lange Kopf des Triceps, der Teres major und minor und der Latissimus dorsi. Letzterer überdeckt auch den unteren Winkel; den oberen hinteren Teil überdeckt der Cucullaris, der sich an der Spina scapulae und dem Akromion inseriert. Zwischen diesen beiden Muskeln sieht man den Infraspinatus liegen, die einzige Stelle, wo die Fläche des Schulterblattes nur von Einer Muskelschichte bedeckt wird.

An dem hinteren und oberen Rand des Schulterblattes inserieren sich die Rhomboidei, der Levator anguli scapulae, der Omohyoideus, von der vorderen Brustseite her der Serratus anticus. Am Akromion entspringt nach außen der Deltoides, am oberen Rand der Gelenksgrube der lange Kopf des Biceps. Am Processus coracoides setzen sich der Pectoralis minor, der Biceps und Coracobrachialis an, bedeckt vom Pectoralis major und vom vorderen Teil des Deltoides.

Die Arterien des Schulterblattes kommen teils von der Halsgegend her, indem sich die Transversa scapulae längs dem Schlüsselbein hin zur Incisura scapulae, die Transversa colli aber unter dem Cucullaris zum hinteren Rand des Schulterblattes begiebt, teils sind es Zweige der A. subscapularis (Circumflea scapulae, vgl. Figg. 78 u. 81).

Die Nerven der Schulterblattmuskeln kommen aus dem obersten Teil des Plexus brachialis: die einen treten vom

Fig. 80.

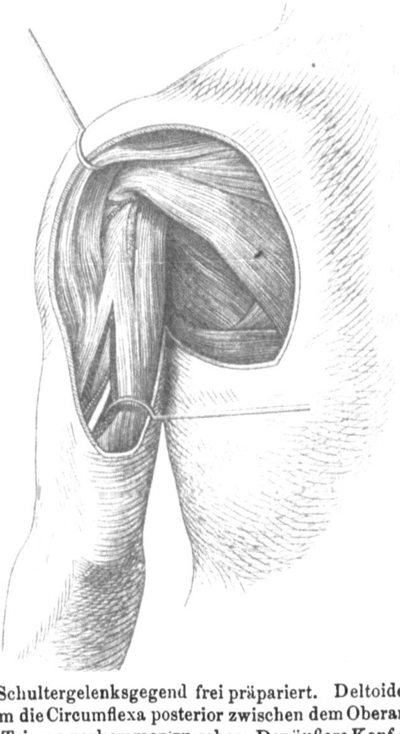

Die hintere Schultergelenksgegend frei präpariert. Deltoides in die Höhe geschoben, um die Circumflexa posterior zwischen dem Oberarm und dem langen Kopf des Triceps vorkommen zu sehen. Der äußere Kopf des Triceps eingeschnitten, um den N. radialis nebst der ihn begleitenden Arterie zu erkennen.

Hals aus zur hinteren und oberen Seite des Schulterblattes (Dorsalis scapulae, Suprascapularis), die anderen gehen hinter dem Schlüsselbein herab, als Nn. pectorales und subscapulares.

Das Schulterblatt besitzt eine ziemlich ausgedehnte Verschiebbarkeit am Thorax, indem es besonders Drehungen zu machen imstande ist, wodurch der untere Winkel mehr nach vorn oder hinten gewendet wird. Erstere Bewegung ist sehr wichtig für die Erhebung des Armes, welche teilweise durch Drehung des Schulterblattes mit seinem unteren Winkel nach vorne zuztande kommt. Wenn die vorderen Schulterblattmuskel, namentlich der Serratus, paralysiert werden, so kommt eine krankhafte Erhebung des Schulterblattes nach oben und hinten zustande, durch Überwiegen der hinteren Muskulatur. Bei Ankylose des Schultergelenks vermehrt sich die Anstrengung der Schulterblattmuskel, indem der Kranke die fehlende Aktion des Schultergelenkes durch um so stärkere Bewegung des Schulterblattes zu ersetzen sucht.

Schultergelenk.

Das Schultergelenk besitzt eine große Freiheit und Vielseitigkeit der Bewegungen, dabei ist es aber auch unter allen Gelenken am meisten der Luxation ausgesetzt. Die Grube für den runden Oberarmkopf ist länglich und verhältnisweise klein, der Kopf, der noch durch seine Tuberositäten vergrößert wird, ragt daher auf allen Seiten über die Gelenkgrube hinaus. An der oberen Hälfte des Gelenks bilden der Processus coracoideus und das Akromion, verbunden durch das Ligamentum coracoacromiale, eine Art von Dach über das Gelenk, unten ist dasselbe frei und nur von Muskeln geschützt. Die Muskel, die das Gelenk umgeben (Fig. 81), sind zunächst: vorn der Subscapularis, oben der Biceps (caput longum) und Supraspinatus, hinten der Infraspinatus und Teres minor, unten der lange Kopf des Triceps. Diese alle liegen unmittelbar auf der Gelenkskapsel auf und inserieren sich mit und neben derselben am Knochen. Der Biceps geht sogar durch die Gelenkskapsel durch. Etwas entfernter bedecken das Gelenk: oben der Deltoides, vorne der kurze Kopf des Biceps nebst dem Coracobrachialis, weiter nach vorne der Pectoralis major, nach hinten und unten der Latissimus dorsi nebst dem Teres major. Der Plexus brachialis sammt den großen Gefäßen geht vorn über den untersten Teil des Gelenks hin, bei erhobenem Arm fühlt man die Arterie auf dem Gelenkskopf pulsieren.

Fig. 81.

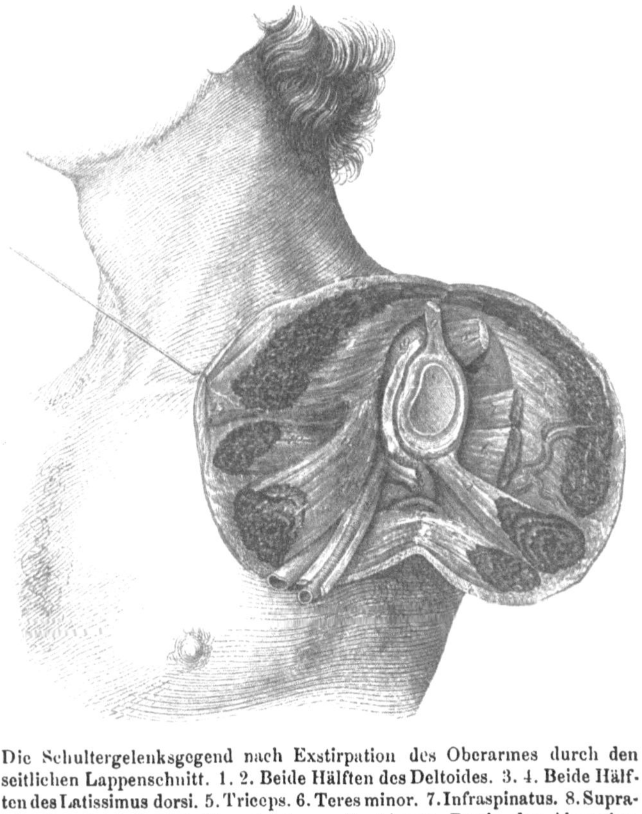

Die Schultergelenksgegend nach Exstirpation des Oberarmes durch den seitlichen Lappenschnitt. 1. 2. Beide Hälften des Deltoides. 3. 4. Beide Hälften des Latissimus dorsi. 5. Triceps. 6. Teres minor. 7. Infraspinatus. 8. Supraspinatus (zwischen beiden letzteren die hintere Partie des Akromion. 9. Sehne des Biceps. 10. Subscapularis. 11. Biceps und Coracobrachialis. 12. Pectoralis major. 13. Vena cephalica. 14. Circumflexa scapulae. Die Circumflexa humeri nebst dem Nervus axillaris weiter oben durchschnitten.

Hart um den Hals des Oberarmknochens herum läuft die A. circumflexa posterior nebst dem N. axillaris, um sich im Deltoides auszubreiten.

Mehrere Schleimbeutel liegen am Schultergelenk: einer befindet sich zwischen dem Akromion und der Gelenkskapsel, ein zweiter zwischen dem Processus coracoides und der Kapsel, ein dritter, gewöhnlich mit dem Gelenk kommunizierend, liegt zwischen der Sehne des Subscapularis und dem oberen vorderen Gelenkrand.

Fig. 82.

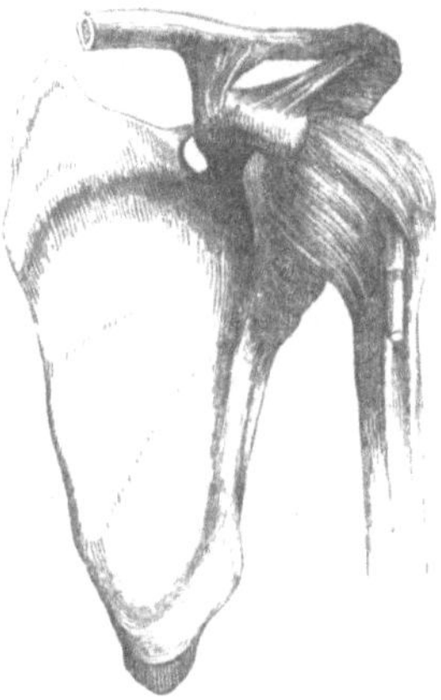

Die Bänder der Schultergelenksgegend von vorne her betrachtet. Man sieht das Lig. coracoclaviculare und coracoacromiale. Zwischen dem großen und kleinen Höcker des Oberarmkopfes sieht man die durchschnittene Sehne des Biceps aus der Kapsel hervorkommen.

Das Kapselband, das sich rings am Rand des sogenannten anatomischen Halses, über dem Tuberculum majus und minus inseriert, wird von der Sehne des Biceps durchbohrt. Diese letztere wird in ihrer Rinne zwischen den beiden Tuberkeln durch eine fibröse Scheide befestigt, aus der man sie zuweilen bei Zerreißungen dieser Scheide disloçiert werden sah. Die stärkste Faserpartie des Kapselbandes entspringt von der Wurzel des Processus coracoides; man hat diesen Fasern einen eigenen Namen, L. coracoideocapsulare, gegeben.

Die gewöhnliche Form von Verrenkung des Oberarmes ist die nach vorn, unten und innen, zwischen die Scapula und den Subscapularis. Reißt oder schneidet man an einer Leiche das Kapselband auf der vorderen Seite ein, so bedarf es nur einer geringen Gewalt, um den Gelenkskopf nach vornen und unten herauszudrücken. Damit der Gelenkskopf noch weiter unten, unbedeckt vom Subscapularis zum Vorschein komme, bedarf es einer größeren Zerreißung der Kapsel und eines Einrisses des M. subscapularis. Der Gelenkskopf ist in einem solchen Fall nur noch vom M. pectoralis major bedeckt und bei erhobener Lage des Armes fühlt man ihn sogar unter der Haut der Achselhöhle. Man hat dieser letzteren Varietät den besonderen Namen Luxation unter den Pectoralis gegeben; beides ist aber im Grund einerlei Art von Luxation, nur daß im letzteren Falle eine noch beträchtlichere Zerreißnng vorkommt, vermöge deren der Kopf noch etwas weiter nach vorn und unten, als in den gewöhnlichen Fällen getreten ist. Daher scheint es unnötig und unpraktisch, beiderlei Fälle so künstlich voneinander unterscheiden zu wollen, wie viele Schriftsteller es versucht haben.

Beim Einrichten dieser Verrenkungen wird man nicht vergessen dürfen, daß der Kapselriß manche Variationen zeigen, und daß der Impuls bei erhobenem oder nur abduciertem oder herabhängendem Arm eingewirkt haben kann; man wird also nicht annehmen können, daß die eine oder andere Einrichtungs-Methode, z. B. Erhebung oder Einwärtsdrehung, für alle Fälle die allein richtige sein müsse, man wird vielmehr, wenn es bei der einen Methode nicht gehen will, gleich eine andere versuchen.

Die Verrenkung nach hinten, zwischen den Infraspinatus und die Scapula, ist ein seltener Fall. Der Mechanismus ist ganz analog der Luxation hinter dem M. subscapularis. Nach unten und hinten, zwischen dem Teres minor und dem Triceps, hat man auch ausnahmsweise einmal eine Luxation gesehen. — Man kann bei den Verrenkungen des Oberarmes zwei Grade unterscheiden: solche, wo der Kopf nur bis zu seinem anatomischen Hals aus der Grube hinausgegleitet ist und sein Tnberculum noch der Gelenksgrube zugekehrt ist, so daß die Rinne des anatomischen Halses sich an den Rand der Grube anlegt; zweitens solche, wo auch das Tuberculum mit auf dem Rand der Scapula steht. Es kommen aber auch Übergänge zwischen diesen beiden Formen vor.

Um bei Erkrankung des Gelenkskopfes denselben zu resecieren, dringt man am besten und nächsten durch einen Längenschnitt in der Linie zwischen Akromion und Processus coracoideus auf ihn ein. Man trifft den Gelenkskopf hinter dem Deltoides. Die lange Sehne des Biceps findet man in der Vertiefung zwischen dem großen und kleinen Tuberkel des Oberarmkopfes; man kann, wenn man es der Mühe wert findet, diese Sehne schonen, sie aus ihrer Scheide ablösen und durch einen stumpfen Haken zur Seite ziehen lassen, während das Kapselband nach rechts und links abgetrennt wird. Beim Abtrennen der hinteren Kapselteile vom Knochen wird man sich daran erinnern müssen, daß die Aa. circumflexae um den Hals desselben herumlaufen.

Zur Exartikulation wählen wohl die meisten Operateure den oberen hinteren und unteren vorderen Lappenschnitt. Der Einstichpunkt ist am hinteren Rand der Achselhöhle und der Ausstich zwischen Akromion und Processus coracoides. Der seitliche Lappenschnitt mit einem vorderen und einem hinteren Lappen (Fig. 81) giebt auch ein ganz gutes Resultat. Der Ovalschnitt, von der Gegend des Lig. coracoacromiale anfangend, macht geringere Verletzung und kleinere Wundflächen, als die Lappenschnitte; er ist vielleicht bestimmt, die anderen Methoden zu verdrängen. Immer wird man darauf Bedacht nehmen müssen, daß die Art. axillaris zuletzt und möglichst weit unten durchgeschnitten werde, damit man rasch die Blutung bemeistern kann.

Oberarm.

Der Oberarmknochen ist überall von Muskeln überzogen und bedeckt, nur seitlich am Ellbogen, an den beiden Kondylen finden sich zwei unbedeckt unter der Haut liegende Stellen. Am oberen Teil des Oberarmes sind es der Deltoides, der Pectoralis und Latissimus dorsi, nebst dem Biceps und

Triceps, die den Knochen umgeben. Der Pectoralis major setzt sich an die Spina tuberculi majoris, der Latissimus an

Fig. 83.

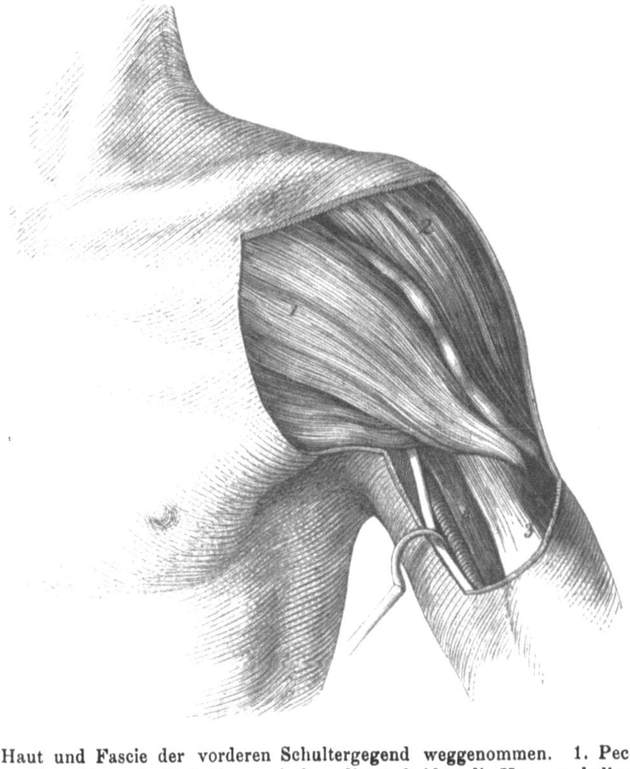

Haut und Fascie der vorderen Schultergegend weggenommen. 1. Pectoralis major. 2. Deltoides, zwischen diesen beiden die Vena cephalica. 3. Biceps. 4. Coracobrachialis, neben ihm die Arteria brachialis. Der N. medianus zur Seite gezogen.

die Spina tuberculi minoris an, mitten zwischen den Sehnen dieser beiden läuft der Biceps und Coracobrachialis nebst Gefäßen und Nerven durch. Gegen die Mitte des Armes heftet sich der Deltoides an; wo er aufhört, beginnt der Ursprung des Brachialis internus, der um die Sehne des Deltoides herum sich inseriert. In der mittleren Armgegend finden sich nur zwei Muskelpartien, vorn der Biceps und halb bedeckt von ihm der Brachialis, hinten der Triceps; beide Partien sind durch die Fascia intermuscularis voneinander geschieden. In der Gegend über dem Ellbogen bemerkt man sodann die Insertionen der Vorderarmmuskel; von der Radialseite her die

Fig. 84.

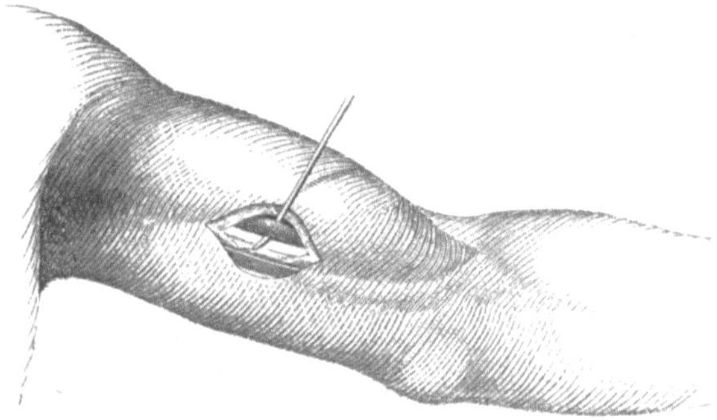

Die A. brachialis bloßgelegt und hinter dem Nervus medianus vorgezogen.

Supinatoren und Extensoren, von der Ulnarseite her den Pronator teres und die Flexoren, in die Lücke zwischen Pronator teres und Supinator longus begeben sich der Biceps und Brachialis.

Die Arteria brachialis steigt am Rande des Coracobrachialis und Biceps herab, anfangs bedeckt vom Nervus medianus; im unteren Teil des Armes liegt der Medianus auf ihrer inneren Seite und etwas tiefer (Fig. 87).

In der Nähe der Sehne des Latissimus dorsi geht die A. profunda brachii ab; ein Zweig von dieser begleitet den N. ulnaris, ihr Hauptstamm begleitet den N. radialis bis zum Ellbogengelenk hin (Fig. 80). Außer diesen sendet noch die A. brachialis nach beiden Seiten Collateraläste zum Ellbogengelenk, die dort mit den Aa. recurrentes der Ellbogengegend anastomosieren.

Nicht selten findet sich die Anomalie einer doppelten Arteria brachialis, die Verdoppelung beruht aber auf einer

Fig. 85.

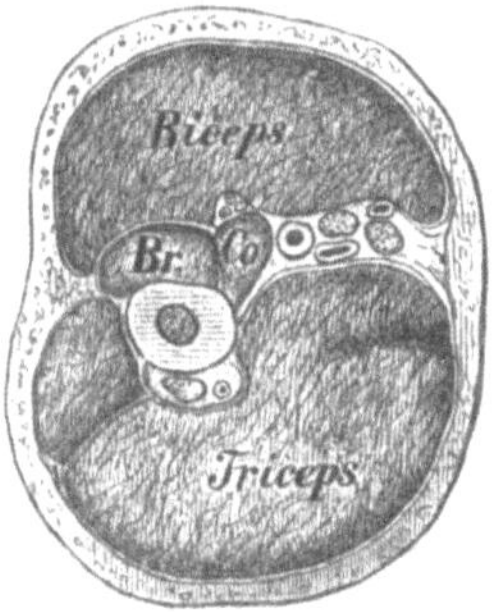

Durchschnitt des Oberarmes in der Mitte desselben; man erkennt zwischen den Muskeln die Lage der Arterien, Venen und der drei Nerven Medianus, Radialis, Ulnaris.

hohen Teilung; man sieht einen äußeren oberflächlicheren Ast, der zur Radialis wird, und einen inneren tieferen, der in die Cubitalis sich verwandelt, am Arm herunter laufen. Bei Unterbindungen, Amputationen u. s. w. kann diese Anomalie wichtig werden.

Will man die Brachialis oben unterbinden, so muß man auf den Rand des M. coracobrachialis einschneiden und den N. medianus nach innen schieben; hinter ihm trifft man die Arterie. Will man unten im Ellenbug die Unterbindung machen, so muß die Aponeurose des Biceps eingeschnitten werden; unmittelbar hinter ihr liegt das Gefäß (Fig. 87).

Zwei Venae brachiales, bisweilen auch in der oberen Armgegend nur eine, begleiten die Arteria brachialis. Die Vena cephalica zieht sich auf der äußeren Seite des Biceps herauf und vorn über die Schulter hin bis zur vorderen Schlüsselbeingegend; die Basilica tritt unter der Mitte des

Oberarmes durch ein Loch in der Fascie und verbindet sich mit der Vena brachialis.

Die Nerven, welche am Arm herunterlaufen, begleiten zum Teil die Arterie, wie der Medianus und der Cutaneus major und minor; der letztere verläßt die Arterie in der Mitte des Oberarmes, um die Fascie zu durchsetzen; der Cutaneus major etwas weiter unten, derselbe begleitet im Ganzen die Vena basilica. Der Musculocutaneus, nachdem er den Coracobrachialis durchbohrt hat, geht hinter dem Biceps zur äußeren Seite des Oberarmes, er steigt unten an der äußeren Seite des Biceps, in der Nähe der Vena cephalica herab. Der N. ulnaris durchbohrt schon oben die Fascia intermuscularis brachii und läuft zwischen dieser und dem Rand des Triceps zum inneren Condylus hinab. Der N. radialis geht hinter dem Knochen zwischen ihm und dem Triceps herum, so daß er in der Mitte des Knochens ganz nahe an diesen grenzt; er kommt sodann nach vorne zwischen den Brachialis internus und Supinator longus zu liegen und läuft bedeckt von dem letzteren Muskel zur äußeren und vorderen Seite des Ellbogengelenks. (Vgl. Figg. 88 u. 89.)

Ellbogengegend.

Auf der vorderen Seite des Ellbogens, in der Ellbeuge, trifft man unter der Haut und über der Fascie die Venen, welche beim Aderlaß in Betracht kommen, innen die Basilica, außen die Cephalica, nach der Mitte zu die Mediana, oder auch (Fig. 86) eine Mediana basilica und cephalica, beide letzteren unter spitzigem Winkel nach unten miteinander zusammenkommend. Zwei starke Hautnerven liegen in der Nähe dieser Venen, der Cutaneus major geht sogar in der Regel über die Mediana basilica an ihrer Vereinigung mit der Basilica weg. Freilich zeigen sich in der Lage der Venen und im Verhältnis der Hautnerven zu denselben eine Menge Abweichungen. Die Mediana basilica hat ungefähr dieselbe Richtung, wie die Arteria brachialis und liegt öfters grade vor ihr; zwischen beiden Gefäßen liegt die Aponeurosis bicipitis. Für die Aderlässe hat man aus diesen anatomischen Verhältnissen die Regel abstrahiert, daß man an der Mediana basilica nur im Notfall zur Ader lassen soll, weil man hier einer Verletzung des Nervens oder der Arterie am meisten ausgesetzt sei. Man ist übrigens gewohnt, sich in der Praxis wenig an diese allzu subtile Regel zu kehren, denn da die Mediana basilica in der Regel die oberflächlichste und größte der subkutanen Venen ist, wählt man sie vorzugsweise gern.

Fig. 86.

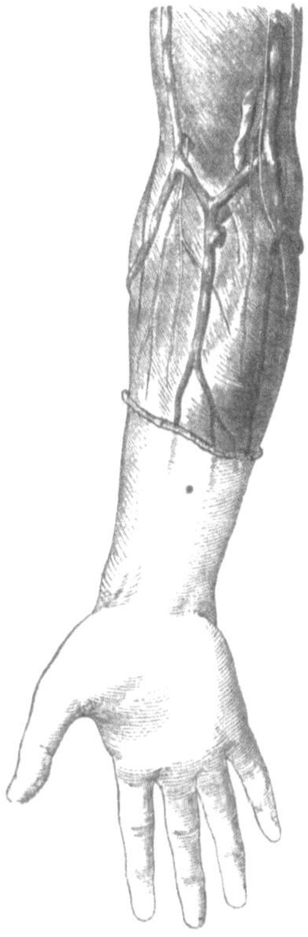

Die Hauptsache beim Aderlassen ist, daß man vorher nachfühlt, wo die Arterie liegt, ob sie nicht einen anomal oberflächlichen Verlauf hat; braucht man diese Vorsicht, so wird, abgesehen von besonderer Ungeschicklichkeit, keine Verletzung der Arterie zu fürchten sein. Beim anomalen Verlauf der Arterie, wenn sie z. B. schon hoch oben sich spaltet und nun eine oberflächliche Arteria radialis vor (statt hinter) der Aponeurose des Biceps, unter der Haut hinläuft, wäre man allerdings sehr in Gefahr, die Arterie zu verletzen, wenn man auf die Pulsation keine Rücksicht nähme. Wenn eine Arterie subkutan verläuft, so kann sie ganz ähnlich einer subkutanen Vene durch die Haut durchscheinen und vorragen, somit auch mit einer Vene verwechselt werden.

Die Venen und subkutanen Nerven der Ellenbeuge. Auf der Radialseite die Vena cephalica mit dem N. musculocutaneus, auf der Ulnarseite die Basilica und der N. cutaneus major. Mitten die Mediana und ihre beiden Endäste, Mediana cephalica und basilica. Man erkennt neben der V. mediana basilica, sowie neben dem Stamm der Basilica die hinter der aufgeschnittenen und zurückgeschlagenen Fascie befindliche A. brachialis.

Die **Muskel** der Ellenbeuge greifen auf der vorderen Seite so ineinander, daß an der Stelle, wo der Biceps und Brachialis in die Tiefe gehen, um sich an den Knochen zu inserieren, die Vorderarmmuskel von beiden Seiten her sich darüber hinlegen. Die Insertion des Brachialis ans Cubitusgelenk ist von den Flexoren und dem Pronator teres, die des Biceps an den Radius ist nebst dem Radialgelenk von den Extensoren und Supinatoren bedeckt. Am inneren Condylus liegen von innen (d. h. vom Condylus internus) nach außen die Ursprünge des Flexor ulnaris, Palmaris longus, Flexor radialis, Pronator teres, in der tieferen Schichte sodann der Flexor sublimis und profundus. Am äußeren Condylus liegt am oberflächlichsten der Supinator longus, bedeckt von ihm der Radialis longus und brevis und noch tiefer der Supinator brevis, welcher letztere die Gelenkskapsel des Radius zum großen Teil überzieht.

Fig. 87.

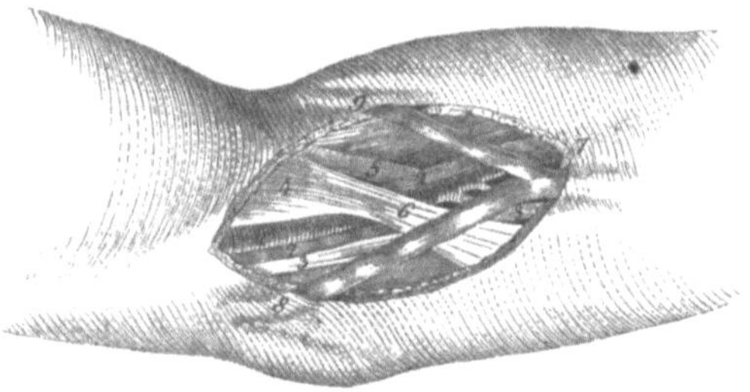

1. Arteria brachialis der linken Seite. 2. 2. Vena brachialis. 3. 3. N. medianus. 4. Biceps. 5. Sehne des Biceps. 6. Aponeurotische Fortsetzung des Biceps. 7. A. radialis. 8. V. mediana basilica 9. V. mediana cephalica.

Die Arteria brachialis liegt in der Ellenbeuge neben dem M. biceps. Da die Sehne des Biceps sich spaltet, indem der hauptsächlichste Teil dieser Sehne sich zum Radius in die Tiefe wendet, der andere Teil zur Aponeurose des Vorderarms an der Cubitalseite sich fortsetzt, so läuft die A. brachialis in der Gabel zwischen diesen beiden Sehnen hindurch. Der N. medianus liegt nach der Ulnarseite (Fig. 87).

Die Arteria brachialis teilt sich dann etwas unterhalb der Linie des Ellbogengelenkes in ihre zwei Äste, Radialis und Ulnaris. Von diesen ist die Radialis die oberflächlichere, sie geht, nur von der Fascie bedeckt, zwischen dieser und der Sehne des Biceps, seitlich zwischên dem Supinator longus und Pronator teres herab, über die Sehne des letzteren hin, zur äußeren Seite des Flexor radialis (Fig. 90). Der Nervus radialis stößt von außen her zu ihr, um eine Strecke weit gemeinschafltich mit ihr zu verlaufen. Die A. recurrens radialis entspringt gleich oben aus der Radialis und wendet sich hinter dem Supinator longus hinauf zu den Collateralästen der Radialseite.

Die Ulnaris zieht sich, bedeckt von mehreren Muskeln, von dem Pronator teres, Flexor radialis, Palmaris longus, Flexor sublimis, zur inneren Seite des Vorderarmes; sie liegt dort am Rand des Flexor ulnaris, neben dem Nerven gleichen Namens (Fig. 90). Zugleich mit diesen Muskeln geht auch der Nervus medianus über die Arteria ulnaris weg. Die Interossea, der größte Zweig, den die Ulnaris abgiebt (wenn erstere nicht aus dem Ende der Brachialis entspringt), wendet sich sogleich in die Tiefe des Knochenzwischenraumes und sendet den einen Zweig, Interossea volaris, vorn herunter, den anderen nach hinten, Interossea dorsalis, welche die Recurrens interossea abgiebt. Vorn giebt die Ulnaris noch eine Recurrens ulnaris, die durch den Flexor ulnaris durch zu den Aa. collaterales ulnares über dem inneren Condylus in die Höhe geht.

Der Nervus medianus (Fig. 90), welcher in der oberen Ellbogengegend nach innen von der Arteria brachialis auf dem M. brachialis herabläuft, begiebt sich hinter dem Pronator teres oder durch denselben durch zur hinteren Seite des Flexor sublimis. Er kreuzt sich dabei mit dem Ursprung der unter ihm weglaufenden A. ulnaris.

Der N. radialis verläuft in der Ellbogengegend hinter dem Supinator longus, sein tiefer Ast geht über den Supinator brevis weg nach hinten, sein oberflächlicher geht zur A. radialis hin und verläuft eine Strecke weit an ihrer äußeren Seite. In der unteren Hälfte des Vorderarms schlägt er sich hinter dem Supinator longus durch zur Dorsalseite.

Der N. ulnaris kommt am inneren Rand des Triceps

zum Ellbogengelenk. Er ist befestigt in der Rinne, welche für ihn am Condylus internus humeri sich befindet. Auch

Fig. 88.

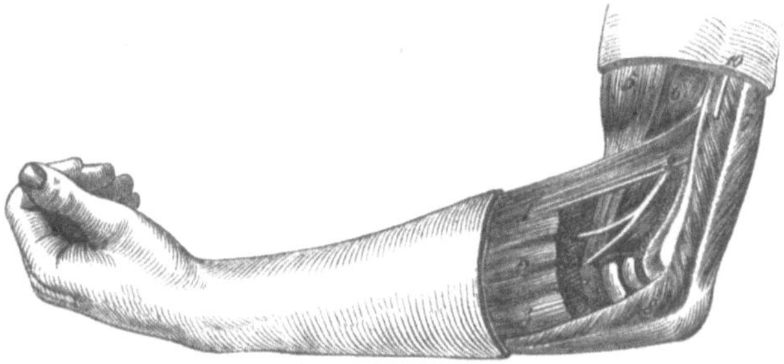

Haut und Fascie nebst den das Radiusgelenk deckenden Muskelinsertionen weggenommen, das Radiusgelenk eröffnet. 1. Supinator longus. 2. Radialis longus. 3. Radialis brevis. 4. Supinator brevis. 5. Biceps. 6. Brachialis internus. 7. Triceps. 8. Anconaeus quartus. 9. N. radialis. 10. Cutaneus externus, abgeschnitten.

Fig. 89.

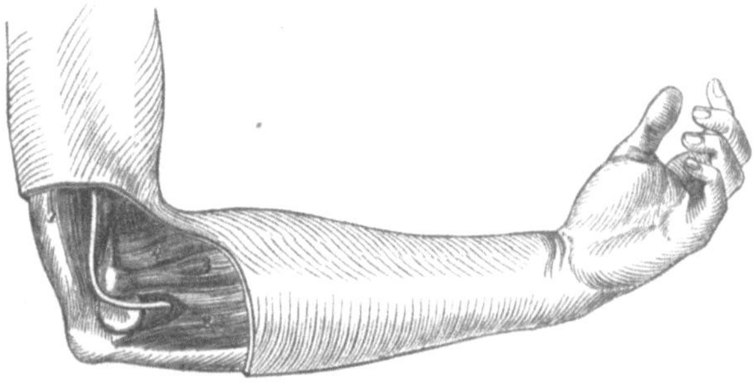

Haut und Fascie auf der Ulnarseite des Ellbogengelenkes weggenommen; der Anfang des M. flexor carpi ulnaris ein wenig eingeschnitten, um den Verlauf des N. ulnaris zu zeigen. Das Gelenk eröffnet. 1. Triceps. 2. Flexor ulnaris. 3. Palmaris longus. 4. Pronator teres.

an der Basis des Olecranons ist er außen durch fibröse Fasern festgehalten. Von hier aus schlägt er sich nach vorn, unter dem Flexor ulnaris durch, um an dessen Seite, neben und vor der Arteria ulnaris weiter hin zu verlaufen. Bei der Resektion des Ellbogengelenks ist eine genaue Kenntnis des Verlaufes dieses Nervens nötig, damit er aus seiner Rinne unverletzt herausgehoben wird.

Auf der Rückseite des Ellbogengelenks sieht man das Olecranon und den M. triceps, der sich an ihm inseriert. Nach innen zu erkennt man neben dem Condylus den N. ulnaris, nach außen trifft man die Extensoren des Vorderarmes und den Supinator longus und brevis. Mitten zwischen Radius und Ulna liegt ein kleiner Muskel, der Anconaeus quartus, der sich unterhalb des Olecranons an die Ulna ansetzt. Zwischen der Haut und dem Olecranon ist ein subkutaner Schleimbeutel gelegen.

Das Ellbogengelenk wird hauptsächlich von den Condylen aus durch starke Seitenbänder zusammengehalten. Der Radius ist noch besonders durch ein Ligamentum annulare an die Ulna befestigt. Über die Gelenkskapsel legen sich: hinten der Triceps und Anconaeus, vorn der Brachialis und an der Radialseite der Supinator brevis. Diese Muskel tragen zur Befestigung des Gelenkes am meisten bei; sie spannen auch die fibröse Kapsel bei den Bewegungen.

Das Ellbogengelenk besitzt keine seitliche Bewegung, sondern nur die Beugung und Streckung; der Radius ist für sich allein der Rotation auf der Ulna fähig, wobei aber das untere Radio-Ulnar-Gelenk an der Hand sich notwendig mitbewegen muß.

Die häufigste Form der Verrenkung am Ellbogengelenk ist die nach hinten, sie ist die Folge einer Überstreckung oder besser gesagt Dorsalflexion. Bei dieser gewaltsamen Bewegung gleiten die Knochen und namentlich der Radius über den ihm entsprechenden Gelenkrand hinüber, und wenn nun der Verletzte seinen Arm zu beugen sucht, so wird hierdurch die Dislokation noch viel bedeutender und auffallender, indem sich durch die Beugung die dislocierten Gelenkflächen noch mehr von dem Gelenkteil des Oberarmes abwenden und nach hinten kehren. Diese Beugung kann übrigens fehlen und die Dislokation ist dann ziemlich leicht zu übersehen und schon öfter mit einer bloßen Contusion verwechselt worden. Im

Zweifelsfall darf man nur, wo nötig in der Chloroformnarkose, eine Beugung vornehmen; ist es Luxation, so wird durch das Hervortreten der Knochen dieselbe unverkennbar. Bei der Einrichtung wird man darauf zu achten haben, daß eine Überstreckung die Luxation primär hervorgebracht und eine Beugung sie vermehrt hat; man wird also den Arm zuerst in die Stellung der primären Luxation, also in die Hyperextension bringen, und von dieser Stellung aus die Reposition vornehmen müssen.

Die Resektion des Gelenkes wird von hinten her gemacht, indem man hier keine Gefäße und Nerven zu verletzen braucht. Die Triceps wird in der Quere vom Olecranon abgetrennt. Der N. ulnaris muß geschont werden, indem man ihn zur Seite zieht; man muß ihn sorgfältig, am besten ohne ihn zu entblößen, durch viele kleine, hart auf dem Knochen geführte Schnitte aus seiner Rinne am inneren Condylus und an der Ulna losmachen. Die Insertionen der Streckmuskel müssen vom Condylus radialis des Humerus abgetrennt werden. Ebenso die Insertionen der Beugemuskel vom Condylus ulnaris. Der Radiuskopf ist vermöge der Gelenkskapsel, die seinen Hals umgiebt, leicht wegzunehmen, ebenso das Olecranon; will man noch mehr vom Gelenkteil der Ulna trennen, so müssen zuerst die sich dort inserierenden Muskel abgeschnitten oder abgelöst werden.

Vorderarm.

Zwischen der Haut und der Fascie befinden sich die Hautnerven und Hautvenen (Fig. 86), von denen schon in der Ellbogengegend die Rede war. Hinter der Fascie der Vorderseite findet man in der ersten Schichte: den Flexor ulnaris, neben ihm den Nervus und die Arteria ulnaris, weiter nach der Radialseite hin den Flexor communis, den Palmaris longus, den Flexor radialis, nach außen von diesem die Arterie und den Nerven, endlich auf der Radialseite des Armes den Supinator longus, der so gelegen ist, daß er sowohl der Volar- als Dorsalfläche des Armes angehört.

Die zweite Schichte bilden der Flexor profundus und der Flexor pollicis longus; zwischen der ersten und zweiten Schichte der gemeinschaftlichen Flexoren verläuft der N. medianus. In einer dritten Schichte endlich trifft man den Pronator quadratus, die Arteria interossea und das Ligamentum interosseum.

Auf der Dorsalseite kann man zwei Schichten annehmen. Erstens den Supinator longus, Extensor radialis longus, Extensor radialis brevis, Ext. communis, Ext. digiti minimi, Ext. ulnaris, Anconaeus. In der zweiten Schichte ziehen die besonderen Muskel des Daumens und Zeigefingers schief von der Ulnarseite zur Radialseite hin; es sind der Ext. pollicis longus und brevis, Abductor pollicis longus und Ext. indicis proprius; unten gehören dieselben der ersten Schichte an. In der oberen Partie des Vorderarmes ist noch der Supinator brevis nebst dem N. radialis profundus, als der tieferen Schichte zugehörend, anzuführen. Noch tiefer liegt dann die Art. dorsalis interossea. Am unteren Teil des Vorderarmes schlagen sich innen der Dorsalast des N. ulnaris und außen der N. radialis zur Rückseite herüber, der Ulnaris zwischen dem Köpfchen der Ulna und dem Flexor ulnaris durchgehend, der Radialis schon höher oben zwischen dem Radius und dem Supinator longus durch zum Handrücken tretend (Fig. 93).

Fig. 90.

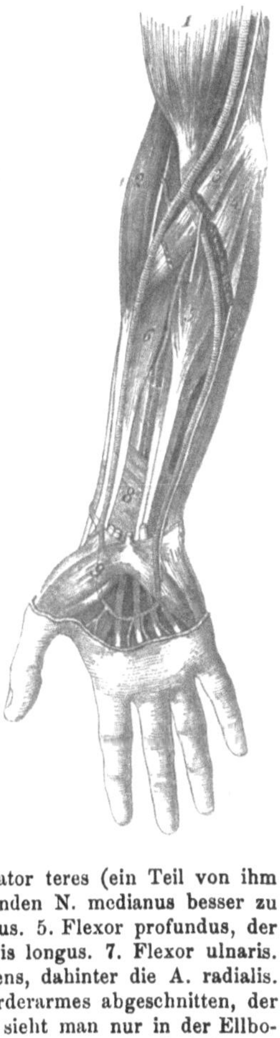

1. M. biceps. 2. Supinator longus. 3. Pronator teres (ein Teil von ihm ist weggeschnitten, um den ihn durchbohrenden N. medianus besser zu sehen). 4. Flexor radialis und Palmaris longus. 5. Flexor profundus, der Sublimis ist weggenommen. 6. Flexor pollicis longus. 7. Flexor ulnaris. 8. Pronator quadratus. 9. Muskel des Daumens, dahinter die A. radialis. — Der N. medianus ist in der Mitte des Vorderarmes abgeschnitten, der Ulnaris erst in der Mittelhand; den Radialis sieht man nur in der Ellbogengegend angedeutet, neben ihm biegt sich die A. recurrens radialis herum.

Die Aufsuchung der Arterien ist am Vorderarm nur in der unteren Hälfte desselben leicht ausführbar, im oberen Drittel ist sie schwieriger. Die Ulnaris liegt hier tief hinter den Muskeln; auch die Radialis liegt oben ziemlich vertieft zwischen den beiden anliegenden Muskeln, dem Pronator teres und Supinator longus. Die Fascie ist oben derber, auch die Scheide, welche die Arterie einhüllt, ist hier ziemlich stark. Beide Arterien, die Radialis und Ulnaris, haben anfangs keinen entsprechenden Nerv neben sich, sondern dieser tritt erst etwas weiter unten von der Seite her zur Arterie (Fig. 90). — Je weiter unten, desto leichter wird die Unterbindung der beiden Arterien.

Fig. 91.

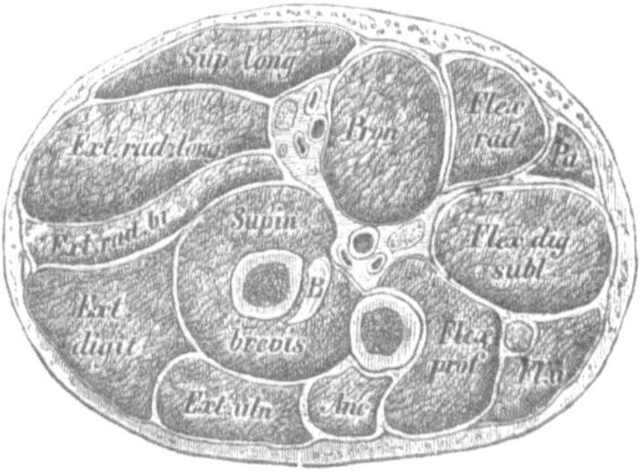

Durchschnitt des Vorderarmes unterhalb des Ellbogengelenkes in der Höhe der Biceps-Insertion.

Sie liegen hinter der Fascie und haben hinter sich den Knochen. In der Nähe des Handgelenkes kann die Unterbindung dadurch wesentlich erleichtert werden, daß man die Hand in die Dorsalflexion bringt; die Sehnen legen sich dann mehr an den Knochen an und das Gefäß ist um so leichter zu sehen.

Zu den häufigsten Arterien-Anomalien gehört die, daß der Dorsalast der Arteria radialis sich schon einige Finger breit über dem Handgelenk nach der Rückseite hinwendet. Man erkennt diese Anomalie sehr häufig beim Pulsfühlen.

Die beiden Vorderarmknochen sind mit einander durch das Ligamentum interosseum verbunden; in der Mitte des

Armes ist der Knochenzwischenraum ungefähr fingerbreit. Der Ulnarknochen ist seiner ganzen Länge nach auf der inneren Rückseite unter der Haut zu fühlen. Der Radius ist erst in seiner unteren Partie weniger von Muskeln zugedeckt, so daß man seine Rückseite deutlich fühlt. Höchst eigentümlich ist die Lageveränderung, welche der Radius und mit ihm die Hand und ein großer Teil der Weichteile des Vorderarms bei Pro- und Supination erfahren. Es entsteht bei der Pronation eine Kreuzung der beiden Knochen, und es verändert sich nicht nur die Lage der Haut, sondern auch die ganze Form des Vorderarmes. Bei den Vorderarmbrüchen hat man diese Verhältnisse genau ins Auge zu fassen und zu berücksichtigen, damit nicht durch seitliche callose Verwachsungen die Pro- und Supination gestört werde. — Die leichte Verschiebung der Muskel bei der Pro- und Supination scheint die Ursache, warum hier und da bei Vorderarmbrüchen ein Muskel oder eine Sehne sich zwischen die Frakturenden interponiert;- die Heilung der Fraktur kann hierdurch gestört und die Bildung eines widernatürlichen Gelenkes befördert werden.

Fig. 92.

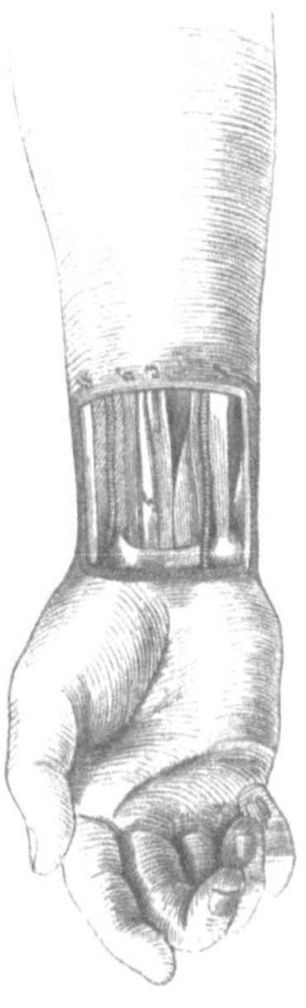

1. Flexor ulnaris. 2. Flexor communis. 3. Palmaris longus (abgeschnitten). 4. Abductor poll. longus. 5. N. medianus. 6. Flexor radialis.

Gegend des Handgelenkes.

In der Mitte der Volarseite geht die Sehne des Palmaris longus in das Lig. volare und in die damit zusammenhängende Aponeurosis palmaris über. Seitlich sieht man die Arteria radialis, oberflächlich unter der Aponeurose liegend, außerhalb des Ligamentum volare, herabkommen; der Dorsalast der A. radialis läuft um den Radialrand des Handwurzelgelenkes herum zum Handrücken. An der Ulnarseite zeigen sich neben den Sehnen des Flexor sublimis der N. ulnaris und

Fig. 93.

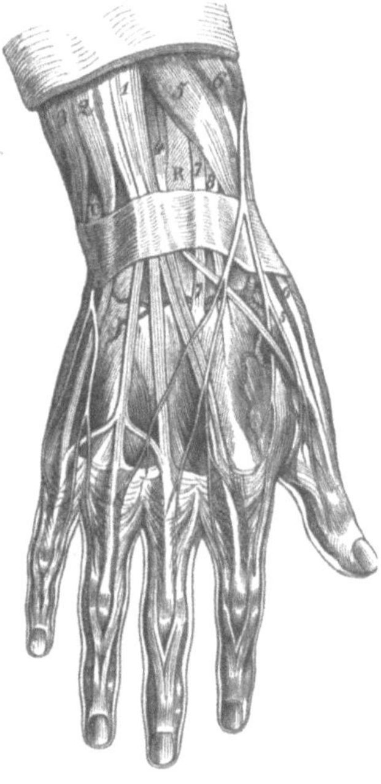

Die Haut und die subkutanen Venen nebst der Fascie sind weggenommen, in der Handgelenklinie ist der Teil der Fascie, der die Sehnen zusammenhält, stehen gelassen. Man erkennt die Verzweigungen des N. radialis und ulnaris. 1. M. extensor communis. 2. Ext. digiti minimi. 3. Ext. ulnaris. 4. Ext. poll. longus. 5. Ext. poll. brevis. 6. Abductor poll. longus. 7. Ext. radialis brevis. 8. Ext. radialis longus. R. Radius. U. Ulna.

die Arteria ulnaris, noch weiter außen die Sehne des Flexor ulnaris, die sich ans Os pisiforme ansetzt. Zu beiden Seiten der Volarseite der Handwurzel entstehen zwei bauchige Muskelpartien, nämlich die kurzen Muskeln für den Daumen und die für den kleinen Finger. Sie haben ihre Ursprünge an den

Handwurzelknochen, am Ligamentum volare und am oberen Teil der Mittelhandknochen.

Den größten Teil der Sehnen auf der vorderen Seite, nämlich die Sehne des Flexor sublimis und profundus und des Flexor pollicis longus, nebst dem Nervus medianus, findet man bedeckt von dem Ligamentum carpi volare, das sich von dem Os naviculare und multangulum majus zum Os hamatum und pisiforme herüberspannt. Eine große gemeinschaftliche Synovialscheide umgiebt hier die Sehnen. Diese Synovialscheide ragt oben und unten eine ziemliche Strecke über das Ligament hinaus, es ist dies der Grund, warum man bei einer Anschwellung des Schleimbeutels eine oben und unten vorragende Geschwulst wahrnimmt. Die Daumensehne hat ihre eigene Synovialscheide.

Fig. 94.

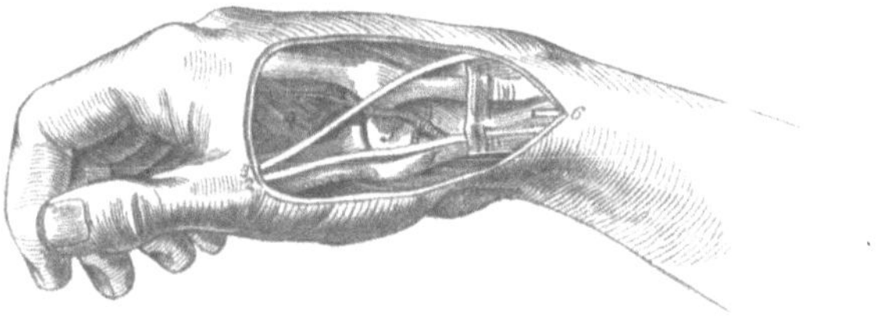

1. Abductor pollicis longus. 2. Extensor poll. brevis. 3. Ext. poll. longus. 4. Interosseus. 5. Os multangulum majus. Das Gelenk mit dem Daumen aufgeschnitten. 6. N. radialis abgeschnitten.

Auf dem Rücken der Hand sind alle Sehnen ziemlich genau durch besondere sehnige Scheiden, welche das Lig. carpi dorsale bildet, in ihrer Lage befestigt. Am Gelenkskopf des Radius trifft man vier Sehnenscheiden: die des Abductor pollicis, nebst der parallel verlaufenden Sehne des Extensor brevis pollicis, liegt außen; weiter nach der Mitte liegen die Sehnen des Radialis longus und des Radialis brevis und noch weiter nach der Mitte liegt die Sehne des Ext. pollicis longus, welche sich schief herüber von der Mitte des Vorderarms zum Ursprung des Daumens begiebt. Mitten zwischen Radius und Ulna hat die Sehne des Extensor communis ihre Scheide, an der Ulna die des Extensor ulnaris.

Der Endast der A. radialis kommt hinter den langen Daumenflechsen herum zum Handrücken, um sich sogleich wieder, zwischen der Wurzel des Daumens und Zeigefingers, durch den M. interosseus durch zur Volarseite der Mittelhand hinabzuwenden. In dem Zwischenraum zwischen dem Abductor und dem Extensor pollicis kann man die Arterie mit Leichtigkeit bloßlegen und unterbinden. (Fig. 94.) Sie giebt einen kleinen Ast für den Handrücken ab, der mit dem kleinen Dorsalast der Arteria ulnaris das Rete dorsale bildet. Die feinen und verhältnisweise unbedeutenden Nerven des Handrückens kommen von dem Radialis und Ulnaris dorsalis, welche beide an der unteren Partie des Vorderarmes von der Volarseite zur Dorsalseite sich herüberziehen. Die Venen des Handrückens gehen größtenteils zur Vena cephalica.

Gelenke der Handwurzelgegend.

Es liegen in der Handwurzelgegend viererlei wichtige Gelenke nahe bei einander: 1) das untere Gelenk des Radius und der Ulna, 2) das Gelenk zwischen dem Radius und der Handwurzel, 3) das mittlere Handwurzelgelenk, und endlich 4) die Gelenke zwischen Handwurzel und Mittelhand. (Fig. 95.) Minder wichtig ist das kleine Gelenk für das Os pisiforme auf dem Os triquetrum.

Das Gelenk zwischen Radius und Ulna ist ein einfaches Kapselgelenk, es dient der Pronation und Supination; ein Zwischenknorpel (Cartilago triquetra), die Fortsetzung des Radius-Gelenkknorpels, trennt das Ulnargelenk vom Handwurzelgelenk. Ein sehr bewegliches Ligament, Lig. subcruentum, heftet diesen Zwischenknorpel an den Proc. styloideus der Ulna. Die Befestigung der Ulna an die Handwurzel ist ziemlich schlaff, sie beruht auf dem Lig. laterale internum und ist so eingerichtet, daß die Hand an ihren Drehungen bei der Pro- und Supination nicht gehindert wird. Die Luxation in diesem Gelenk ist selten, sie erfolgt gewöhnlich nur bei gleichzeitigem Bruch des Radius oder auch bei Bruch des Processus styloideus ulnae nebst Zerreißung des Kapselbandes.

Das eigentliche Handgelenk besteht aus dem Radius nebst dem dreieckigen Knorpel, ferner aus der ersten Reihe der Handwurzelknochen, dem Os naviculare, lunare und triquetrum. Ein Kapselband und seitliche Ligamente dienen zur Befestigung. Die vielen Sehnen, welche sämtlich durch aponeurotische Scheiden teils am Radius (auf der Rückseite), teils an dem Handwurzelknochen (Lig. volare) befestigt sind, tragen sehr zur Sicherung dieses Gelenkes bei und machen, daß selbst bei der stärksten direkten Gewalt nicht leicht Luxation eintritt. Es kommt weit eher zum Bruch des Radiuskopfes, der übrigens einer Luxation sehr ähnlich sehen kann. Als die gewöhnliche Ursache dieses Bruches wirkt ein Fall mit vorgestreckter Hand, wobei die Volarseite der Hand auf dem Boden aufstößt.

Fig. 95.

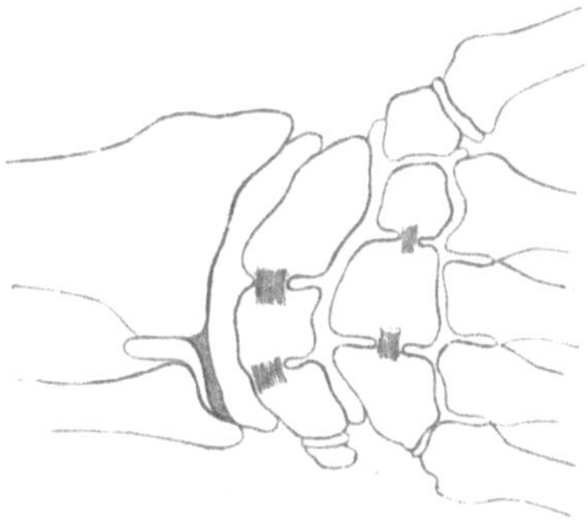

Durchschnitt der verschiedenen Gelenke an der Hand. Man erkennt die Kommunikation der mittleren Handwurzel- mit den Mittelhand-Gelenken.

Das mittlere Handgelenk ist aus sieben Knochen zusammengesetzt: einerseits das Os naviculare, lunare und triquetrum, andererseits das Os hamatum, capitatum, multangulum majus und minus. Dem Os naviculare stehen die beiden Multangula gegenüber, dem Triquetrum das Os hamatum, in der Mitte befindet sich das Os capitatum, welches dem Os lunare und zugleich seitlich dem Os naviculare entspricht

(Fig. 95). Das mittlere Handgelenk ist ziemlich straff, es erlaubt keine ausgedehnte Bewegung, es beschreibt in der Quere eine flach S-förmige Linie. Man erkennt seine Linien am besten bei starker Beugung der Hand. Eine Luxation dieses Gelenks sieht man zuweilen bei starker Palmarflexion des Handgelenks entstehen; die Kapsel bricht auf dem Handrücken entzwei und das Os capitatum drängt sich mit seinem Gelenkskopf nach der Rückseite hervor.

Die Gelenke zwischen Handwurzel und Mittelhand sind nicht bei allen Fingern ganz ähnlich. Das des Daumens ist ziemlich frei und seine Bewegung ziemlich vielseitig; es besitzt nicht nur die Fähigkeit der Flexion und Extension, sondern auch die der Abduktion und Adduktion (Sattelgelenk). Die Mittelhandgelenke für die übrigen Finger sind dagegen sehr straff, sie besitzen fast gar keine Bewegung. Nur bei den Wölbungsbewegungen der Hand, d. h. wenn der Handrücken eine konvexere und schmalere Form annimmt, erleiden diese Gelenke einige Verschiebung. Die Gelenke für den vierten und fünften Finger (auf dem Os hamatum) sind etwas flacher und beweglicher, die für den Mittelfinger (Os capitatum) und Zeigefinger (Os mult. minus et majus) sind ungemein fest und durch das Ineinandergreifen der Knochen an jeder Lageveränderung gehindert. Bemerkenswert ist, daß die Metakarpal-Gelenkhöhlen an der Handwurzel miteinander frei kommunizieren, so daß also bei Exartikulation eines Mittelhandknochens die ganze Gelenkhöhle geöffnet wird. Es ist dies ein sehr triftiger Grund, die Amputation vor dem Gelenk der Exartikulation vorzuziehen. Selbst die Gelenkzwischenräume, welche der Länge nach zwischen den einzelnen Handwurzelknochen, z. B. zwischen dem Os capitatum und hamatum hin verlaufen, kommunizieren mit dem Metakarpalgelenk, und zwischen dem Os multangulum minus und majus durch kommuniziert, wenigstens bei vielen Individuen (Fig. 95), die Metakarpal-Gelenkhöhle der vier Knochen mit der des mittleren Karpalgelenkes. Endlich ist auch nicht zu vergessen, daß die Metakarpusknochen unter sich an ihrem Anfang kleine Gelenkfacetten gegeneinander kehren, und daß die Gelenkhöhle diesen Facetten zu lieb nach unten hin ihre Ausbuchtungen hat (Fig. 95).

Das Os multangulum majus, auch das Os pisiforme besitzen eine isolierte Beweglichkeit. Der erstere Knochen hilft mit bei der Beugung und Streckung des Daumens; man hat ihn auch schon als den Mittelhandknochen des Daumens betrachtet. Das Os pisiforme muß als eine Art Sehnenknochen für den Musc. flexor ulnaris angesehen werden.

Die Beschreibung der einzelnen kleinen Bandfaserpartien zwischen den Knochen der Handwurzel hat für die Chirurgie keinen Wert. Wenn man in der Handwurzel selbst resecieren oder amputieren muß, so wird man sich anstatt des mühsamen Exartikulierens oft lieber des Meisels oder der schneidenden Knochenzange zum Wegnehmen der kranken Teile bedienen. Eine Ausnahme macht das Daumengelenk, welches mit Leichtigkeit exartikuliert werden kann. Doch hat man sich bei der letzteren Operation in Acht zu nehmen, daß man nicht in das dem Daumengelenk benachbarte Gelenk zwischen Os multangulum majus und dem Zeigefingerknochen hineinfalle. (Fig. 95.)

Mittelhand.

Man trifft in der Volarseite der Mittelhand folgende Schichten: zunächst unter den allgemeinen Bedeckungen die Aponeurosis palmaris, seitlich auf der Radialseite die kurzen Daumenmuskel, auf der Ulnarseite die Muskel für den kleinen Finger. Hinter der Aponeurosis palmaris liegt der arterielle oberflächliche Gefäßbogen, der sich aus dem oberflächlichen Ast der A. ulnaris und radialis zusammensetzt. (Vergl. die Abbild. Figg. 90, 97.) Aus dem Bogen des Arcus sublimis entspringen die Arterien für die Volarseite der Finger, je ein Stamm für die beiden aneinandergrenzenden Seiten zweier Finger. Zugleich mit den Arterien und auf ähnliche Art verteilen sich die Nerven zur Volarseite der Finger, der Medianus versieht den Daumen, Zeigefinger, Mittelfinger und die Radialseite des Ringfingers, der Ulnaris versieht die andere Hälfte des Ringfingers und den kleinen Finger. — Hinter diesen Teilen verlaufen sodann aufeinanderliegend die oberflächlichen und tiefen Beugesehnen für die Finger. Von den Gelenksköpfen der Mittelhandknochen an bis zur Fingerspitze hin erhalten diese Sehnen ihre gemeinschaftlichen fibroserösen

Synovialscheiden, durch welche sie angeheftet und im Hin- und Hergleiten erleichtert werden.

An den Flexorsehnen inserieren sich die Lumbricalmuskel und verlaufen parallel mit denselben. — Hinter den Beugesehnen sieht man den Arcus volaris profundus liegen, der etwas höher oben, näher der Handwurzel als der Arcus sublimis, sich befindet und hauptsächlich von der A. radialis dorsalis gebildet wird. Er liefert die Aa. interosseae volares und perforantes. Die tiefste Schichte in der Volargegend bilden die Musculi interossei, bedeckt von ihrer Fascie.

Fig. 96.

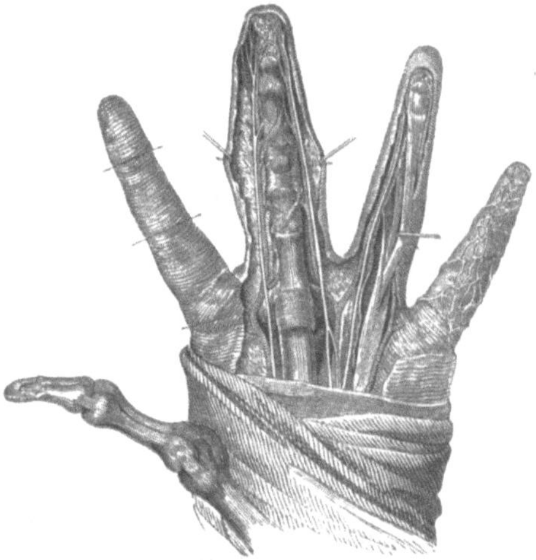

Die Palmarseite der Finger. Man sieht am Daumen die Form der Gelenke und ihre Seitenbänder; am Zeigefinger die Linie der Gelenke; am Mittelfinger die Lage der Arterien und Nerven und die Scheidenbänder der Fingersehnen; am Goldfinger die aus der aufgeschnittenen Scheide hervorgezogene Beugesehne (Flexor profundus); am kleinen Finger das subkutane Venennetz der Finger.

Bei Arterienverletzung kann die Unterbindung in der Handfläche einige Schwierigkeit machen. Am leichtesten ist noch die Auffindung der A. **ulnaris** hinter der oberflächlichen Aponeurose, am Rande des Erbsenbeines. (Fig. 97.) Der Nerv liegt noch näher am Erbsenbein. Weiter unten teilt sich die A. ulnaris und sendet ihren tiefen Ast um's Hackenbein herum zum Arcus profundus. Die Fortsetzung der A. radialis zum Arcus sublimis geht in der Regel hinter

Fig. 97.

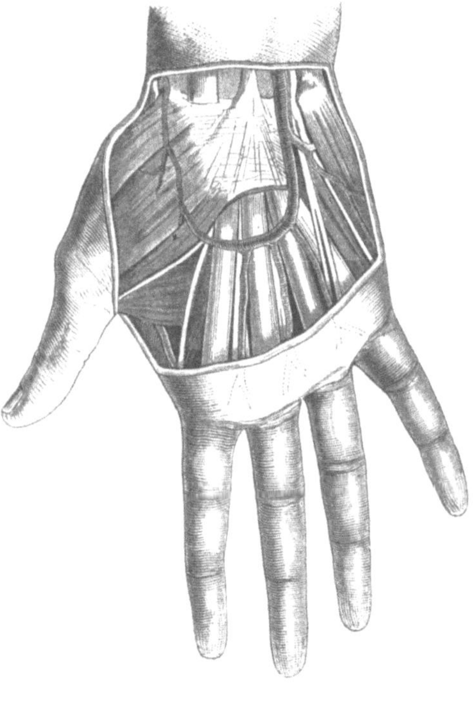

Die Palmaraponeurose ist weggenommen, man erkennt den oberflächlichen Palmarbogen, hinter ihm die Sehnen und Nerven für die Finger.

einem Teil der Daumenmaus durch, wie es Fig. 91 andeutet, seltener verläuft sie oberflächlich vor der kurzen Muskulatur, wie an Fig. 97 zu sehen ist. Die Bloßlegung des Arcus sublimis erfordert einen Bogenschnitt durch Haut und Aponeurose, am einfachsten von der Ulnarseite her. Der Arcus profundus ist viel weniger zugänglich. Auch variieren diese Arterien sehr stark. Bei dem einen Menschen ist es die Radialis, bei dem anderen die Ulnaris, welche den hauptsächlichsten Zufluß bringt. Hier und da kommt auch eine A. mediana, eine Fortsetzung der Interossea bis in die Hohlhandbogen herab. Trotz aller solcher Schwierigkeiten wird man nicht zu schnell verzweifeln, sondern lieber die Bloßlegung und Umstechung des tiefen Palmarbogens, wenn auch zur Not mit Aufopferung einiger Fingersehnen, unternehmen, als daß man, wie schon öfters geschehen, zur Amputation der Hand (nach vergeblicher Unterbindung der zuführenden Stämme am Arm) um der Blutstillung willen sich entschlösse.

Der Mittelhandknochen des Daumens ist von einer eigenen starken Muskelmasse umgeben, nur auf der Dorsalseite liegt er etwas freier. Die vier kurzen Daumenmuskel liegen in folgender Ordnung: außen an der Radialseite der Opponens, neben ihm der Abductor brevis, sodann der Flexor brevis, zwischen dessen beiden Köpfen die Sehne des Flexor longus durchläuft, endlich innen der Adductor. Der Flexor brevis setzt sich an die Sehnenknochen an der Basis des ersten Daumengliedes, der Longus an das zweite Glied. Auf der Dorsalseite des Daumens inseriert sich gleich unten am Mittelhandknochen der Abductor longus (Fig. 94). Der Extensor longus und brevis gehen miteinander zur Doralseite der Basis des zweiten Gliedes.

Auf der Dorsalseite der Mittelhand trifft man die durch quere Bänder miteinander zusammenhängenden Strecksehnen der Finger und der Interossei externi. Über den Phalangenknochen sieht man die Fingersehnen breiter werden, es verbinden sich mit ihnen von der Volarseite her die Interossei und Lumbricales, welche in den Fingerzwischenräumen sich zur Dorsalseite herüberschlagen. Die Arteria radialis durchbohrt den M. abductor indicis, nahe seinem Ursprung, um sich zur Hohlhand hinzuwenden. (Fig. 94.)

Finger.

Die beiden Fingersehnen der Beugeseite liegen übereinander in der rinnenartig ausgehöhlten Fläche der Phalanxknochen und sind durch Synovialfalten lose aneinander und in der Knochenrinne befestigt. In der Gegend der ersten Phalanx spaltet sich die oberflächliche Sehne und läßt die tiefe Sehne zwischendurch. Die beiden Enden des Flexor sublimis inserieren sich dann seitlich an der Basis des zweiten Fingergliedes, und die Sehne des Flexor profundus inseriert sich am dritten Fingergliede. Seitlich, ganz nahe den Flexorsehnen und ihrer Scheide, laufen die Nerven und neben ihnen die Arterien der Finger. Eine Trennung der Sehnen wird daher in der Regel auch die Nerven treffen und nur bei sehr vorsichtigen subkutanen Sehnenschnitten würde Verletzung der Nerven vermieden werden können. Die Synovialscheide, welche diese Sehnen miteinander einhüllt, reicht bis über die Köpfe der Mittelhandknochen hinaus. Zuweilen steht sie sogar, zumal am kleinen Finger und Daumen, mit der großen Scheide hinter dem Ligamentum volare in Kommunikation. Sie wird durch eine Reihe von quer herübergespannten Bändern, die Lig. vaginalia, annularia und cruciata, verstärkt und befestigt. Im Innern der Scheide befinden sich feine, mesenteriumartige Falten oder Duplikaturen derselben, welche die Sehnen von hinten her einhüllen, und die zur Ernährung und Befestigung der beiden Beugesehnen bestimmt scheinen. Man sieht in Fig. 99 die zur Sehne der Sublimis gehende Falte. Die beiden Beugesehnen ändern ihre gegenseitige Lage während des Verlaufes am ersten Fingerglied so, daß die Sublimis-Sehne am Ende des ersten Gliedes in die tiefere Schichte und die Profundus-Sehne in die Oberfläche zu liegen kommt. (Fig. 99.)

Auf der Dorsalseite der Finger bildet sich eine breite Sehne, indem die Strecksehne mit den Sehnen der Interossei und Lumbricales, die seitlich von der Hohlhand herkommen, verschmilzt. Die Strecksehne spaltet sich in der Gegend der ersten Phalanx in drei Schenkel, wovon der mittlere ans zweite, die beiden seitlichen ans dritte Fingerglied sich ansetzen.

Die Gelenke zwischen Mittelhand und Finger besitzen

eine doppelte Bewegung, sie haben außer der Streckung und Beugung auch eine Adduktion und Abduktion. Die Seiten bänder, welche die Gelenksköpfe der Mittelhandknochen und

Fig. 98.

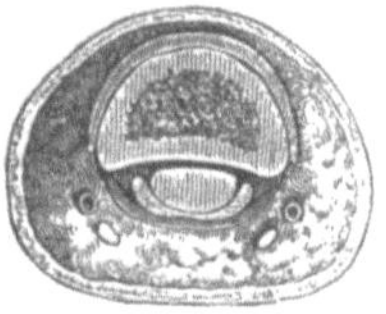

Fig. 99.

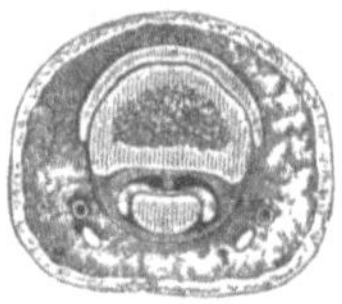

Fig. 98. Durchschnitt des ersten Fingergliedes in der Nähe der Mittelhand. Fig. 99. Durchschnitt desselhen weiter unten, in der Nähe des zweiten Gliedes. Man sieht bei Fig. 98 die in zwei Teile gespaltene Sehne des Flexor sublimis noch über der des Profundus, bei Fig. 99 ist die des Profundus oberflächlicher geworden. Die Beugesehnen von ihrer Scheide umhüllt. Die Rückseite des Knochens fast ganz von der Dorsalflechse bedeckt.

Fig. 100.

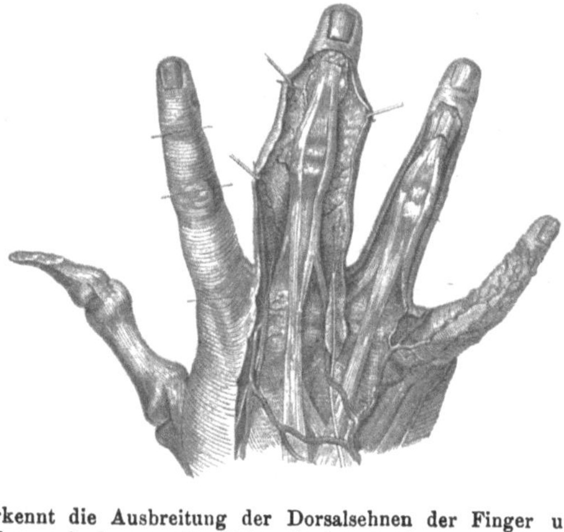

Man erkennt die Ausbreitung der Dorsalsehnen der Finger und ihre Verbindung mit der von der Palma herkommenden Sehne der Interossei und Lumbricales.

die Phalangen miteinander befestigen, sind nicht so straff, daß nicht einige Seitenbewegung erlaubt wäre. Die Gelenke der Phalangen unter sich dienen nur der Streckung und Beugung, jede Seitenbewegung ist durch die Ligamenta lateralia gehindert.

Einer Luxation ist unter den Fingergelenken besonders das des Daumens ausgesetzt. Bei einer starken gewaltsamen Extension oder Dorsalflexion wird die Basis der ersten Phalanx auf den Rücken des Mittelhandknochens getrieben und die Phalanx steht dann gewöhnlich unter nahezu rechtem Winkel vom Mittelhandknochen ab. Der Kopf des Mittelhandknochens bildet in solchen Fällen einen starken Vorsprung auf der Volarseite und man muß sich daran erinnern, daß die Gelenkfläche der Phalanx konkav, pfannenartig, die des Mittelhandknochens aber konvex, kugelförmig ist, damit man nicht in den Irrtum verfalle, den vorspringenden Teil in der Volarseite für den Phalanxknochen zu halten.

Öfters hat man gesehen, daß die Reposition dieser Verrenkung große Schwierigkeiten darbot. Der anatomische Versuch läßt erkennen, daß bei dieser Verrenkung öfters ein Abriß der Kapsel am Hals des Mittelhandknochens eintritt, wobei eine Interposition von einem Teil der Kapsel, nebst den Sesamknochen, zwischen die dislocierten Gelenkflächen entstehen kann; diese interponierten Teile hindern die Reposition, so lange nicht dem dislocierten Knochen bei dem Einrichtungsversuch ganz dieselbe Richtung gegeben wird, welche er im Moment der Erzeugung der Luxation angenommen hatte. Will man also die Interposition aufheben, so muß das Glied zuerst in die vollkommene Dorsalflexion zurückgeführt und von dieser aus die Basis des Phalanxknochens wieder in ihre normale Stellung hineingedrückt oder geschoben werden. Dies sind übrigens Verhältnisse, die niemand so leicht sich richtig vorstellen wird, der nicht den Versuch an der Leiche gemacht oder wenigstens machen gesehen hat.

Die Exartikulation in den Fingergelenken ist häufig notwendig. An den Mittelhandgelenken der Finger wird die Amputation hinter dem Gelenkskopf des Metokarpusknochens vorgezogen, weil die Hand alsdann eine gefälligere Form erhält, und man keinen so großen Knochenkopf zu bedecken hat. Bei Exartikulation in den vordersten Fingergelenken muß berücksichtigt werden, daß die Hautfalten weiter hinten liegen als das Gelenk, man also die Gelenkslinie vor denselben zu suchen hat. Bei Exartikulation der vordersten Phalanx muß darauf gesehen werden, daß die Sehnenscheide des Fingers uneröffnet bleibe; das Messer muß zu diesem Zweck von der Dorsalseite aus, nach Eröffnung des Gelenkes in der Beugestellung, hart am vorderen Rand der Phalangenknöchelchen herumgeführt werden.

Will man einen Fingerknochen mit der Knochenzange trennen, so muß er von der Volar- und Dorsalseite her getrennt werden, nicht von beiden Seiten her, weil in der ersteren Richtung der Knochen dünner und platter ist, als in der letzteren. Da das Gefühlsorgan der Finger in der Volarhaut derselben seinen Hauptsitz hat, so wird man bei Amputation eines Fingers diesen Hautteil vorzugsweise zur Bedeckung des Stumpfes wählen müssen.

Fig. 101.

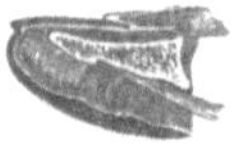

Die erste Phalanx d. Fingers im Längendurchschnitt. Man sieht die Stellung der Nagelmutter u. die Endigung der Sehne.

Auf der Rückseite der Fingerspitzen sind die Nägel eingefalzt; man hat sich daran zu erinnern, daß sich die Nagelmutter eine Strecke weit unter der oberen Hautplatte hinzieht. Die Tiefe, bis zu welcher die Nagelmutter geht, variiert außerordentlich. Kurze Nägel haben eine lange Nagelmutter und lange Nägel eine kurze. Man sieht zuweilen Nägel, deren Nagelmutter fast doppelt so lang ist, als der freie sichtbare Teil des Nagels.

SIEBENTE ABTEILUNG.

Untere Extremität.

Hüftgelenksgegend. Mittlere Schenkelgegend. Knie. Unterschenkel. Fußgelenk. Mittelfuß und Zehen.

Hüftgelenksgegend.

In der vorderen Hüftgelenksgegend erkennt man zunächst die subkutanen Inguinaldrüsen und die V. saphena (Fig. 55) und einige unbedeutende Hautnerven, worunter der Cutaneus femoris externus, der über dem Iliacus hervorkommt. Es sind dies die einzigen vor der Schenkelfascie gelegenen Organe. Die Drüsen füllen die grubige Vertiefung etwas aus, welche man zwischen den äußeren und inneren Fleischpartien in der Schenkelbeuge gebildet sieht. Man zählt 6—10 Lymphdrüsen, die teils mehr oben beim Poupartschen Band, teils weiter herab um die Einmündung und den Stamm der Vena saphena herum gelagert sind. Einen Teil dieser Drüsen kann man bei jedem nicht allzufetten Subjekt durch die Haut durchfühlen. Sie stehen mit den oberflächlichen Lymphgefäßen der Bauchwand, der Geschlechtsteile, der Aftergegend und der ganzen unteren Extremitäten in Verbindung. Von den tieferen Lymphdrüsen, die die Arterie umgeben, sind sie durch die Schenkelfascie getrennt.

Die Vena saphena, im tiefen subkutanen Fett liegend, sieht man äußerlich nicht, wenn sie nicht krankhaft ausgedehnt oder durch die größte Abmagerung erkennbar geworden ist.

Sie nimmt meistens noch unmittelbar vor ihrer Einmündung in die Vena cruralis einen inneren, oberen und äußeren Ast von der Hüft- und Bauchgegend her in sich auf. (Vena epigastrica externa, pudenda externa.) An ihrer Durchgangsstelle ist sie mit der Fascie genau verwachsen und hierdurch in ihrer Lage fixiert (vergl. die Abbildungen S. 150 und 153).

Die Fascia lata sieht man von dem Darmbein und dem Poupartschen Band her über die oberflächlichen Schenkelmuskel sich ausbreiten; sie wird durchbohrt von der Saphena und von einigen kleineren Venen und Lymphgefäßen. Man unterscheidet ein oberflächliches und ein tieferes Blatt der Fascia lata, das erstere bedeckt den Sartorius und die Schenkelgefäße, das zweite schließt sich der Fascia iliaca an. Indem beide Blätter nach innen sich miteinander verbinden und sich die Fascia lata ans Leistenband in Form eines sichelförmigen Randes, eines nach innen konkaven Bogens inseriert, bildet sie die Plica semilunaris. (Figg. 55. 56.) An der Stelle, wo die Arteria und Vena cruralis in der Schenkelbeuge nebeneinander aus dem Schenkelring hervortreten, spannt sich die Plica der Schenkelfascie herüber.

Nach Entfernung der Schenkelfascie erkennt man die Lage der Beugemuskel und der Adduktoren; zwischen diesen beiden Muskelpartien drin liegen die großen Gefäße und der N. cruralis. (Fig. 102.) — Die Lage der Teile ist in der Richtung von außen nach innen folgende: An der Darmbeinspina entspringen der Rectus femoris und der Sartorius, weiter innen liegen der Iliacus und Psoas, bedeckt von der Fascia iliaca; hinter der Fascie kommt zwischen beiden Muskeln der N. cruralis hervor, der sich hier, wo diese beiden Muskel zum kleinen Trochanter in die Tiefe gehen, von ihnen weg mehr nach der Oberfläche zu zieht. Noch weiter innen, so ziemlich in der Mittellinie der oberen Schenkelgegend, liegt die Arteria cruralis und neben ihr weiter innen die Vene, beide miteinander in ihre zelligfibröse Scheide eingeschlossen.

Die Art. cruralis giebt die Pudenda externa (gewöhnlich doppelt) nach innen, und die Epigastrica externa nach oben, häufig auch noch eine Circumflexa ilii externa nach außen ab. Die Vena cruralis verbindet sich mit der Vena saphena, die vorn und innen an der Schenkelseite heraufkommt.

Ungefähr zwei bis drei Finger breit unter dem Poupartschen Band (ausnahmsweise auch schon höher oben) entspringt von der A. cruralis die A. profunda femoris, welche sich in die Tiefe hinter die Muskel begiebt. Sie schickt zunächst die Aa. circumflexae femoris nach beiden Seiten in der Höhe des kleinen Trochanters um den Knochen herum.

Fig. 102.

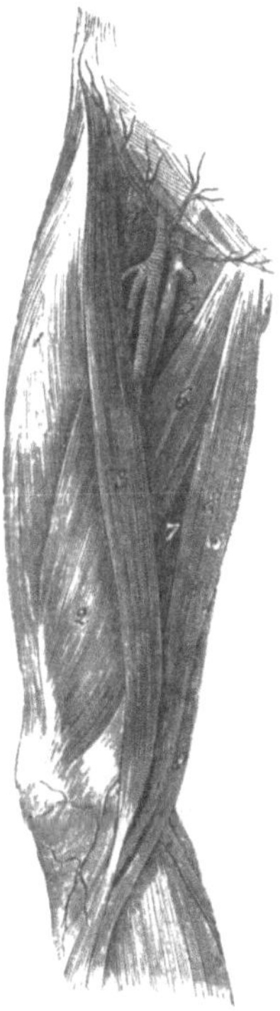

1. Rectus femoris. 2. Vastus internus. 3. Sartorius. 4. Ilio-psoas. 5. Pectinaeus. 6. Adductor longus. 7. Adductor magnus. 8. Gracilis. 9. Semitendinosus.

Neben und hinter den beiden großen Schenkelgefäßen liegt innen der M. pectinaeus, noch weiter innen, etwas oberflächlicher, der Adductor longus und sodann der Gracilis. Da die äußere Muskelpartie, nämlich der Sartorius und der Ilio-Psoas nach innen zu, und die innere Muskelpartie, besonders der Pectinaeus und Adductor longus, nach außen hin convergieren, oben aber das Lig. Poupartii herübergespannt ist, so entsteht hier ein dreieckiger Raum, den man Triangulum subinguinale genannt hat. Mitten in diesem Dreieck liegen die großen Gefäße, oben und innen kommen die Schenkelbrüche heraus.

Schiebt man den Adductor longus nach innen zur Seite, so kann man den Ort erkennen, wo hinter dem Pectinaeus die Arteria obturatoria und der Nervus obturatorius von außen nach innen über den Muskel gleichen Namens herlaufen; wenn man diese Partie deutlicher sehen will, so muß der M. pectinaeus quer durchschnitten werden. Derselbe Schnitt würde wohl nötig, wenn ein Bruch des eirunden Loches bloßgelegt und operiert werden sollte. An der Leiche zwar gelingt es meist ohne Mühe, zwischen Adductor longus und Pectinaeus auf das eiförmige Loch einzudringen. (Vgl. Fig. 64.)

Auf der äußeren Hälfte der Hüftgelenksgegend sieht man den Anfang des Vastus externus, bedeckt vom Tensor fasciae und dem Rectus. Die Sehne des Rectus geht unmittelbar übers Gelenk her. Etwas weiter innen, bedeckt vom Sartorius, liegt der Anfang des Vastus internus, und oberhalb desselben das Ende des Iliopsoas.

Die Hinterbackengegend wird nächst einer dicken subkutanen Fettschichte fast ganz vom Glutaeus major überzogen. Nur nach oben und außen hilft der Glutaeus medius und an der Grenze zwischen der vorderen und hinteren Schenkelgegend der Tensor fasciae latae (der eigentlich eher vorn als hinten liegt) die Teile bedecken. Der einzige Teil des Schenkelknochens, welcher unbedeckt von Muskeln unter der Haut liegt, ist der Trochanter major; ein Teil des letzteren ist aber ebenfalls vom Glutaeus bedeckt, ein Schleimbeutel befindet sich an der Stelle, wo beide sich aneinander verschieben. Die Grenze zwischen den Hinterbacken und dem Anfang des Schenkels wird durch die Gesäßfalte bezeichnet, welche mit dem Rand des Glutaeus parallel geht und die Lage dieses Muskelrandes andeutet. Der Glutaeus hat auf seiner äußeren Oberfläche einen schwachen aponeurotischen Überzug, dagegen ist seine innere Fläche mit einer ziemlich starken Fascie versehen und durch diese Fascie von der tieferen Muskelschichte geschieden. Dieselbe setzt sich fort in die Schenkelfascie.

Wenn man den Glutaeus in der Quere seines Verlaufes durch einen senkrechten Schnitt trennt, so erkennt man die in der zweiten Schichte liegenden Teile, nämlich die Arteria glutaea und ischiadica, nebst dem N. ischiadicus, umgeben von den tieferen Muskeln der Hinterbackengegend, dem Glutaeus minor, Pyriformis, den Gemelli nebst der Sehne des Obturator internus, und dem Quadratus femoris. Hinter dieser Muskelschichte liegt sodann das Gelenk.

Der M. pyriformis bedeckt die Incisura ischiadica major; über ihm kommt die A. glutaea superior und der N. glutaeus superior, unter ihm der N. ischiadicus und die Glutaea inferior (Ischiadica) nebst dem N. glutaeus inferior heraus. Beide Arterien liegen also im großen Sitzbeinausschnitt. Für ihre Unterbindung ist der Umstand ungünstig, daß sie sogleich sich verästeln; man kommt dadurch in Gefahr, statt des Stammes nur einen Ast mit der Nadel zu umfassen. Um die beiden Arterien zu finden, müssen große Schnitte durch das Fleisch des Gesäßmuskels gemacht werden. Die Ischiadica ist leichter zu finden, weil man an der Spina ischii einen Orientierungspunkt hat. Für die Glutaea superior, den größten Ast der A. hypogastrica, kann die Linie zwischen der Spina ilii posterior inferior und dem großen Trochanter (bei gestrecktem Schenkel) zur Orientierung dienen. Die Ader muß am inneren Drittel dieser Linie gesucht werden.

Fig. 103.

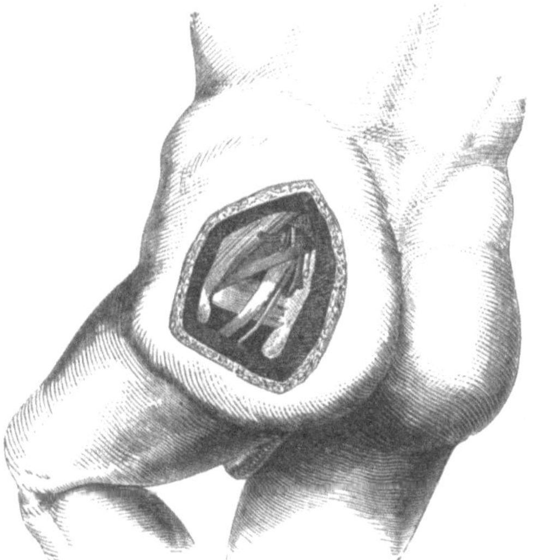

Der N. ischiadicus verläuft, ungefähr in der Mitte zwischen dem Tuber ischii und dem Trochanter sich haltend, auf den Gemelli und dem M. quadratus hin zur hinteren Schenkelseite, wo er mit dem Anfang des M. biceps sich kreuzt und dann fast bis zur Kniegelenkgegend von diesem bedeckt bleibt. Am unteren Rand des Glutaeus könnte man, zumal bei gebeugtem Schenkel, ihn eine Strecke weit bloßlegen, ohne etwas anderes als die Haut und die Aponeurose zu trennen. (Fig. 109.) Der M. cutaneus posterior, der hintere Hautnerv des Oberschenkels, kommt ebenfalls unterhalb des M. pyriformis zugleich mit dem N. ischiadicus hervor, wendet sich dann aber gleich zur Oberfläche hin, tritt hinter dem

Fig. 104.

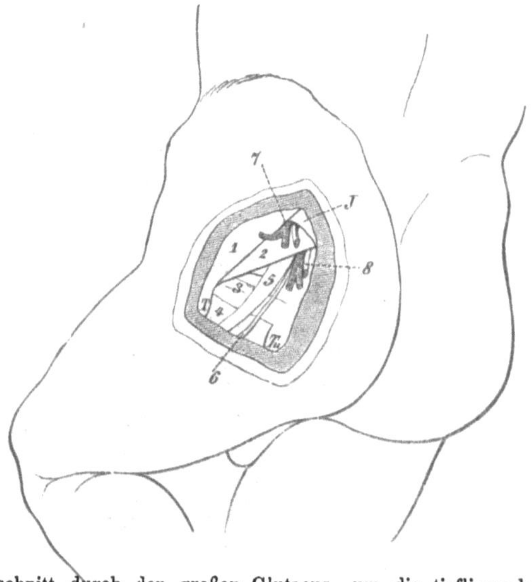

Fensterschnitt durch den großen Glutaeus, um die tiefliegenden Teile dieser Gegend sichtbar zu machen. 1. Glutaeus medius. 2. Pyriformis. 3. Obturator und Gemelli. 4. Quadratus. 5. N. ischiadicus. 6. N. cut. posterior. 7. A. glut. superior und N. glut. sup. 8. A. ischiadica und N. glut. inferior. J. Darmbein. T. Trochanter. Tu. Tuber.

Rand des Glutaeus hervor und schickt seine Zweige zur Haut der Hinterbackengegend und der hinteren Gegend des Oberschenkels.

Am tiefsten und verborgensten von allen der Hinterbackengegend angehörigen Weichteilen liegt die Umbiegungsstelle der A. pudenda communis um die Spina ischii herum. Diese Arterie tritt oberhalb des Lig. spinososacrum durch die Incisura ischiadica major, gleichsam nur für einen Moment, aus dem Becken heraus, um sich sogleich unterhalb des Ligaments durch die Incisura minor wieder in die Beckenhöhle hinein zu begeben. Man kann sie gegen die Spina ischii comprimieren.

Das Hüftgelenk besteht aus der Pfanne und dem Schenkelkopf nebst dem Kapselband und dem Ligamentum teres. Es ist von einer dicken Fleischmasse auf allen Seiten umgeben und bedeckt, so daß es schwer ist, die Umrisse der Knochen und die Lage des Gelenks selbst von außen deutlich zu erkennen. Von vorne betrachtet entspricht seine Lage nahezu der Mitte der obersten Schenkelgegend; man kann bei mageren Subjekten den Schenkelkopf neben und hinter der Schenkelarterie fühlen. Von hinten betrachtet entspricht das Schenkelgelenk ungefähr der Mitte der Hinterbacke. Der Schenkelkopf liegt so, daß bei aufrechter Stellung eine Linie, durch die Spitzen beider großen Trochanteren gezogen, die Schenkelköpfe mitten durchtrifft. Eine Linie von der Spina ilii anterior superior zum Tuber ischii gezogen, läuft mitten über die Pfannengegend weg. Zur genaueren Orientierung kann der Umstand benutzt werden, daß die Pfanne zwischen den drei vorspringenden Punkten des Beckens, Tuberculum ossis pubis, Spina ilii anterior und Tuber ischii, so ziemlich in der Mitte liegt. Es ist also fast ebensoweit vom Tuber ischii zum Pfannenrand, wie von diesem zur oberen Darmbeinspitze. (Vgl. Fig. 105.) Wenn mitten auf der Linie von der Spina ilii zur Symphysis ein Perpendikel gefällt wird, so wird dieser mitten durch die Pfanne gehen.

Da der große Trochanter der einzige oberflächlich gelegene Knochenteil des Schenkelgelenkes ist, so muß hauptsächlich die Entfernung des Trochanters im Verhältnis zur Pfanne oder auch zur Spina ilii und zum Tuber ischii benutzt werden, um über die Stellung der Gelenkteile bei Frakturen und Luxationen u. dgl. ins Klare zu kommen. In der gewöhnlichen aufrechten Stellung liegt der Schenkelkopf etwas höher als der obere Rand des Trochanters, und von vorne betrachtet sieht man den Trochanter deutlich etwas weiter nach außen vorragen als die Spina ilii. Diese Verhältnisse ändern sich natürlich mannigfach bei der Adduktion und Abduktion, Flexion und Extension, Rotation nach innen und Rotation nach außen. Außerdem modifizieren sich auch die Verhältnisse etwas je nach dem Geschlecht oder Alter. Beim kindlichen Körper z. B. ragt der Trochanter weniger vor und der Schenkelkopf ist noch nicht so deutlich durch den Schenkelhals von dem Hauptstück des Knochens unterschieden. Bei Männern bildet der Trochanter einen stärkeren Vorsprung als beim weiblichen Geschlecht.

Es ist hier der Ort, die Messung der Länge des Schenkels in bezug auf die Hüftgelenksaffektionen zu besprechen. Zweierlei Momente können hier zum Irrtum führen und haben schon unzählige Male dazu geführt: 1) die scheinbare Verlängerung oder Verkürzung des Beines, welche durch die Schiefstellung (Abduktion und Adduktion) des Beckens hervorgebracht wird; 2) die noch stärker auffallende scheinbare Verlängerung und Verkürzung, welche durch Verdrehung des Beckens, bei mehr flektiertem Zustand des Gelenkes hervorgebracht wird. Ersteres wird willkürlich hervorgebracht, wenn man stehend oder liegend, bei gestrecktem Hüftgelenk das eine Bein zu verlängern strebt, letzteres, wenn man bei flektiertem Hüftgelenk (beim Sitzen) das eine Bein willkürlich verlängert. Beiderlei Momente sind bei der Frage, ob ein Hüftgelenk verrenkt sei, sorgfältig in Erwägung zu ziehen. Übrigens genügt in den meisten Fällen zur Diagnose die Beachtung der Lage des Trochanters im Verhältnis zu der Linie, die man sich von der Spina ilii hinten herum zum Tuber ischii gezogen denkt, die Sitz-Darmbein-Linie. Ist der Schenkelkopf im Acetabulum, so fällt bei rechtwinkliger Beugung des Schenkels der obere Rand des Trochanters ziemlich in diese Linie; ist er nach hinten ausgewichen, so steht der Rand des Trochanters beträchtlich über diese Linie hervor.

Die Pfanne des Hüftgelenks besitzt einen knorpligfibrösen Rand, welcher sich eng um den kugelförmigen Gelenkskopf anlegt und zur Befestigung des letzteren beiträgt. In der Tiefe der Pfanne, an ihrer inneren Seite, inseriert sich das runde Band, welches von dort nach außen einen kleinen Kreisbogen um den inneren Teil des Schenkelkopfes beschreibt und sich mitten auf dem kugligen Gelenkskopf inseriert. In der Umgebung der Pfannen-Insertion des runden Bandes ist viel lockeres subseröses Fettgewebe angehäuft, die sogenannte Gelenkdrüse. Dieses Gewebe hat die Funktion, sich bei jeder Verschiebung des runden Bandes so anzuschmiegen, daß nirgends ein leerer Raum entstehen kann.

Fig. 105.

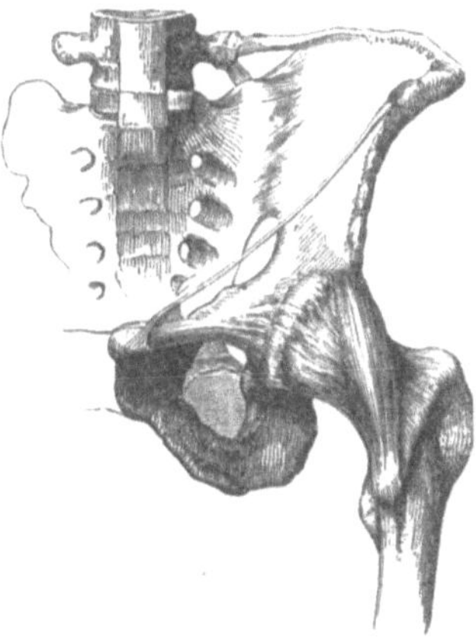

Das Hüftgelenk von der Gelenkskapsel überzogen. Man erkennt den stärksten Teil der Kapsel, welche von der Spina anterior inferior entspringt.

Beim Schenkelgelenk ist das luftdichte Aufeinanderpassen des Gelenkkopfes und der Pfanne von Wichigkeit; der Gelenkskopf wird schon durch den bloßen Luftdruck am Heraussinken aus der Pfanne gehindert, und es ist eine gewisse Kraft erforderlich, um ihn herauszuziehen. Will man bei einer Exartikulation den Gelenkskopf luxieren, so kann dies durch einfaches Anziehen auch nach Trennung des Kapselbandes nicht so leicht bewerkstelligt werden, während man durch Rotation, wobei die Luft allmählich von der Seite her

Zutritt erhält, ohne Anstrengung den Schenkelkopf aus der Pfanne herausbringt.

Das Kapselband hat seine obere Insertion am Pfannenrand; es enthält eine ansehnliche Verstärkung von der Gegend der Spina anterior inferior her, man hat diese Verstärkung, das dickste Band am ganzen Körper, Lig. iliofemorale genannt. Die untere Insertion des Kapselbandes geht bis an die Grenze zwischen dem Schenkelhals und dem Trochanter, hinten erstreckt sich das Kapselband etwas weniger weit als vorn. Es ergiebt sich hieraus, daß auch der Hals des Schenkelkopfes großen Teils mit von der Gelenkskapsel umhüllt ist, und daß es folglich Frakturen des Schenkelhalses giebt, die vollständlig innerhalb der Kapsel gelegen sind (intrakapsuläre Frakturen). Nicht selten kommen indes Frakturen vor, die teils innerhalb, teils außerhalb der Kapsel ihren Sitz haben. Da der Schenkelhals nächst der Synovialhaut von einem faserigen, nicht sehr fest angewachsenen Periosteum überzogen ist, so sieht man öfters abgebrochene Schenkelköpfe, wo das abgebrochene Stück noch durch einzelne Partien dieses Periosteums mit dem Hauptkörper des Knochens in Verbindung bleibt.

Bei der traumatischen Luxation des Schenkels reißt ein Teil der Kapsel nest dem runden Band und es wird dadurch dem Gelenkskopf möglich, über den Pfannenrand hinauszugleiten. Der Teil der Kapsel, welcher unzerrissen bleibt, bestimmt dann großen Teils die Lage des Gliedes und hat großen Einfluß auf dieselbe. Bei der Luxation nach außen z. B. wird die starke Rotation des Gliedes nach innen und die Hemmung einer Rotation nach außen von der Spannung des inneren Kapselsteiles abzuleiten sein, wie dies aus Versuchen an der Leiche hervorgeht. Die seltenen Fälle, wo die Luxation nach außen mit Rotation nach außen vorkommt, scheinen daraus erklärt werden zu müssen, daß hier die Einreißung der Kapsel eine sehr beträchtliche war. Ist dies letztere der Fall, so kann man wenigstens an der Leiche den luxierten Schenkel auch in die Rotation nach außen stellen.

Die Muskel, welche das Hüftgelenk zunächst umgeben, sind folgende: vorne der Rectus femoris, dessen Sehne mit dem oberen vorderen Teil der Kapsel verwachsen ist, und der

Iliopsoas, der den Gelenkskopf nach vorn und innen bedeckt und sich vermittelst eines Schleimbeutels, Bursa iliaca, über ihm verschiebt. Nach außen und hinten stehen der Glutaeus medius und minimus dem Schenkelkopf am nächsten, und noch weiter hinten der Pyriformis, Obturator und die Gemelli. Bei einer Verrenkung nach vorn wird der Iliopsoas und bei Verrenkung nach außen und hinten der Glutaeus minimus und pyriformis den Gelenkskopf zunächts zudecken. Bei der Luxatio ischiadica legt sich die Sehne des Obturator internus (wenn sie nicht abgerissen ist) fest und straff gegen den dislocierten Schenkelkopf an. Bei der Verrenkung aufs eiförmige Loch ist es der untere Rand des Obturator externus, nebst den Ursprüngen der Adduktoren, gegen welche der Schenkelkopf andrängt.

Wenn man den Schenkel zu exartikulieren hat, so muß auf möglichste Beschränkung des Blutverlustes gesehen werden. Die Bildung eines vorderen und hinteren Lappens hat bisher meist den Vorzug erhalten, weil sie eine rasches Operieren und ein wirksames Comprimieren der Schenkelarterie noch vor ihrer Durchschneidung (durch Hereingreifen hinter dem Messer) gestattet. Die Vorteile dieses Verfahrens sind aber, wie es scheint, mehr aus den Versuchen an der Leiche, als aus klinischen Erfahrungen abgeleitet worden. Wer sicher gehen will, wird erst die Schenkelarterie samt der Vene unter dem Poupartschen Bande unterbinden; von hier aus kann alsdann ein Lappenschnitt oder Ovalschnitt gemacht und, nach Eröffnung des Gelenks, die Ablösung hart um die Knochen herum mit Leichtigkeit ausgeführt werden.

Die Resektion des Schenkelkopfes wird am häufigsten von hinten her unternommen, wenn das Gelenk vereitert und der Kopf dislociert ist. Man bedarf hier zur Bloßlegung des Kopfes nur eines Schnittes durch den Glutaeus, hinter dem Trochanter hin. Soll eine Resektion des Schenkelkopfes von vorne her gemacht werden, so wird man den Knochen am zweckmäßigsten von der Linie her angreifen, welche Fig. 106 zeigt. Will man hier nur den Kopf wegnehmen, so muß der Schenkelhals quer durchsägt werden; sollte der große Trochanter mit weg, so wäre der Hautschnitt nach hinten zu verlängern und die Durchsägung des Knochens oberhalb des kleinen Trochanters vorzunehmen. Die Insertion des Psoas am kleinen Trochanter wird man vorzugsweise zu conservieren

Fig. 106.

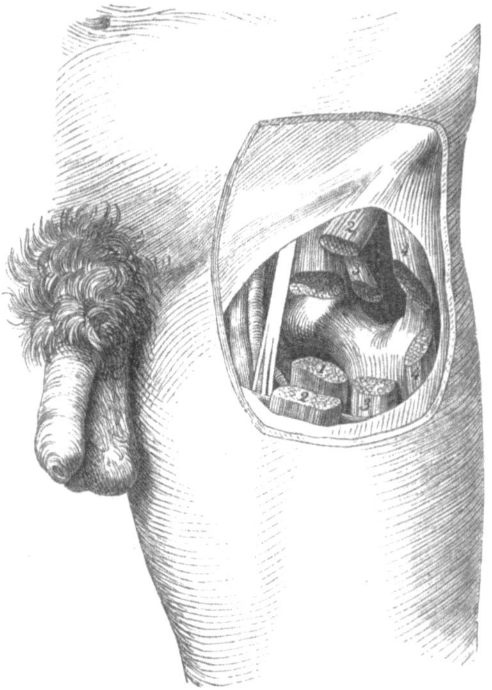

Das Hüftgelenk, nach querer Durchschneidung der vier vorderen Muskel, bloßgelegt und eröffnet, die Kapsel weggenommen und der Gelenkskopf ein wenig aus der Pfanne gehoben. 1. Iliopsoas. 2. Sartorius. 3. Rectus femoris. 4. Tensor fasciae. Nach innen vom Gelenk der N. cruralis, nebst A. und V. cruralis.

suchen müssen, da sie sehr wichtig ist für die Brauchbarkeit des Gliedes.

Fig. 107.

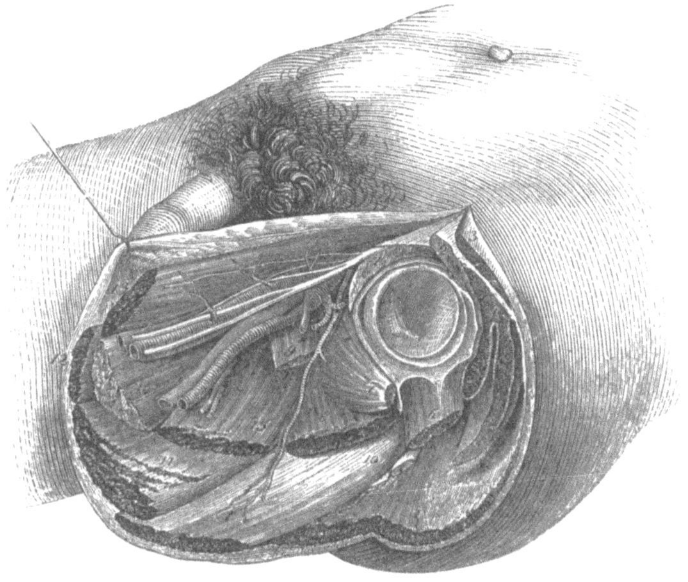

Die Wunde nach der Exartikulation des Schenkels durch einen vorderen inneren Lappenschnitt. 1. Psoas und Iliacus. 2. Rectus femoris. 3. Tensor fasciae. 4. Glutaeus medius und minimus. 5. Glutaeus magnus. 6. Pyriformis und die anderen kleinen Rotatoren. 7. Obturator externus. 8. Quadratus. 9. Pectinaeus. 10. Biceps nebst Semimembranosus und Semitendinosus. 11. Adductor magnus. 12. Gracilis 13. Sartorius. 14. Adductor longus. 15. Adductor parvus.

Die hauptsächlichsten Schleimbeutel, welche der Schenkelgelenksgegend angehören, sind die am Trochanter, am Tuber ischii, an der Fossa ileopectinaea, an der Incisura ischiadica minor. Die Bursa iliaca, der Schleimbeutel für den Iliopsoas auf dem Rand des Darmbeines, welcher sich bis auf die Kapsel herab erstreckt, besitzt zuweilen mit dem Gelenk selbst Kommunikation. Ebenso der für den Obturator internus, welcher an der Umbeugungsstelle des letzteren Muskels auf der Incisura ischiadica minor seinen Sitz hat. Der Beutel am Sitzhöcker liegt nahe unter der Haut. Zuweilen findet sich auch ein subkutaner Schleimbeutel auf der Spina ilii. Der M. glutaeus hat fast immer einen großen Schleimbeutel, Bursa trochanterica, an der Stelle, wo er sich am Trochanter major reibt. Auch zwischen dem Trochanter und der Haut trifft man öfters einen Schleimbeutel. Man wird eine Geschwulst, besonders eine Wassersucht eines dieser Schleimbeutel nicht mit Absceß verwechseln dürfen.

Mittlere Schenkelgegend.

Im subkutanen Zellgewebe verlaufen vorn die Vena saphena und einige Hautnerven, N. cutaneus femoris superior und inferior. Hinter diesen liegt die Schenkelfascie. Der oberflächlichste von den Schenkelmuskeln ist der Sartorius, der sich von außen nach innen, von der Spina ischii zur inneren Seite des Knies, schief über die Mitte der vorderen Oberschenkelgegend herabzieht. Er liegt nicht ganz geradlinig, sondern beschreibt einen flachen Bogen mit Convexität nach innen, und er bedeckt die Arterie an der Stelle, wo man sie wegen des Kniekehlen-Aneurysmas gewöhnlich unterbindet. (Fig. 111.) Hinter dem Sartorius liegen an der frontalen Seite: nach außen der Quadriceps, nach innen die Adduktoren, Pectinaeus, Adductor longus, Gracilis, und etwas tiefer hinten der Adductor magnus und parvus.

An der hinteren Schenkelseite sieht man die drei Beugemuskel, die vom Tuber ischii entspringen, den Biceps, Semitendinosus und Semimembranosus. Der N. ischiadicus kreuzt sich mit dem Biceps, indem er hinter diesem Muskel nach innen und zur Mitte der Kniekehle hinläuft. Unterhalb der Mitte des Schenkels weichen die Beugemuskel in zwei Partien auseinander: der Biceps verstärkt durch seinen kurzen Kopf, geht zur äußeren, der Semimembranosus und Semitendinosus begeben sich zur inneren Seite der Kniekehle (Fig. 113). Der N. ischiadicus tritt unten zwischen beiden Muskelpartien hervor, so daß er gegen die Kniekehle hin nur noch von Haut und Fascie bedeckt ist.

Gegen das untere Drittel des Schenkels hin befindet sich der Adductor-Schlitz, d. h. die Stelle, wo die Arteria cruralis den Adductor magnus durchbohrt und so von der vorderen Seite des Schenkels zur hinteren tritt. Hinten erhält sie sodann den Namen A. poplitaea. (Figg. 110 u. 112.)

Die Muskelpartien der mittleren Schenkelgegend erhalten ihre Arterien von der Profunda femoris; zu den hinten gelegenen Muskeln begeben sich die Rami perforantes.

Fig. 108.

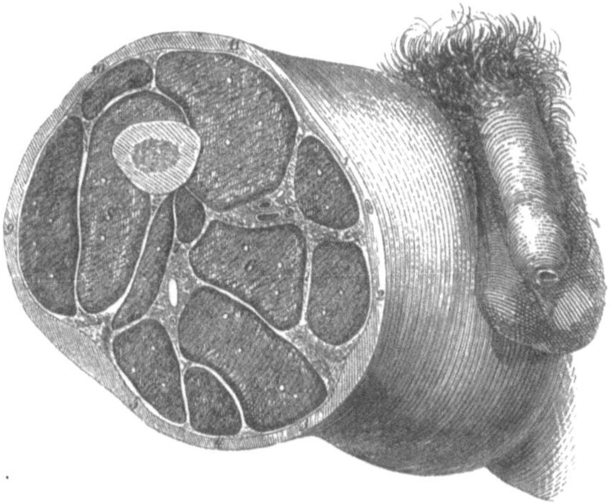

1. Sartorius. 2. Gracilis. 3. Semimembranosus. 4. Semitendinosus. 5. Biceps (langer Kopf), zwischen ihm und dem Knochen sieht man den kurzen Kopf. 6. Adductor magnus. 7. Adductor longus. 8. Cruralis. 9. Vastus externus. 10. Rectus. 11. Vastus internus.

Der nähere Verlauf der Schenkelarterie, welcher für die Unterbindung so höchst wichtig ist, verhält sich folgendermaßen: In der oberen Schenkelgegend liegt, wie in Figg. 106 und 107 zu sehen ist, die Arterie nur von Haut und Fascie bedeckt, nach innen von ihr die Vene, nach außen der N. cruralis, der anfangs durch die Fascia iliaca von der Arterie getrennt ist. Unterhalb des Hüftgelenks entfernt sich der

N. cruralis vom Iliopsoas, tritt nach vorn und, indem er alsbald in viele Fäden ausstrahlt, schickt er einen Ast, den N. saphenus, schief nach innen über die Arterie hin. Diese Kreuzungsstelle variiert übrigens, sie ist bald höher, bald tiefer gelegen. Gegen den Anfang des mittleren Drittteils vom Ober-

Fig. 109.

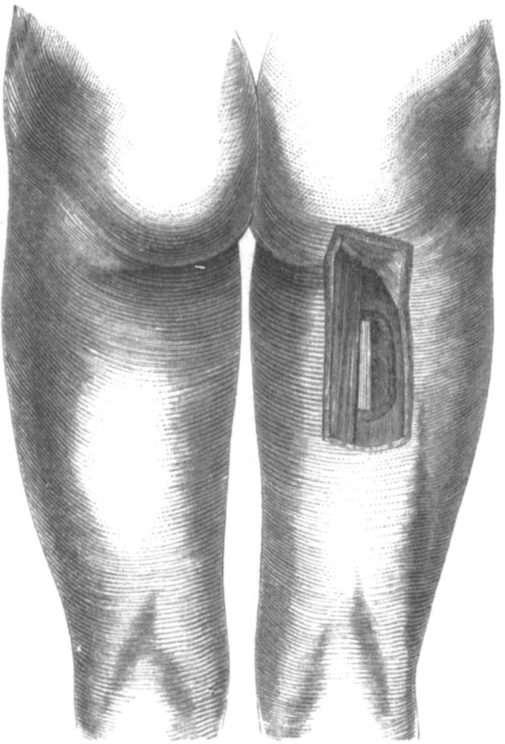

Der N. ischiadicus durch einen Fensterschnitt in den Musculus biceps bloßgelegt. Nach innen der Semimembranosus, nach oben der Glutaeus, hinter dem Nerv der Adductor parvus und magnus.

schenkels zieht sich der M. sartorius über das Gefäßpaket her; man muß also hier auf den Rand des Sartorius einschneiden und diesen Muskel nach außen ziehen lassen, um die Arterie bloßzulegen. Um sicher zu sein, daß man dabei den Sartorius nicht mit einem anderen Muskel verwechsle, hat man sich daran zu erinnern, daß die Faserung des Sartorius schief nach innen und unten geht, während die des Vastus internus (und ebenso die der Adduktoren) schief nach unten und außen gerichtet ist.

Fig. 110.

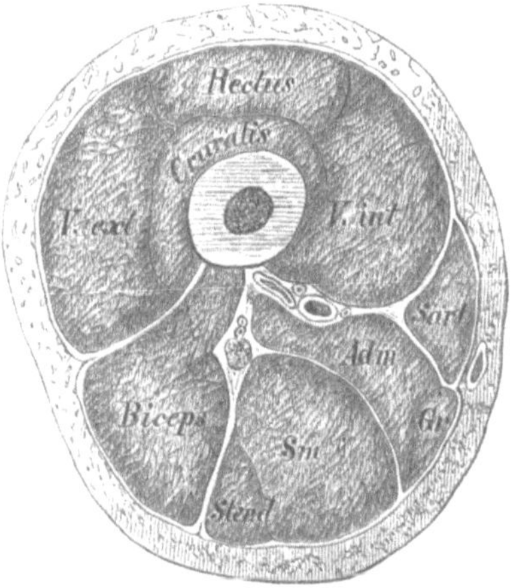

Durchschnitt des rechten Schenkels am Ende des mittleren Drittels, wo die Art. cruralis zwischen Adductor magnus und Vastus internus nach der Kniekehle hinläuft.

Man zieht die Gegend, wo die Arterie hinter dem Sartorius gelegen ist, also das mittlere Drittel des Schenkels, für die Unterbindung vor, obgleich weiter oben die Arterie oberflächlich liegt und von keinem Muskel bedeckt ist. Der Grund hiefür liegt in der A. profunda; man will nicht allzunahe an ihrem Ursprung unterbinden, um vor Nachblutungen desto sicherer zu sein. — Beim Bloßlegen und Isolieren der Schenkelarterie hat man sich in Acht zu nehmen, daß nicht die Vene, welche hier ziemlich genau mit der Arterie verbunden ist, dabei mit verletzt werde. Je mehr man sich dem unteren Drittel des Schenkels nähert, desto mehr findet man die Vene hinter der Arterie gelegen; beide Gefäße kreuzen sich allmählich so miteinander, daß unten die Arterie über die Vene herläuft. Ausnahmen, wobei die Vene vor der Arterie liegt und demnach die Arterie zudeckt, sind freilich nicht ausgeschlossen.

Fig. 111.

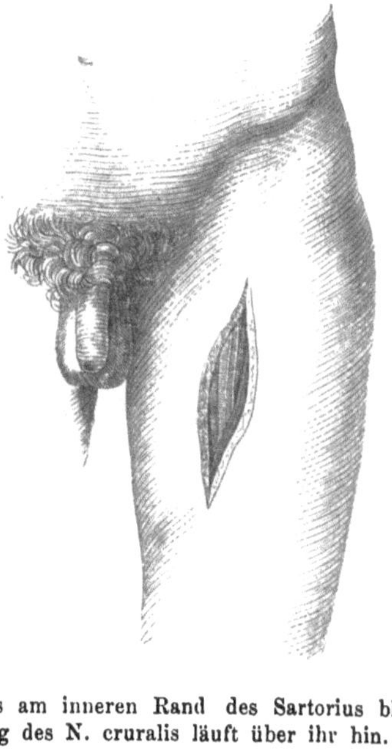

Die Arteria cruralis am inneren Rand des Sartorius bloßgelegt. Ein Zweig des N. cruralis läuft über ihr hin.

Ehe sich die Schenkelarterie nach hinten zur Kniekehlengegend begiebt, läuft sie eine Zeit lang in einer festen fibrösen Scheide, welche der Vastus internus und der Adductor magnus miteinander für sie bilden. An der Stelle, wo die Scheide zwischen Adductor und Vastus beginnt, sendet die Arterie einen Ast, die Anastomotica magna, zur inneren und vorderen Seite des Gelenkes hinab, und auch der N. saphenus verläßt hier die Schenkelarterie und zieht sich durch die Fascie durch zur Oberfläche. (Fig. 112.)

Fig. 112.

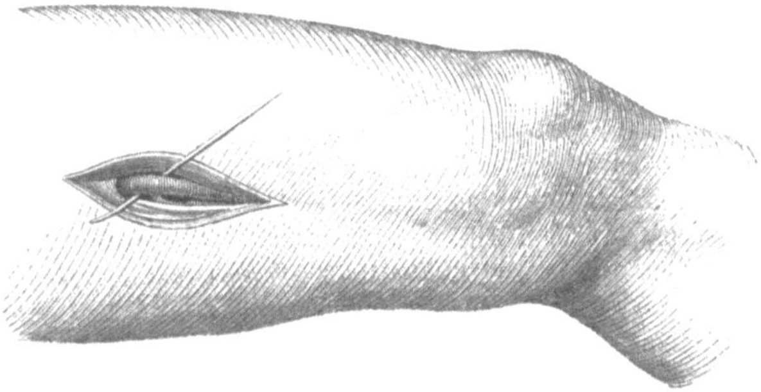

Die Schenkelarterie an ihrem Eingang in die Scheide zwischen Adductor magnus und Vastus blosgelegt. Man erkennt den N. saphenus und die A. anastomotica magna.

Man kann gar wohl, wenn es nötig ist, die Unterbindung der Schenkelarterie in ihrer Scheide am Adductor magnus vornehmen; außen über dem Sartorius wird eingeschnitten, die Fascie lata gespalten und nun, mit Vermeidung der Anastomotica und des N. saphenus, in die Scheide eingedrungen. Die Arterie und Vene sind aber hier so eng miteinander verwachsen, daß sie schwer voneinander zu trennen sind. Die Operation ist um so viel schwieriger als oben, daß niemand sie gerne machen wird, wo man die Unterbindung an der gewöhnlichen Stelle vorzunehmen imstande ist. Bei Verletzung der Ader an dieser Stelle wird man immer darauf gefaßt sein müssen, auch die Vene hinter der Arterie verletzt zu treffen; man wird dann auch beide Gefäße nebeneinander unterbinden müssen.

Kniegegend.

Man trifft unter der Haut in der vorderen Kniegegend den auf dem Knochen angewachsenen Schleimbeutel der Kniescheibe, seitlich nach innen den N. saphenus, noch weiter innen die Vena saphena.

Trennt man sodann die Fascia lata von den vorderen Muskelpartien ab, so erkennt man die Sehne des Quadriceps, wie sie ihrem größten Teil nach sich an die Kniescheibe ansetzt, mit ihren seitlichen Fasern aber zu beiden Seiten der Patella herabsteigt und sich an die Tibia inseriert. Unterhalb der Kniescheibe zeigt sich gerade in der Mittellinie das Ligamentum patellae, die eigentliche Fortsetzung der Sehne des Quadriceps, welche sich an der Tuberositas tibiae ansetzt. Hinter dem Quadriceps liegt der Subcruralis, ein kleiner Muskel, welcher der oberen Ausstülpung der Gelenkskapsel als Kapselspanner dient. Oberhalb der Patella setzt sich die seröse Gelenkhöhle noch eine ziemliche Strecke weit zwischen dem Quadriceps und dem Schenkelknochen nach oben fort, und zwischen dieser Fortsetzung der Synovialhöhle und dem Quadriceps ist zuweilen noch ein besonderer Schleimbeutel befindlich, der übrigens häufig auch mit dem Gelenk kommuniziert. Man findet nicht selten, daß bei Exsudationsprozessen im Gelenk vorzugweise diese Partie sich ausdehnt und eine Geschwulst oberhalb des Kniees bildet.

Hinter dem Ligamentum patellae befindet sich ebenfalls ein Schleimbeutel, nämlich zwischen dem Band und dem oberen Rand des Tibiaknochens, über diesem Schleimbeutel ist die Sehne des Quadriceps durch eine dicke Fettlage von der Gelenkhöhle getrennt (Fig. 117). Wenn man das Kniescheibenband und die seitlichen Fortsetzungen des Quadriceps rings wegnimmt, so kommt man zur Gelenkskapsel, die durch mehrere, zum Teil unregelmäßige fibröse Faserbündel verstärkt ist. — Die halbmondförmigen Knorpel stehen so mit der fibrösen Kapsel in Verbindung, daß beide Teile sich gegenseitig in ihrer Lage befestigen. — Auf der inneren Seite trifft man vor der Kapsel und deutlich unterschieden von derselben das innere Seitenband; das äußere, das tiefer und mehr nach hinten gelegen ist, verbindet sich mehr unmittelbar mit der Gelenkskapsel.

Unterhalb des Kniees, an der Spina tibiae, setzen sich die Sehnen des Sartorius, Gracilis und Semitendinosus (Pes anserinus) miteinander an; ihre Insertion geht bis zur Mittellinie des Beins, ein breiter Schleimbeutel befindet sich zwischen ihnen und der inneren Seite des Tibiaknochens. Wenn man weit oben am Unterschenkel, nahe unter dem Knie, amputiert, so geht der Schnitt durch den Pes anserinus und ein Teil des geöffneten Schleimbeutels bleibt in der Wunde zurück.

In der Kniekehle liegen am oberflächlichsten die Vena saphena minor, welche hier mit der Vena poplitaea durch die Fascie durch kommuniziert und die Nervi cutanei posteriores. Ebenso eine Lymphdrüse oder auch deren zwei. Nimmt man die Fascie weg, die sich als Fortsetzung der Fascia lata seitlich vom Biceps zum Semimembranosus herüberspannt, so trifft man die großen Nerven und Gefäße der Kniekehlengegend. Sie liegen in der Grube zwischen den beiden Schenkelcondylen und in dem spitzig-ovalen Raum, welchen von oben her der Biceps und Semimenbranosus, von unten her die beiden Gastrocnemii divergierend umschreiben und begrenzen. Es ist hier viel Fett angehäuft, durch welches die Auffindung der Arterie erschwert werden kann; die Nerven liegen oberflächlicher und der starke Strang des N. ischiadicus liegt so nahe unter der Haut, daß er in der Mitte der Kniekehle durch die Haut durch zu fühlen ist. Ebenso kann man am Rand der Sehne des Biceps den N. peronaeus fühlen.

Schon in der oberen Kniekehlengegend trennt sich der N. peronaeus vom Hauptstamm des Ischiadicus und zieht sich neben dem Biceps zur Gegend des Fibula-Gelenks. Er läuft so nahe am Biceps, daß man bei einem Muskelschnitt an dem letzteren sich in Acht nehmen muß, diesen Nerven nicht zu verletzen.

Der N. ischiadicus läuft ein wenig schief von außen nach innen, so daß er sich mit der Arterie unter einem sehr spitzigen Winkel kreuzt; er begiebt sich sodann hinter die quer herübergespannte Aponeurose, welche in der unteren

Fig. 113.

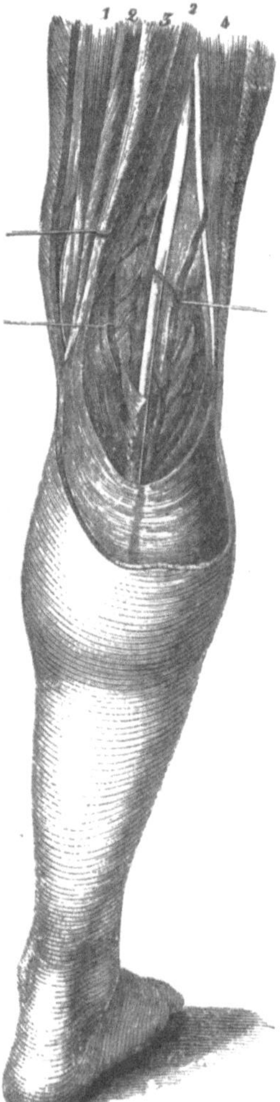

Die Kniekehlengegend des rechten Beines freipräpariert und die oberflächlichen Teile auseinandergezogen. 1. Gracilis. 2. 2. Semimembranosus. 3. Semitendinosus. 4. Biceps.

Kniekehlengegend von der Tibia und Fibula entspringt und zwischen dem Soleus und den tiefen Wadenmuskeln sich ausbreitet.

Die Vena poplitaea liegt oberflächlicher als die Arterie, so daß sie die Arterie fast zudeckt. Da sie aber etwas weiter nach außen (nach der Fibulaseite) liegt, so sieht doch der innere Rand der Arterie etwas hinter ihr hervor. Man muß die Vene bei Seite ziehen, um die Arterie deutlich zu sehen. Die beiden Gefäße liegen eng beisammen in ihrer Scheide; hinter den Gefäßen liegt der Schenkelknochen, ferner die Gelenkskapsel und der vom Condylus externus schief nach innen und unten laufende M. poplitaeus.

An dem oberen Rand der tiefen Wadenaponeurose angekommen, spaltet sich die Arteria poplitaea in eine Tibialis antica, Tibialis postica und Peronaea, welches die drei Hauptarterien des Unterschenkels sind. In ihrem Verlauf durch die Kniekehle giebt die Arteria poplitaea fünf Zweige zur Gelenksgegend ab, nämlich, zwei obere, zwei untere und einen mittleren. Von innen und oben kommt die Anastomotica magna zum Kniegelenk herab, und von außen und vorne tritt die Recurrens von der Tibialis antica herauf, so daß man im ganzen sieben kleinere fürs Kniegelenk bestimmte Arterien aufzählen kann.

Fig. 114.

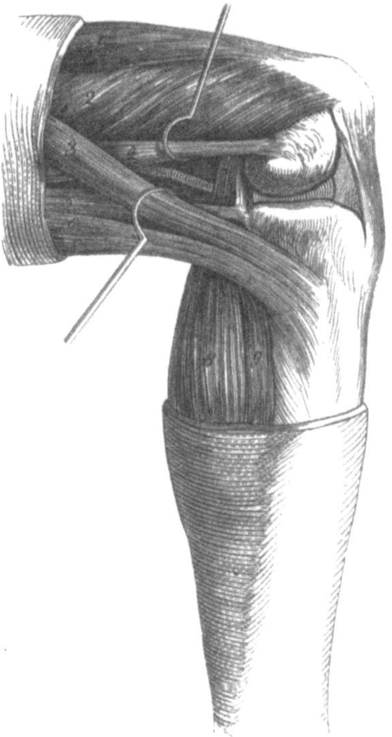

Kniegelenksgegend von der inneren Seite her, in der Beugestellung betrachtet. 1. Rectus. 2. Vastus internus. 3. Sartorius. 4. Adductor magnus. 5. Semimembranosus. 6. Semitendinosus. 7. Gracilis. 8. Gastrocnemius internus. 9. Soleus. Man erkennt im Kniekehlenraum die A. poplitaea.

Die Unterbindung der Kniekehlenschlagader wurde bisher wenig unternommen; man zog meistenteils wegen der Schwierigkeit derselben und wegen der Größe des Schnittes, der nötig wäre, die Unterbindung der Cruralis vor. Auch die Unterbindungsmethode von Jobert, nach welcher man von innen her bei gebogenem Knie durch einen Schnitt zwischen Adductor magnus und Semimembranosus (vgl. Fig. 114) auf die Poplitaea eindringen soll, hat man gewiß mit Unrecht für zu schwierig erklärt. Sie ist ohne alle Nebenverletzung leicht und sicher auszuführen. (In der Marburger Klinik wurde sie im Jahr 1871 mit gutem Erfolg gemacht.)

Fig. 115.

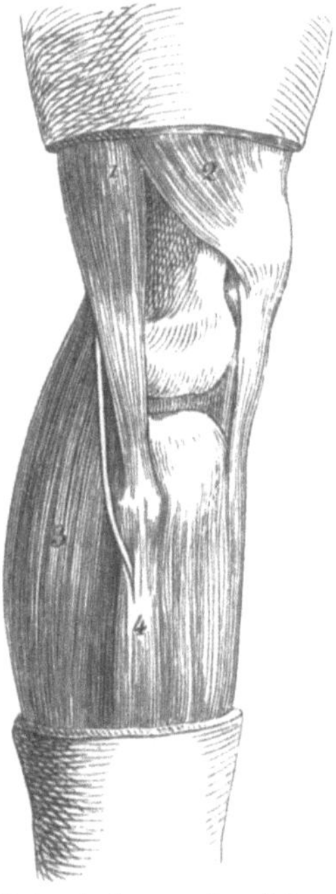

Kniegelenksgegend auf der Außenseite freipräpariert. 1. Biceps. 2. Vastus externus. 3. Gastrocnemius. 4. Peronaeus longus. Man erkennt die Stelle, wo der N. peronaeus den Wadenbeinmuskel durchbohrt.

Zu beiden Seiten der Kniekehle liegen zunächst die Sehnen des Gastrocnemius: neben dem Gastrocnemius externus entspringt der Plantaris, der sich zwischen letzterem und dem Soleus durch schief nach innen und unten zieht. Seitwärts an den beiden Köpfen des Gastrocnemius laufen die Sehnen des Semimembranosus und Biceps herab; beide, besonders aber der erstere, mit Schleimbeutel versehen. Hinter dem Ursprung des Poplitaeus am äußeren Condylus befindet sich ebenfalls ein Schleimbeutel. Nach oben und außen von der Insertion des Biceps liegt das Ligamentum laterale externum, nach unten und innen der Nervus peronaeus.

Das Kniegelenk besitzt von allen Gelenken die größten Knochen- und Knorpelflächen und die größte Synovialhöhle. Es enthält auch mehr Synovialflüssigkeit als die anderen Gelenke und zeichnet durch Reichtum an subserösem Fettgewebe sich aus. Die Synovialhöhle setzt sich nach oben und vorn ziemlich weit über die Kniescheibengegend hinauf fort, sie überzieht auch die äußere Seite der Schenkelcondylen zu einem ziemlichen Teil, und sie steht öfters in Communikation mit dem Schleimbeutel des Quadriceps, des Semimembranosus, des Poplitaeus, ebenso mit der Gelenkhöhle des oberen Fibula-

Fig. 116.

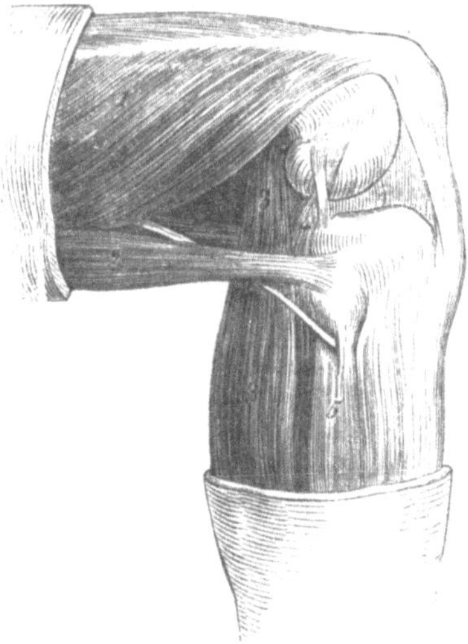

1. Vastus externus. 2. Biceps. 3. Gastrocnemius externus. 4. Poplitaeus. 5. Peronaeus longus.

Gelenkes. Vermöge der Communikationen dieser Art kann ein Exsudat des Kniegelenkes sich in diese Ausbuchtungen hinein versenken, oder auch von dort aus sich entleeren. Auf eben diesem Wege kann es künstlich entleert werden, oder es könnte auch, gegen die Absicht des Operateurs, durch Eröffnung einer dieser Höhlen das Kniegelenk indirekt mit eröffnet werden.

Das Knie bildet ein zusammengesetztes Gelenk; vorn artikuliert die Patella, unten und hinten die Tibia mit dem Schenkelknochen. Die Kniescheibe sitzt als Sehnenknochen in der Sehne des Quadriceps, auf ihrer Oberfläche setzen sich noch einige sehnigte Fasern zum Lig. patellae fort, seitlich legen sich die äußeren und inneren Fasern des Quadriceps an sie an. Eine Menge fibröser Fasern geht strahlig nach außen und unten von der Kniescheibe zu den Schenkelcondylen und dem Rand der Tibia-Gelenkfläche. Durch diese Teile wird die Patella in ihrer Lage befestigt; sind dieselben erschlafft oder gerissen, so ist eine Dislokation der Patella zu erwarten. Bei seitlichen Rupturen wird eine Luxation der Patella nach außen oder innen entstehen können; reißt das Kniescheibenband entzwei, so wird die Kniescheibe nach oben verrückt werden. Bei einem Querbruch der Patella kommt es auf die Integrität der seitlichen fibrösen Partien an, ob ein starkes oder nur ein mäßiges und unbedeutendes Auseinanderweichen der Bruchstücke eintreten wird.

Auf ihrer hinteren Seite ist die Patella großen Teils überknorpelt, nur ihr unteres Ende ist hinten mit Fettgewebe und Synovialhaut bedeckt. Seitlich unten schließen sich zwei mit vielem subserösem Fett versehene Synovialfalten, die Lig. alaria und mitten das Marsupialband (Lig. mucosum), dem unteren Rand der Kniescheibe auf ihrer hinteren Seite an. Mittelst dieser Synovialfalten wird die Höhle des Kniegelenkes gleichsam in zwei Partien abgeteilt, in die für die Kniescheibe und in die für die Tibia. Die Gelenkhöhle für die Tibia wird sodann durch das Marsupialband, eine von vorn nach hinten, unterhalb der Kniescheibe sich hinziehende Falte, in zwei seitliche Hälften geschieden.

Die Kniescheibe steht mit ihrer größeren Hälfte dem äußeren Schenkelcondylus gegenüber. Diese ist auch einige Linien höher hinauf überknorpelt als der andere. Bei ge-

Fig. 117.

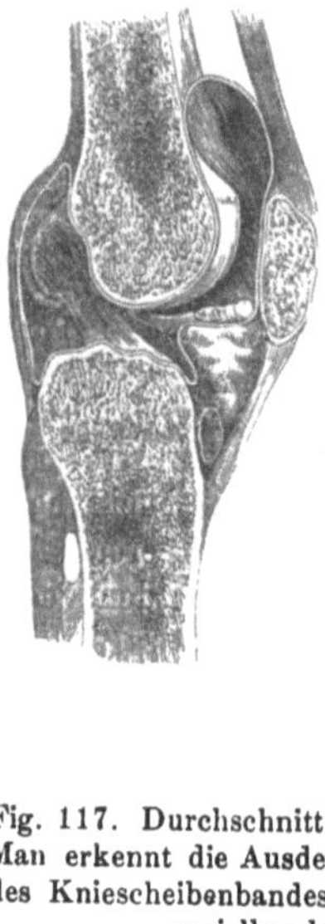

Fig. 117. Durchschnitt des linken Kniegelenkes von innen her betrachtet. Man erkennt die Ausdehnung der Gelenkhöhle, die Stellung der Patella, des Kniescheibenbandes und seines Schleimbeutels, ferner die des Marsupialbandes und des Lig. cruciatum externum.

streckte m Bein liegt die Kniescheibe so auf dem Schenkelknochen, daß ihr oberer Teil nicht mehr ganz dem Knorpel des Schenkelknorrens entspricht, sondern dem mit Synovialhaut überzogenen Teil des Knochens gegenübersteht. Aus diesem letzteren Umstand wird man es wohl mit Malgaigne erklären müssen, daß zuweilen eine Luxation der Kniescheibe vorkommt, wo sich diese auf ihren Rand stellt, der alsdann auf dem Schenkelknochen sich anstemmt und, wie es scheint, hineinwühlt. Durch eine kräftige Beugebewegung, die man mit dem Schenkel vornimmt, soll die Kniescheibe wieder gegen den überknorpelten Teil des Schenkelknorrens herabgezogen werden können und so aus ihrer eingekeilten Stellung wieder frei werden.

Das Knie besitzt kein ganz vollständig entwickeltes Kapselband, doch trifft man nach allen Seiten hin fibröse Fasern, welche vom Schenkel und der Patella zur Tibia und zum äußeren Rand der halbmondförmigen Knorpel hingehen. Die Befestigung des Schenkels auf der Tibia beruht hauptsächlich auf den seitlichen und den gekreuzten Bändern. Erstere dienen besonders bei gestrecktem Bein zur Verhütung jeder seitlichen Abweichung und Verdrehung; die gekreuzten Bänder hindern vorzüglich das Rück- oder Vorwärtsgleiten der beiden Knochen aufeinander. Beim gebogenen Zustand ist eine Rotation nach außen im Kniegelenk möglich: der innere Condylus der Tibia bleibt aber dabei so ziemlich auf seiner Stelle und bildet die Achse der Rotation, der äußere tritt etwas nach hinten oder vorn. Eine mit Verdrehung verbundene Luxation wird demnach vorzüglich in der gebogenen Lage erleichtert sein, und es wird auch die Einrichtung bei gebogener Lage vorgenommen werden müssen.

Die traumatische Verrenkung des Kniees nach hinten oder vorn ist nur bei ganz besonderen und heftigen Gewalteinwirkungen möglich; es müssen Zerreißungen der gekreuzten und seitlichen Bänder, sowie des hinten befindlichen Lig. poplitaeum vorausgesetzt werden, wenn eine so bedeutende Dislokation rasch entstehen soll. Die Verrenkung des Unterschenkels nach vorn wird infolge einer Überstreckung (Dorsalflexion), die nach hinten wird nur durch eine direkt nach hinten treibende Gewalt entstehen können. Anders verhält es sich bei der spontanen Luxation nach hinten: man sieht diese nicht selten im Gefolge von Kniekontrakturen, und sie scheint besonders davon abgeleitet werden zu müssen, daß der Tibiakopf, wenn er wegen Verwachsung der Kniescheibe nicht nach vorne gleiten kann, durch jeden Beugungsversuch abgehebelt und nach hinten getrieben wird. Bei schlaffem Kniegelenk wirkt schon die Schwere des Unterschenkels, während des Bettliegens, auf Luxation nach hinten hin.

Die Sicherheit der Bewegungen des Kniegelenkes beruht auf der Aufnahme der Schenkelcondylen in den Ausschnitt der halbmondförmigen Zwischenknorpel; durch diese Zwischenknorpel, die vorn und hinten mit der Tibia und außen herum mit der Gelenkskapsel verwachsen sind, wird für die Schenkelcondylen eine Pfanne auf der Tibia gebildet, in der sie artikulieren. Bei Erschlaffung des Gelenkes kann der Zwischenknorpel zwischen den Knochen (oder auch der Schenkelcondylus über die Knorpel) hinausgleiten und dadurch die Bewegung ein schmerzhaftes Hindernis erfahren. Beim starken Beugen des Kniees richtet sich diese Art von Dislokation wieder ein. Da nur der äußere Zwischenknorpel eine größere Beweglichkeit besitzt, die zu den Drehungen nach außen nötig war, so ist wahrscheinlich auch dieser Knorpel vorzugsweise einer Dislokation fähig. Es läßt sich annehmen, daß die Rotation des Schienbeines nach innen zur Wiedereinrichtung hülfreich sein mag.

Die Exartikulation im Kniegelenk hat das Ungünstige, daß dabei von der Gelenkhöhle ein großer Teil zurückbleibt, welcher Eiterung befürchten läßt. Außerdem ist eine große Knochenfläche zu bedecken und folglich ein großer Lappen nöthig. Die Bildung eines vorderen Lappens verdient den Vorzug vor der hinteren Lappenbildung; es ist anzunehmen, daß die derbe Haut der Kniescheibengegend eine günstigere Bedeckung für den Stumpf giebt, als die zarte Haut der Kniekehlen- und Waden-Gegend.

In manchen Fällen ist die Amputation durch die Condylen nebst querer Durchscheidung der Kniekehlenteile (Fig. 118) ganz empfehlenswert.

Die Resektion im Knie kann ohne Verletzung von wichtigeren Nerven und Gefäßen, zur Not sogar (wenn man seitliche Einschnitte macht) ohne Quertrennung eines Muskels gemacht werden. Gewöhnlich wird aber der Quadriceps abgetrennt und die Kniescheibe dabei weggenommen. Will man über die Schenkelcondylen hinaufgehen, so müssen die Insertionen

Fig. 118.

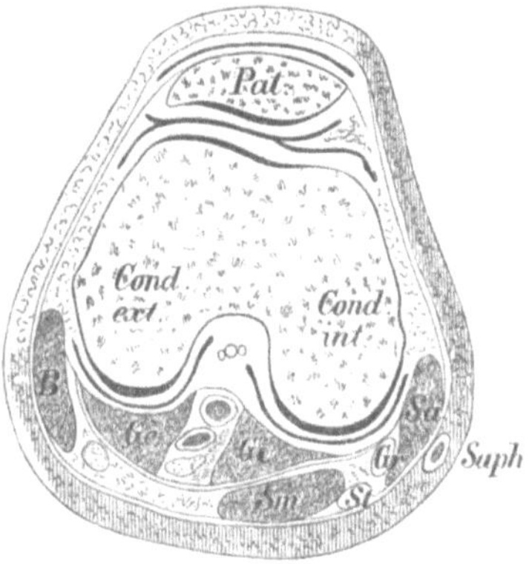

Querschnitt über dem rechten Kniegelenk, man sieht die Muskeldurchschnitte vom Biceps, Gastrocnemius externus und internus, Semimembranosus, Sartorius. Vom Semitendinosus und Gracilis erkennt man die Sehnendurchschnitte; zwischen dem Gastrocnemius externus und internus den N. tibialis, die Vena und Art. poplitaea; tiefer noch die durchschnittene A. und V. articularis media.

des Gastrocnemius abgetrennt werden; soll die Spannung des Biceps und Semimembranosus (bei spitzwinkligen Contrakturen) überwunden werden, so wird man diesen Zweck am besten durch etwas tiefere Excision des Tibia- und Fibulakopfes erreichen können. Die beiden Kniekehlenmuskel verlieren hierdurch ihre Insertionen und somit auch ihre Widerstandsfähigkeit.

Zur Kniegegend gehört auch das obere Fibulagelenk. Es besteht in einer straffen Verbindung zwischen dem hinteren Teil des äußeren Tibiacondylus und dem Köpfchen der Fibula. Das oberste Ende des Wadenbeins ragt über das Gelenk hinaus, um dem M. biceps und dem Lig. laterale externum zum Ansatz zu dienen. Zuweilen erstreckt sich am äußeren Seitenband herab ein Fortsatz der Kniegelenkshöhle, wodurch die letztere mit dem Fibula-Gelenk kommuniziert. Das Fibula-Gelenk ist umgeben: oben vom Biceps, seitlich vom Soleus und Peronaeus longus, nach vorn von den obersten Fasern des Extensor communis. Der Nervus peronaeus läuft am Hals des Fibula-Gelenkskopfes um diesen herum, zwischen den Fasern des Peronaeus longus durch, zur vorderen Seite des Unterschenkels; bei einer Operation am Fibulagelenk müßte man diesen Verlauf des Nervs wohl in Betracht ziehen. (Vgl. Fig. 116.)

Unterschenkel.

Unter der Haut am Unterschenkel trifft man die Vena saphena major und minor, den N. saphenus major, suralis und peronaeus externus. Die Vena saphena major entspringt am inneren Rand des Fußes und läuft am inneren Teil des Unterschenkels seitlich an der Wade zur inneren Kniegegend hinauf. Sie wird begleitet vom N. saphenus. Die Saphena minor wendet sich vom äußeren Fußrand her um den äußeren Knöchel nach hinten und geht, von einem oberflächlichen Blatt der Aponeurose bedeckt, zur mittleren Wade und Kniekehle. Mit ihr verläuft der N. suralis communicans. (Vgl. Fig. 113.) Der N. peronaeus externus läuft hinter der Fascie des M. peronaeus longus an der vorderen äußeren Seite des Unterschenkels, um sich zum Fußrücken zu begeben.

Die Muskel liegen in folgender Ordnung, von innen nach außen und hinten um die Unterschenkelknochen herum: Tibialis anticus, Extensor hallucis, Extensor communis, Peronaeus tertius, Peronaeus longus, Peronaeus brevis, Flexor hallucis, Tibialis posticus, Flexor communis. Die drei letzteren sind vom Gastrocnemius mit seinen beiden Köpfen und vom Soleus bedeckt. Die schmale Sehne des Plantaris zieht sich zwischen Gastrocnemius und Soleus von außen nach innen schief durch, um sich dem inneren Rand der Sehne des letzteren anzuschließen. Bemerkenswert ist die Kreuzung des Tibialis posticus mit dem Flexor dig. communis; unter der Mitte des Unterschenkels wendet sich der Tibialis mehr nach vorn und seine Sehne kommt sonach innen an der Tibia zum Vorschein.

Ein großer Teil des Tibiaknochens, nämlich die ganze nach innen und vorn gekehrte Fläche desselben, liegt ohne Muskelbedeckung hinter der Haut. Nirgends complizieren sich daher die Frakturen so häufig mit Hautverletzung wie hier. Auch die schwierige Heilung mancher Beingeschwüre erklärt sich mit daraus, daß diese eiternden Substanzverluste der Haut meist den vorderen Teil der Tibia zum Boden haben.

Fig. 119.

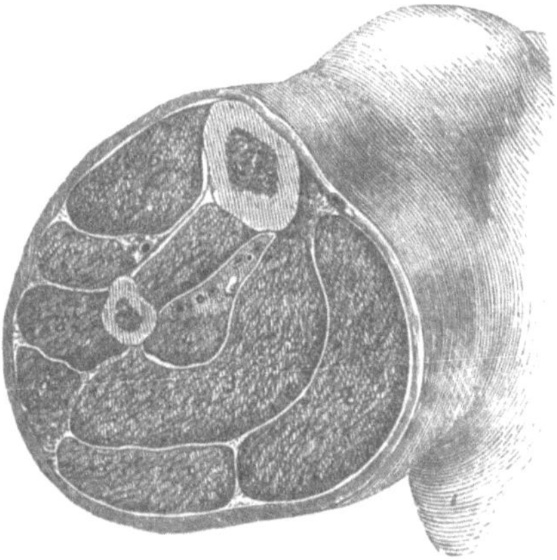

1. und 2. Gastrocnemius. 3. Soleus. 4. Flexor hallucis, hinter ihm die A. peronaea. 5. Tibialis posticus nebst dem Flexor communis, zwischen ihm und dem Soleus die A. tibialis postica nebst zwei Venen und der N. tib. posticus. 6. Tibialis anticus. 7. Extensor communis; zwischen beiden letzteren die A. tibialis antica nebst Venen, und der N. tibialis anticus. Den Extensor hallucis sieht man in diesem Durchschnitt nicht, da er erst weiter unten entspringt. 8. Peronaeus longus. 9. Peronaeus brevis. 10. Vena saphena und N. saphenus.

Die Weichteile des Unterschenkels sind durch die starke Fascie in vier Abteilungen gebracht: 1) eine vordere, die den M. tibialis anticus, Extensor hallucis, Extensor communis und Peronaeus tertius nebst der Arteria tibialis antica und dem Nervus tibialis anticus enthält; 2) eine äußere Abteilung mit dem Peronaeus longus und brevis und N. peronaeus externus;

3) eine oberflächliche hintere, mit dem Gastrocnemius und Soleus nebst der Sehne des Plantaris; 4) eine tiefe hintere Abteilung, in welcher der Flexor communis, Tibialis posticus und Extensor hallucis nebst der Arteria peronaea und Tibialis postica und dem Nerven gleichen Namens enthalten sind.

Die Art. tibialis antica muß, um zur vorderen Seite des Beines zu gelangen, das Ligamentum interosseum durchbohren. Sie thut dies nicht bei allen Individuen in gleicher Höhe; bei dem einen geht sie im oberen Winkel des Zwischenknochenraumes durch, bei anderen tiefer unten, z. B. einen Zoll unterhalb des Winkels. Vorne angekommen schickt sie die Recurrens articularis zur vorderen Kniegelenkseite hinauf. (Fig. 120.) Die Arterie ist an ihrer Durchschnittsstelle ziemlich fest mit dem Ligament verwachsen, so daß die von einigen geäußerte Furcht einer Zurückziehung der Arterie hinter das Ligament bei hohen Amputationen durchaus unbegründet erscheint.

Die Unterbindung der Tibialis antica in ihrem oberen Verlauf ist ziemlich schwierig; sie liegt anfangs zwischen dem Tibialis anticus und Extensor communis, auf dem Extensor hallucis. Gegen die Mitte des Unterschenkels findet man sie in dem Zwischenraum zwischen Tibialis anticus und Extensor hallucis; unten am Fußgelenk geht die Sehne des letzteren Muskels über sie weg und kreuzt sich schief mit ihr, so daß die Ader von dort an zwischen Extensor hallucis und Extensor communis zu suchen ist. Wollte man das Gefäß in der Mitte des Unterschenkels unterbinden, so hätte man sich in Acht zu nehmen, daß man nicht anstatt des Muskelzwischenraumes zwischen Tibialis und Extensor hallucis in den weiter nach außen gelegenen Muskelzwischenraum hineinkäme. Der N. tibialis anticus kreuzt sich mit der Arterie, er liegt anfangs außen, da er ums Wadenbein herumlaufend und den M. peronaeus longus und Extensor communis durchbohrend sich erst zwei Zoll unter dem Knie zur Arterie gesellt; er geht dann so vor der Arterie weg, daß er am unteren Teil des Unterschenkels auf ihrer inneren Seite verläuft.

Die Arteria peronaea liegt sehr tief im Winkel zwischen der hinteren Seite des Wadenbeines und dem M. flexor hallucis (vgl. Fig. 121). Man müßte, um sie bloßzulegen, den äußeren Rand des Soleus nebst dem Flexor hallucis vom Wadenbein trennen und sie stark zur Seite ziehen.

Die Tibialis postica kann am oberen Teil des Unterschenkels nur durch einen sehr tiefen und großen Schnitt, wobei man den inneren Rand des Soleus und die Aponeurose hinter demselben, parallel mit dem Rand des Schienbeines, trennt, bloßgelegt werden. Man trifft hier die Arterie umgeben von zwei Venen; noch weit hinten liegt der Nerv. Unten, gegen das Fußgelenk hin, findet man die Arteria tibialis mit Leichtigkeit durch einen Schnitt, welcher mitten zwischen der Tibia und der Achilles-Sehne durch die Haut und Fascie durchgeht. Der Puls ist an dieser Stelle ohne Mühe zu fühlen. Vom inneren Knöchel aus wird die Fascie, welche die Arterie bedeckt, durch die quergehenden Fasern des Lig. laciniatum verstärkt. Der Nerv liegt hier hinter der Arterie und etwas mehr nach der Mittellinie.

Die beiden hauptsächlichsten Nerven am Unterschenkel begleiten die gleichnamigen Arterien, mit der Ausnahme, daß der N. tibialis anticus nicht aus dem Knochenzwischenraum herauskommt, sondern als Nervus peronaeus um das Wadenbein herum läuft, den Kopf des M. peronaeus longus und Extensor communis durchbohrt und so als Tibialis anticus zur Arterie hinzutritt. Der andere Hauptast des N. peronaeus, der P. externus läuft von dem Kopf des M. peronaeus longus an gerade nach unten hinter der Fascie, die er im unteren Drittel des Unterschenkels durchbohrt, um von da an subkutan zu verlaufen.

Fig. 120.

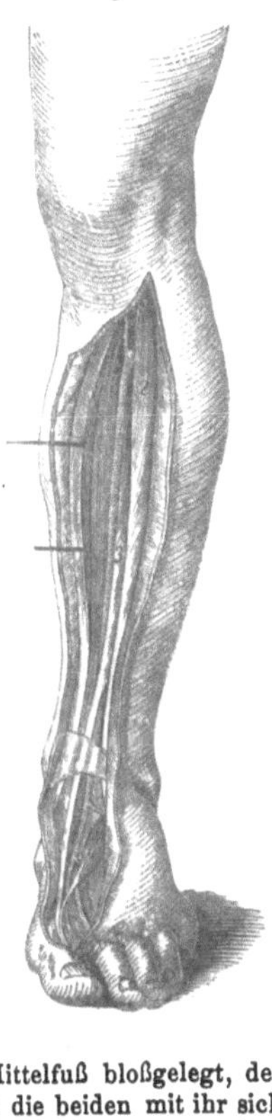

Die A. tibialis antica in ihrem Verlauf bis zum Mittelfuß bloßgelegt, der N. tibialis anticus weggeschnitten. Man erkennt die beiden mit ihr sich kreuzenden Strecksehnen der großen Zehe. 1. M. tibialis anticus. 2. Extensor communis. 3. Extensor hallucis longus. 4. Extensor hallucis brevis.

Der Schienbeinknochen ist ausgezeichnet durch die sehr scharfe, nach vorn gerichtete Kante, welche man besonders an seinem mittleren Drittel wahrnimmt. Am unteren Drittel ist dieselbe mehr abgerundet und verschwindet allmählich. Diese Kante begünstigt die Bildung scharfer Frakturenden und Amputationsecken, die Teilung von Bleikugeln in zwei Teile, die Erzeugung scharfrandiger Wunden durch stumpfe Gewalt, die leichte Entstehung von Druckbrand bei Verbänden, so daß sie in chirurgischer Beziehung ihre nicht geringe Wichtigkeit hat. — Die Weite des Knochenzwischenraumes zeigt sich bei verschiedenen Individuen ziemlich variabel. Im allgemeinen ist er im unteren Drittel bedeutend kleiner als oben, wo eine Musketenkugel wohl durchdringen kann, ohne die Knochen zu verletzen.

Fig. 121.

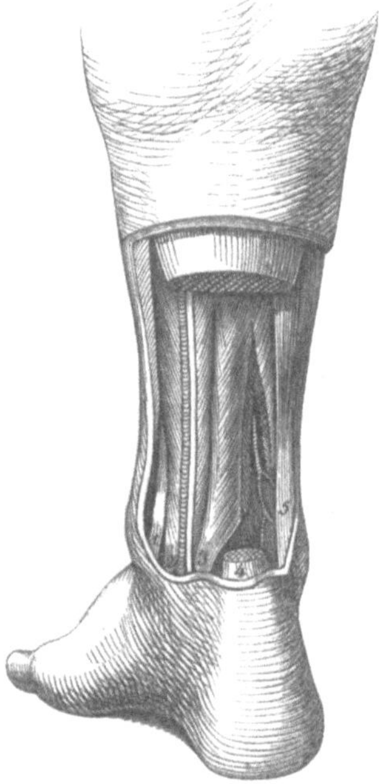

Die Achilles-Sehne weggenommen und in den M. flexor hallucis ein Schnitt gemacht, um die Lage der A. peronaea zu sehen. 1. Tibialis anticus. 2. Flexor communis. 3. Flexor hallucis. 4. Achilles-Sehne, abgeschnitten. 5. Peronaeus longus. Zwischen 2 und 3 die A. tibialis postica nebst dem N. tibialis posticus.

Fußgelenk.

In der subkutanen Schichte liegt am Fußgelenk die Vena saphena, die man einstens zum Aderlassen am Fuß benützte. Man wählte in der Regel die Stelle, wo die Vene über den Knochen hinläuft. Es ist unmöglich, hierbei andere Weichteile zu verletzen, wenn nicht zufällig einer der kleineren Hautnerven unter die Lanzette kommt.

Fig. 122.

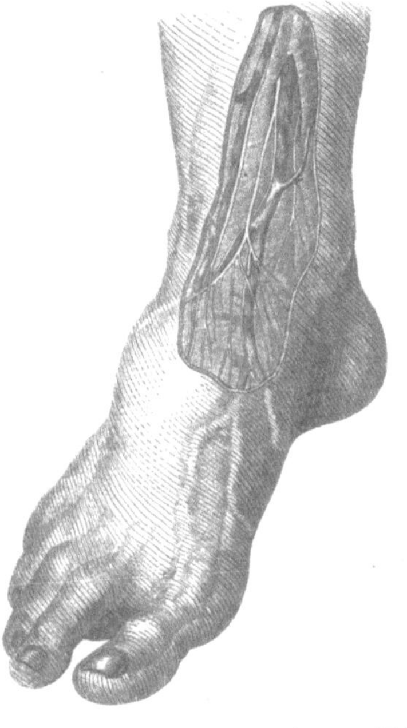

Die subkutanen Venen und Nerven der inneren Knöchelgegend.

Die Weichteile um das Fußgelenk bilden, ebenso wie am Unterschenkel, vier durch Fascien umgebene Partien. Auf der vorderen Seite liegen von innen nach außen die Sehnen des M. tibialis anticus, des Extensor hallucis (etwas tiefer die A. tibialis antica und der Nervus tibialis anticus), weiter außen die Sehnen des Extensor communis und des Peronaeus tertius. Zu beiden Seiten der Strecksehnen ist das Gelenk nur von Haut und Fascie bedeckt. Am äußeren Teile des Fußgelenkes verlaufen die Sehnen des Peronaeus longus und brevis, welche sich miteinander hinter dem äußeren Knöchel anlegen und dort durch eine feste fibro-seröse Scheide befestigt sind.

Fig. 123.

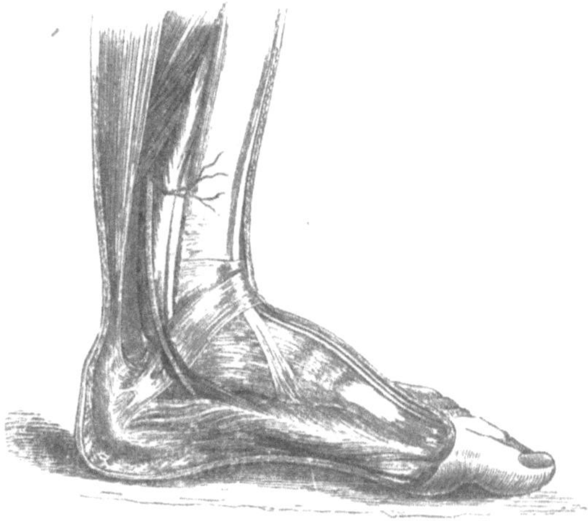

Die Tibialis postica in der Fußgelenksgegend. Hinter ihr sieht man die drei Sehnen des Flexor hallucis, Flexor communis und Tibialis posticus. An der inneren Seite der Fußwand erkennt man die Sehne des Tibialis anticus.

Hinter dem Fußgelenk trifft man in der oberflächlichen Schichte die Achillessehne, eingehüllt in ihre Scheide, welche sie als Fortsetzung der Unterschenkelfascie besitzt. Oberhalb ihrer Insertion an dem Calcaneus befindet sich zwischen dem Knochen und der Sehne ein Schleimbeutel. Zwischen der Achillessehne und dem inneren Knöchel, an der inneren und hinteren Seite des Fußgelenkes laufen, wie Fig. 121 zeigt, die Sehne des Flexor hallucis, die des Flexor communis, der N. tibialis posticus und die A. tibialis postica; am Rand des Knöchels zieht sich nach vorne hin die Sehne des Tibialis posticus herab. Die letztere Sehne kreuzt sich, etwas über dem Knöchel, mit der des Flexor communis. Anfänglich liegt nämlich der M. tibialis posticus weiter hinten, am Fußgelenk tritt aber seine Sehne hinter der des Flexor communis nach vorn und legt sich unmittelbar an den hinteren Rand des Tibiaknöchels an. Die beiden anderen Sehnen haben an der hinteren Seite der Tibia und des Astragalus eine feste Sehnenscheide. Über diese Partien her erstreckt sich vom inneren Knöchel zum Fersenbein das Lig. laciniatum, das zur Befestigung der Sehnen in ihrer Lage beiträgt. Auf analoge Art zieht sich über den Fußrücken hin ein schleuderförmiges Band, das dort die Sehnen in ihrer Lage beisammenhält. (Vgl. Figg. 120 und 123; bei Fig. 124 ist es weggenommen.)

Das Gelenk zwischen den beiden Unterschenkelknochen und dem Astragalus bildet ein festes Scharnier, mit starken seitlichen Bändern, welche keine andere Bewegung als die Beugung und Streckung zulassen. Die Tibia und Fibula sind hier durch fibröse Bandfasern so fest vereinigt, daß sie hier gleichsam nur einen Knochen bilden. In die Tiefe zwischen dem äußeren und inneren Knöchel ist der Astragalus aufgenommen, in der Art, daß er auf der inneren Seite eine kleinere, auf der äußeren Seite aber eine bedeutend größere seitliche Knorpelfläche gegen die Knöchel hinkehrt. Der äußere Knöchel geht auch weiter herab als der innere. Die ganze Festigkeit des Fußgelenkes beruht auf der Integrität der beiden Knöchel und der seitlichen Gelenkbänder, nämlich des Lig. deltoideum (zwischen Tibia und Astragalus) und des Lig. fibulare tale anticum, fibulare calcanei und fibulare tali posticum (diese auf der äußeren Seite). Mit der Ruptur dieser Bändermassen, noch mehr und häufiger mit dem Bruch eines oder beider Knöchel, wird die Verrenkung im Fußgelenk erleichtert.

Die Fußgelenksverrenkung entsteht nicht durch einfaches Hinausweichen der Tibia über die Astragalusrolle, sondern durch ein Überspringen der Tibia nach der entgegengesetzten Seite des Gelenkes. Nach den Experimenten von W. Henke, die sich durch unsere klinischen Erfahrungen bestätigt haben, erfolgt die traumatische Verrenkung des Fußes nach hinten durch eine gewaltsame Überbeugung (Plantarflexion) des Fußgelenkes. Die hintere Kante der Tibia gleitet dabei, nach Sprengung des vorderen und seitlichen Bandapparates, besonders auch nach Fraktur des äußeren Knöchels, auf der Rolle des Astragalus nach vorne. Ein umgekehrter Mechanismus findet statt bei der Verrenkung des Fußes nach vorne. Sie entsteht bei gewaltsamer Dorsalflexion, wobei gleichzeitig ein starker Impuls den Fuß nach der Rückseite und die Tibia nach der Plantarseite hintreibt. Die Stellung des verrenkten Fußes ist dann eine dem Plattfuß oder Hackenfuß ähnliche;

Fig. 124.

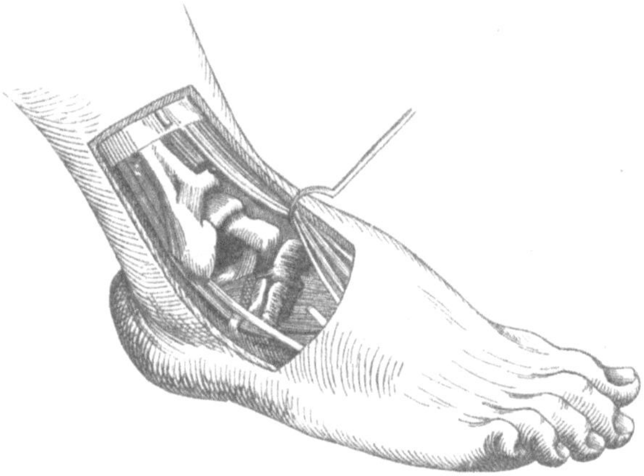

Fig. 125.

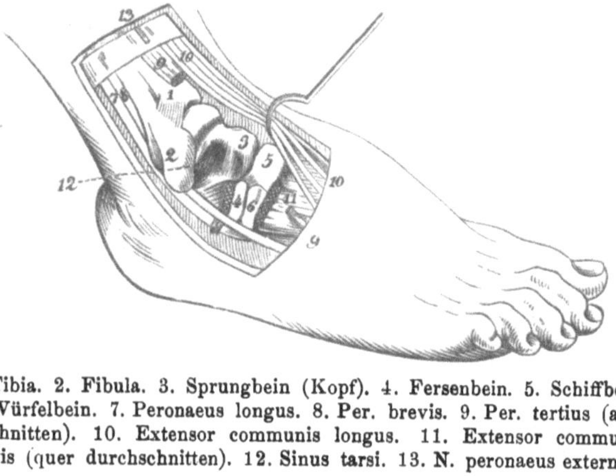

1. Tibia. 2. Fibula. 3. Sprungbein (Kopf). 4. Fersenbein. 5. Schiffbein. 6. Würfelbein. 7. Peronaeus longus. 8. Per. brevis. 9. Per. tertius (ausgeschnitten). 10. Extensor communis longus. 11. Extensor communis brevis (quer durchschnitten). 12. Sinus tarsi. 13. N. peronaeus externus.

in der Regel scheint noch Verdrehung nach innen hinzuzukommen. Bei der Einrichtung muß der Astragalus auf demselben Wege wieder zwischen die Knöchel hinein, auf welchem er herausgekommen ist; er muß also in der Stellung der Dorsalflexion gegen das Gelenk geschoben werden. — Die meisten Dislokationen im Fußgelenk sind Verrenkungsbrüche; ihre Mechanik ist von der Art, daß man sie, nach dem Grundsatz a potiori fiat denominatio, eher als Gelenksbrüche mit Dislokation bezeichnen muß. Die Einrichtung hat hier in der Regel keine große Schwierigkeit, wohl aber die Erhaltung in der richtigen Lage.

Fig. 126.

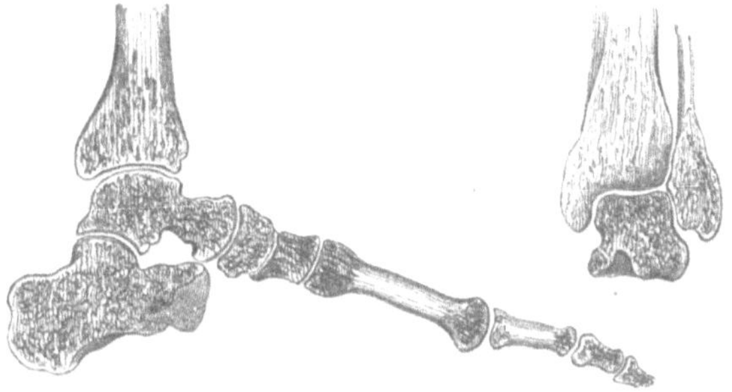

Durchschnitt des Fußgelenkes. Man erkennt im Längendurchschnitt die Tibia, das Sprungbein, Fersenbein, Schiffbein, das zweite Keilbein, den zweiten Mittelfußknochen u. s. w. Der Querdurchschnitt zeigt die Lage des Sprungbeines zwischen beiden Knöcheln.

Zu einfacher Exartikulation eignet sich das Fußgelenk vermöge seiner Form nicht gut; man wäre wohl nachträglich zum Absägen der beiden Knöchel noch genötigt, um den Stumpf mit Haut gut bedecken zu können. Viel passender erscheint die Amputationsmethode von Syme, wo der Unterschenkel unmittelbar über der Gelenkslinie durchsägt und mit einem aus der Fersenhaut gebildeten Lappen, der sich zur Bedeckung sehr gut eignet, überzogen wird. Ist der Fortsatz des Fersenbeines gesund, so wird derselbe, nach Pirogoff's äußerst nützlicher und empfehlenswerter Modifikation des Verfahrens, samt der Fersenhaut zur Bedeckung und Verlängerung des Stumpfes verwendet.

Die Resektion im Fußgelenk empfiehlt sich dadurch, daß sie mit Hülfe von seitlichen Hautschnitten unternommen werden kann, ohne daß irgend ein wichtigerer Teil dabei verletzt wird. Kommt auch durch Wegnahme des Endes der Tibia und Fibula eine merkliche Verkürzung des Beines zustande, so leidet doch die Sicherheit des Ganges bei dem künstlichen Gelenk, das sich hier bildet, oder bei der Ankylose mit dem Sprungbein, im Fall diese eintritt, nicht allzusehr.

Fußwurzel-Gelenk.

Die Gelenkverbindung zwischen dem Sprungbein und dem Fuß, aus dem Sprung-Fersenbein-Gelenk und dem Sprung-Kahnbein-Gelenk bestehend, ist sehr wichtig in physiologischer wie in chirurgischer Beziehung. Es dienen diese beiden unteren Sprungbeingelenke der Adduktion des Fußes. Sie sind der wesentliche Sitz der Klumpfuß- und Plattfußstellung des Fußes, indem durch krankhafte Adduktion der Klumpfuß und durch krankhafte Abduktion der Plattfuß gebildet wird.

Die gewaltsame Verrenkung dieser Gelenke erzeigt ebenfalls eine solche Difformität; durch eine übermäßige Adduktion des Fußes kommt das Schiffbein über den Kopf des Sprungbeines hinaus nach innen zu liegen und der Fuß erhält eine Klumpfußstellung; durch gewaltsame Abduktion des Fußes schiebt sich das Schiffbein nach außen hin und es entsteht ein traumatischer Plattfluß. Beide Arten von Dislokation sind schon oft nicht rechtzeitig erkannt worden, die Schwellung erschwert sehr das Betasten, so daß man nur aus der gehemmten Adduktion oder Abduktion die Luxation diagnostizieren kann.

Bei den gewöhnlich vorkommenden Formen von Klumpfuß oder Plattfuß hat man neben der krummen Stellung auch eine Anomalie des Wachstums der betreffenden Knochen anzunehmen; sind die Knochen in hohem Grade verändert, so reicht natürlich die einfache Stellungsverbesserung zur Heilung der Difformität nicht hin, es sind Keil-Excisionen aus dem Fußgelenk nötig, wenn man den Zweck erreichen will.

Das Sprungbein kann, bei großer Gewalteinwirkung, auch gänzlich aus der Fußwurzel herausgleiten. Eine solche Luxa-

Fig. 127.

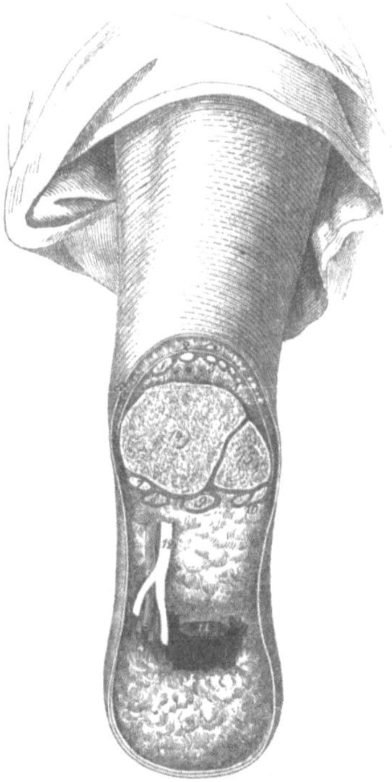

Ansicht der Teile nach dem Symeschen Amputations-Schnitt. 1. Tibialis anticus. 2. Extensor halluc. 3. 3. Extensor communis und Peronaeus tertius. 4. A. tibialis antica, begleitet von zwei Venen und dem N. tib. anticus. 5. N. peronaeus superficialis. 6. Vena saphena. 7. Tibialis posticus. 8. Flexor communis. 9. Flexor hallucis. 10. Peronaei. 11. Tendo Achillis. 12. N. tibialis posticus, sich in Plantaris externus und internus spaltend. 13. A. tibialis postica mit ihrer Teilung in eine Plantaris externa und interna; daneben die begleitenden Venen. 14. Tibia. 15. Fibula.

tion des Astragalus setzt natürlich die Ruptur aller Verbindungen des Sprungbeines voraus. Da der Astragalus keine Muskelinsertionen besitzt, und sogar die Ränder des Fußgelenkes ihn zum Teil überspringen, so begreift man hieraus die Möglichkeit eines Herausgesprengtwerdens des Astragalus aus dem Fußgewölbe. Bei forcierten Adduktions- oder Abduktions-Bewegungen muß wohl zuerst die Verbindung zwischen Sprungbein und Fersenbein entzweireißen; ist diese starke Verbindung, die besonders durch ein Ligamentum interosseum vermittelt wird, getrennt, so brauchen nur noch die verhältnisweise schwachen Kapselbänder des Fußgelenkes und der Sprung-Kahnbeinverbindung überwunden zu werden, um den Astragalus, der wie ein Keil in's Fußgewölbe hineingestellt ist, durch eine Krümmung des Fußrückens aus dem Fußgewölbe hinauszutreiben. Die Wiedereinrichtung der Astragalusluxation ist noch selten gelungen. Freilich fehlte es meist schon an der Diagnose oder an der Einsicht in den Mechanismus. Die Einrichtung mag vorzüglich darin ihr Hindernis haben, daß der hackenförmige Fortsatz an der hinteren Seite des Astragalus sich in die Vertiefung zwischen beiden oberen Gelenkflächen des Calcaneus anstemmen kann. Übrigens läßt sich auch wohl begreifen, daß die Strecksehnen, welche beim Herausweichen des Knochens zur Seite gedrängt werden, nachher hinter ihn zu liegen kommen uud sich einer Reduktion in den Weg stellen könnten.

Zwischen dem Kopf des Sprungbeines und dem vordersten Teil des Fersenbeines bemerkt man den Sinus tarsi (Fig. 126), eine höhlenartige Vertiefung, die man kennen muß, um beim Aufsuchen von Kugeln oder beim Sondieren wegen Caries oder beim Eröffnen des Cuboid-Gelenkes keinen diagnostischen Fehler zu machen. Man kann mit der Sonde von hier aus längs dem Ligamentum interosseum durch die Fußwurzel durchdringen.

Das Gelenk zwischen Astragalus und Calcaneus einerseits und Os naviculare und cuboideum andererseits hat seine besondere Wichtigkeit für die Chopartsche Amputation. Die Artikulationslinie, in welcher dieser Schnitt gemacht wird, befindet sich beim Erwachsenen nicht ganz einen Zoll von beiden Knöcheln nach vorn; auf der inneren Seite fühlt man den Vorsprung des Kahnbeines, auf der äußeren orientiert man sich vermittelst des Vorsprunges des fünften Mittelfußknochens; in der Mitte zwischen letzterem und dem Knöchel liegt das Calcaneo-Cuboidalgelenk. Die Fehler, welche leicht beim Aufsuchen dieser Gelenkslinie gemacht werden, sind besonders die folgenden: 1) An der inneren Seite kann man sehr leicht in das Gelenk zwischen Os naviculare und den drei keilförmigen Beinen kommen, ein Fehler, der freilich leicht erkannt wird (an den drei Facetten der Gelenksfläche) und dann alsbald zu verbessern ist. 2) An der äußeren Seite kann es passieren, daß man in die Aushöhlung zwischen dem Sprungbein und Fersenbein (Sinus tarsi) hinein gerät, in der Meinung, man sei in der Linie des Gelenkes. 3) Wenn man am Kopf des Astragalus nur zwei Linien zu weit nach oben käme, so könnte die Fußgelenkshöhle eröffnet werden.

Da die sämtlichen Sehnen der Unterschenkelmuskel, mit Ausnahme der Achillessehne, bei der Chopartschen Operation durchschnitten werden, so ist leicht zu begreifen, daß sich öfters nach dieser Operation ein Überwiegen der Achillessehne, also eine Erhebung des Fersenbeines nach hinten und somit eine Nachuntenkehrung der Narbe ausbildet. Man wird diesem Übelstand, wo er einzutreten beginnt, durch geeignete Verbände, z. B. Gypsverband, von Anfang an zu begegnen suchen müssen; will die Erhebung des Fersenbeins dennoch eintreten, so bietet sich die Durchschneidung der Achillessehne als das nächste und einfachste Mittel dagegen dar.

Wo es möglich ist, etwas mehr von

Fig. 128.

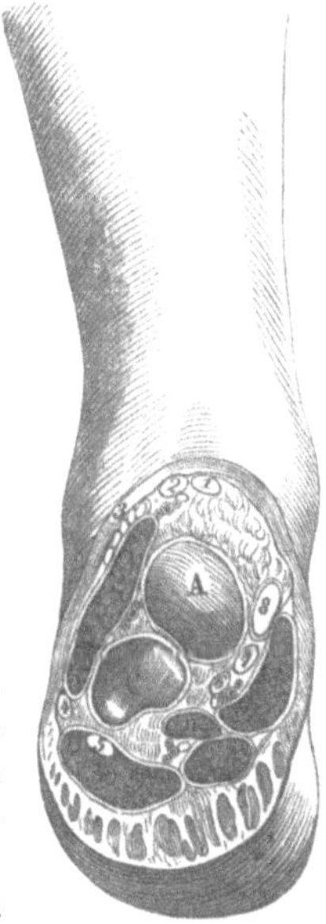

Durchschnitt in der Linie des Chopartschen Gelenkes. A. Astragalus. C. Calcaneus. 1. Tibialis anticus (Sehne). 2. Extensor hallucis. 3. Extensor communis et Peronaeus III. 4. Peronaeus brevis. 5. Per. longus. 6. Flexor communis. 7. Flexor hallucis. 8. Tibialis posticus. 9. Abductor hallucis brevis. 10. Flexor communis brevis. 11. Caro quadrata. 12. Abductor digiti V.

der Fußwurzel zu erhalten und z. B. in der Linie der Kahnbeingelenkes mit Durchsägung des Os cuboideum zu amputieren, wäre dieser Vorteil nicht außer Acht zu lassen. Bei Erhaltung des Kahnbeines hätte man schon die Insertion des Tibilias posticus gerettet.

Die Fußwurzelknochen sind so zusammengefügt, daß sie nebst dem Mittelfuß eine Art Gewölbe bilden, als dessen Schlußstein der Astragaluskopf angesehen werden kann. Außer den Gelenkbändern, die besonders auf der Plantarseite sehr derb gebaut sind, dient auch die starke Plantaraponeurose und die Muskulatur, besonders die Sehnen des Tibialis posticus und Peronaeus longus, die sich unter dem Fußgewölbe miteinander kreuzen, ferner die kurze Muskulatur der Fußsohle zur Erhaltung der gewölbten Form. Bei Erschlaffung dieser Gelenksverbindungen oder bei Lähmung jener Muskel entsteht der atonische Plattfuß, indem sich unter der Belastung des Fußgewölbes beim Stehen eine abgeplattete Form des Fußes erzeugt. Von diesem atonischen Plattfuß hat man wohl zu unterscheiden den steifen und abducierten Plattfuß, wobei der Fuß in der Abductionsstellung fixiert ist und der Kranke keine Adductionsbewegung machen kann.

Mittelfuß und Zehen.

Auf dem Fußrücken liegt am weitesten nach innen die Sehne des Tibialis anticus, die sich zum Os cuneiforme primum und dem ersten Metatarsusknochen begiebt. Weiter außen liegt die Sehne des Extensor hallucis, noch weiter die des Extensor communis und die dem letzteren sich anschliessende des Peronaeus tertius. Alle diese Teile sind auf der Höhe des Fußrückens durch das quer herübergespannte Schleuderband und durch die fibrösen Zwischenscheiden überzogen und befestigt. In einer zweiten Schichte hinter diesen Sehnen befinden sich die der kurzen Streckmuskel, welche vom äußeren Teil des Fußrückens entspringen und sich von außen her unter die langen Streckmuskel hinunterbegeben. Der größte unter diesen kurzen Streckmuskeln, der Extensor brevis hallucis kreuzt sich mit der hinter ihm liegenden A. tarsea, der

Fortsetzung der A. tibialis. Man findet die letztere Arterie in der Mitte zwischen dem ersten und zweiten Mittelfußknochen, neben dem Extensor brevis hallucis (Fig. 120). Am Ende der Mittelfußgegend tritt die Arterie zwischen den Knochen durch zur Plantarseite. Eine Abweichung, die sehr häufig vorkommt, besteht darin, daß diese Arterie schon am Anfang des Mittelfußes (als A. plantaris profunda) in den Interossealraum tritt; sie muß in diesem Fall, wenn man sie unterbinden will, weiter oben, oberhalb der kurzen Strecksehne der großen Zehe, gesucht werden. — Hinter den Extensor-Sehnen liegen die Fußwurzelknochen; vorne erblickt man zwischen den Mittelfußknochen die Mm. interossei. An der äußeren Seite des Fußrückens sieht man die Sehne des Peronaeus brevis vom äußeren Knöchel zur Basis des fünften Mittelfußknochens sich hinziehen (Fig. 126). Von Nerven des Fußrückens sind zu nennen der Tibialis anticus, der die Arterie gleichen Namens begleitet, der Peronaeus externus, dessen Zweige sich unter der Haut in der Mitte des Fußrückens gegen die Dorsalseite der mittleren Zehe hinziehen, und der ebenfalls subkutan verlaufende N. suralis (s. cutaneus externus), der unter dem Fibulaknöchel hin zur Rückseite der vierten und fünften Zehe hingeht.

In der Fußsohle trifft man eine derbe, mit fibrösen Fasern durchflochtene Fettschichte, welche dem Fuß zur Auspolsterung dient. An den Stellen, wo die Knochen sich gegen den Boden andrücken, am untersten Teil des Fersenbeines, sowie an dem Metatarsusgelenk der großen und

Fig. 129.

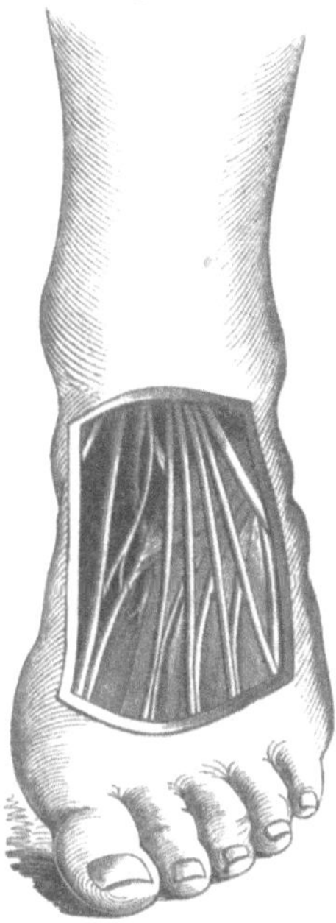

Haut und Aponeurosen des Fußrückens weggenommen. Man erkennt die langen und kurzen Strecksehnen, die Arteria dorsalis pedis und die Verzweigung des N. tibialis anticus.

kleinen Zehe, finden sich zuweilen auch Schleimbeutel. Nach Entfernung der derben Fettschichte kommt man auf die Aponeurosis plantaris, welche besonders in der Mitte der Fußsohle sehr stark und fest gebaut ist; zu beiden Seiten, wo die kurzen Muskel der großen und kleinen Zehe gelegen sind, trifft man einen viel dünneren aponeurotischen Überzug. Man erkennt innen den Flexor brevis und Abductor hallucis, außen den Abductor digiti minimi. Entfernt man die Aponeurosis plantaris, so liegen die kurzen Beugesehnen, der Flexor communis brevis und die Caro quadrata, vor dem Auge; hinter diesen sieht man die Arterien und Nerven und noch tiefer die langen Beugesehnen für die Zehen verlaufen. Die Beugesehne für die große Zehe kreuzt sich mit der etwas oberflächlicher verlaufenden Sehne für die vier anderen Zehen. Unmittelbar auf dem Würfelknochen zieht sich schief zum Os metatarsi primum die Sehne des Peronaeus longus. Vorne, den Mittelfußknochen entsprechend, liegen am tiefsten die Adduktoren der großen Zehe und die Mm. interossei.

Die Arteria tibialis postica, nachdem sie hinter dem Lig. laciniatum zur Fußsohle herabgekommen ist, teilt sich in eine Plantaris externa und interna, ebenso der N. tibialis. Der N. plantaris internus versieht die drei ersten, der externus die vierte und fünfte Zehe. Die A. plantaris externa läuft hinter der kurzen Muskulatur der kleinen Zehe, die interna hinter dem Abductor der großen Zehe. Nach vorn bildet die A. plantaris externa mit der zwischen dem ersten und zweiten Mittelfußknochen durchtretenden A. plantaris profunda den Arcus plantaris profundus, aus dem die Zehenarterien ihren Ursprung nehmen.

Fig. 130.

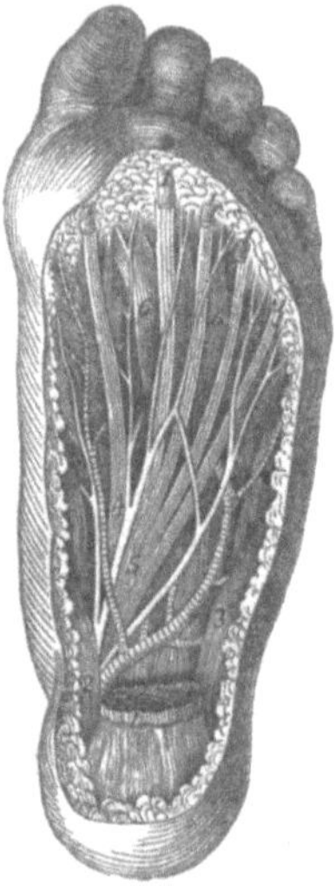

Die kurzen Beugemuskel der Fußsohle sind weggenommen, um die Lage der A. plantaris und des N. plantaris zu zeigen. 1. Flexor digitorum brevis, abgeschnitten. 2. Abductor hallucis. 3. Abductor digit. V. 4. Flexor hallucis longus. 5. Flexor communis. 6. Mm. lumbricales.

Das Tarsometatarsal-Gelenk, gebildet von den drei keilförmigen Knochen und dem Os cuboideum einerseits und den fünf Metatarsusknochen anderseits, bietet der Exartikulation besondere Schwierigkeiten dar, welche teils von der Straffheit und Kürze der Bänder, teils von dem Eingreifen der Knochen ineinander abzuleiten sind. Das Zurückstehen

Fig. 131.

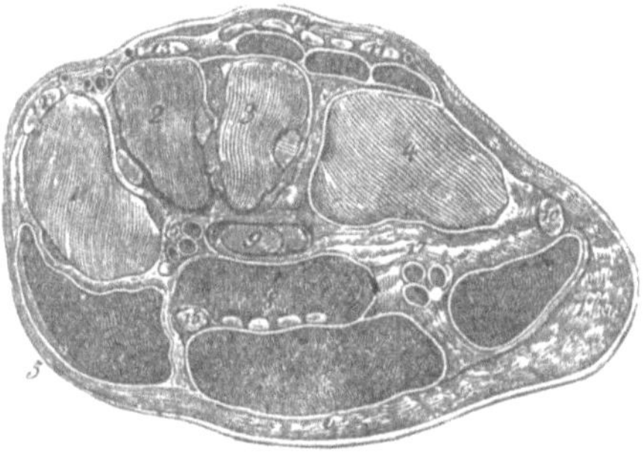

Durchschnitt im Gelenk der Fußwurzel mit dem Mittelfuß. 1. 2. 3. Ossa cuneiformia. 4. Os cuboideum. 5. Kurze Muskel der großen Zehe. 6. Flexor communis brevis. 7. Kurze Muskel der kleinen Zehe. 8. Caro quadrata nebst den vier Sehnen des Flexor longus. 9. Sehne des Peronaeus longus. 10. Sehne des Peronaeus brevis. 11. Peronaeus tertius. 12. Extensor hall. longus. 13. 14. Extensor communis, unter ihm die kurzen Streckmuskel. 15. Flexor hall. longus. 16. A. plantaris interna nebst Venen und Nerv. 17. Plantaris externa.

Fig. 132.

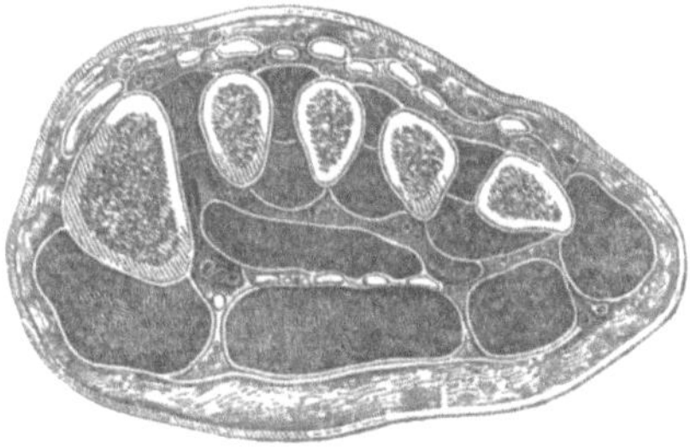

Durchschnitt des Mittelfußes. Man erkennt die Abteilungen der kurzen Beugemuskel der Interossen.

des zweiten Mittelfußgelenkes, wodurch die ganze Gelenkslinie eine Zickzackform erhält, und die an derselben Stelle sich findenden festen Ligamenta interossea, welche zwischen den keilförmigen Beinen entspringen und zur Basis des Metatarsus gehen, bilden das Haupthindernis.

Das Metatarsalgelenk ist auf der inneren Seite nicht leicht zu fühlen, weil dort kein besonderer Knochenvorsprung sich findet. Auf der äußeren Seite, wo der Metatarsusknochen an seinem Fortsatz leicht zu erkennen ist, zeigt sich die Distanz vom Knöchel bis zum Mittelfußgelenk nur halb so groß wie auf der inneren, und der Mittelfußknochen der großen Zehe ist merklich kürzer, als die Mittelfußknochen der vier anderen Zehen.

Fig. 133.

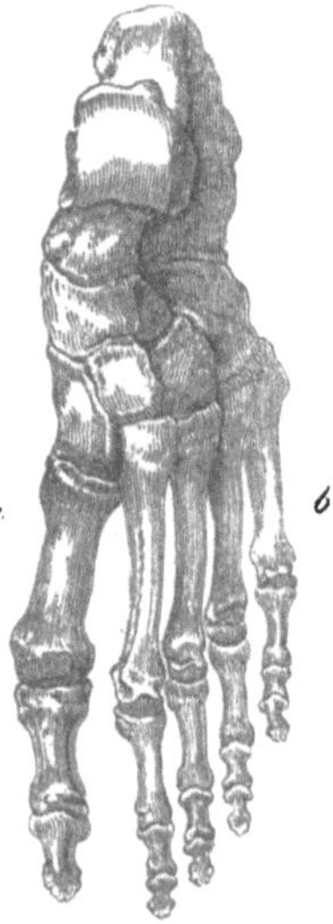

Man erkennt hier die zackige Linie des Tarsometatarsal-Gelenkes.

Die Amputation durch den Mittelfuß wird, abgesehen von den Schwierigkeiten der Exartikulation, viele Vorzüge haben und deswegen, wo es immer möglich ist, gewählt werden müssen. Man hat bei der Amputation eine mehr gleichmäßige Knochenfläche, man erhält die Sehnen, welche an dem Mittelfußknochen der großen und kleinen Zehe sich inserieren (Tibialis anticus, Peronaeus brevis), und man ist nicht so, wie bei der sogenannten Lisfranc'schen Exartikulation, der Entzündung der geöffneten Gelenkhöhle zwischen den Fußwurzelknochen ausgesetzt.

Wo es angeht, wird eine Combination von Amputation und Exartikulation, nämlich Exartikulation im ersten Metarsalgelenk und Durchsägung der vier anderen Knochen (Fig. 132 in der Linie a b, ebenfalls den Vorzug vor dem Lisfranc'schen Schnitt verdienen.

Bei Exartikulation oder Amputation einzelner Mittelfußknochen wird man am besten von der Dorsalseite aus den Knochen angreifen; derselbe ist dort weniger tief gelegen, es werden weniger Weichteile verletzt, die Narbe geniert weniger und die Plantarhaut ist zur Deckung des Stumpfes besser geeignet.

Die Köpfe der Mittelfußknochen für die Zehen sind durch Zwischenbänder miteinander fest vereinigt; sie liegen aber nicht alle in Einer Linie, indem das Gelenk für die erste und fünfte Zehe gegen die drei anderen merklich zurücksteht.

Im ganzen ist die anatomische Einrichtung der Zehen dieselbe, wie bei den Fingern. Die Sehnen spalten und inserieren sich auf dieselbe Art; die Arterien und Nerven verlaufen neben den Flexorsehnen wie bei den Fingern.

Die Zehengelenke sind viel unwichtiger als die der Finger; schon die Kleinheit und Kürze der zwei äußeren Phalanxknochen macht, daß die Affektionen derselben geringere Bedeutung erhalten. Inbetreff des Sehnenschnittes findet der wesentliche Unterschied von den Fingern statt, daß eine steife Zehe, wenn sie nur gerade ist, wenig geniert, eine starke Zehenverkrümmung kann aber den Gang sehr schmerzhaft machen. Während nun die Operation einer Fingerkontraktur durch den Sehnenschnitt in der Regel kontraindiziert ist, da sie den Finger lahm zurückläßt, so kann ein Sehnenschnitt an der Zehe, wo die Lähmung nichts zu bedeuten hat, unbedenklich gemacht werden.

Verzeichnis der Muskel, ihrer Nerven und Insertionen.

1. Muskel am Kopf.

Muskel und ihre Nerven.	Ursprung.	Ansatz.
Frontalis N. facialis.	Oberer Augenhöhlenrand	Galea aponeurotica.
Occipitalis N. facialis.	Linea semicircularis ossis occipitis	Galea aponeurotica.
Orbicularis palpebrae N. facialis.	Processus nasalis des Oberkiefers. Thränensack	äuß. Augenlidband. Rand der Augenlider.
Corrugator N. facialis.	Arcus superciliaris.	Augenbrauenhaut.
Levator palpebrae N. oculomotorius.	am Rand des Foramen opticum	oberer Augenlidknorpel.
Mm. recti N. oculomotorius, abducens.	ums Foramen opticum herum	Sclerotica, $2^1/_2$ bis $3^1/_2$ Linien vom Hornhautrand.
Obliquus superior N. trochlearis.	am Foramen opticum	hintere, obere äußere Partie der Sclerorotica.
Obliquus inferior N. oculomotorius.	Superficies orbitalis des Oberkiefers	hintere, obere, äußere Partie der Sclerotica.
Compressor nasi N. facialis.	Oberkiefer	Nasenrücken.
Orbicularis oris N. facialis.	Ober- und Unterkiefer	Lippenhaut.
Levator labii alaeque nasi N. facialis.	Processus nasalis des Oberkiefers	Nasenflügel und Oberlippe.
Levator labii sup. N. facialis.	unterer Augenhöhlenrand	Haut der Oberlippe.

Muskel und ihre Nerven.	Ursprung.	Ansatz.
Zygomaticus major N. facialis.	Jochbein	Mundwinkel.
Zygomaticus minor	Jochbein	Oberlippe.
Levator anguli oris N. facialis.	Fovea maxillaris	Mundwinkel.
Depressor anguli oris	Rand d. Unterkiefers	Mundwinkel.
Depressor labii inf. N. facialis.	Unterkieferrand	Unterlippe.
Buccinator N. crotaviticio-buccinatorius, N. facialis.	Ober- u. Unterkiefer, Proc. pterygoideus M. constrictor pharyngis	äußerer Teil der Lippe.
Masseter N. crotaviticus.	Jochbogenrand	Kieferwinkel.
Temporalis N. crotaviticus.	Fossa temporalis	Processus coronoideus des Unterkiefers.
Pterygoideus int. N. crotaviticus.	Fossa pterygoidea	innere Seite des Kieferwinkels.
Pterygoideus ext. N. crotavidicus.	Process. pterygoideus Gegend des Proc. spin. d. Keilbeines	Hals des Kiefergelenkkopfes.
Levator palati N. facialis vidianus.	Os petrosum, Tuba	Velum palatinum.
Circumflexus palati N. facialis.	Os petrosum, Tuba Proc. pterygoideus	Velum palatinum.
Azygos uvulae N. facialis.	Spina nasalis posterior	Zäpfchen.
Palatoglossus Plexus pharyngeus.	Velum palatinum	Zungenwurzel.
Palatopharyngeus Plexus pharyngeus.	Velum palatinum	seitl. hint. Schlundkopfwand.

2. Muskel am Hals.

Platysmamyoides N. facialis.	Fascia unterhalb des Schlüsselbeines	Fascia parotidis, Gesichtshaut.
Sternocleidomastoides N. accessorius.	Manubr. sterni. Pars sternalis claviculae	Proc. mastoideus.
Sternohyoideus N. hypoglossus.	Manubrium sterni	Corpus ossis hyoid.
Sternothyreoideus N. hypoglossus.	Manubr. sterni. Cartil. cost. I.	Cart. thyreoidea.
Omohyoideus N. hypoglossus.	Oberer Schulterblattrand	Zungenbeinkörper.
Hyothyreoideus N. hypoglossus.	Os hyoides	Schildknorpel und M. sterno-thyreoid.

Muskel und ihre Nerven.	Ursprung.	Ansatz.
Digastricus N. facialis. N. mylohyoideus.	Incisura mastoidea	Unterer Rand des Kiefers.
Mylohyoideus N. mylohyoideus.	Linea obliqua des Unterkiefers	Zungenbein.
Geniohyoideus. N. hypoglossus.	Spina mentalis interna	Zungenbein.
Styloyoideus N. facialis.	Proc. styloideus	Zungenbein, äußere Seite.
Hyoglossus N. hypoglossus.	Basis und Hörner des Zungenbeines	Zungenwurzel.
Genioglossus. N. hypoglossus.	Spina mentalis interna	Mittellinie der Zunge.
Styloglossus N. hypoglossus.	Proc. styloideus	hinterer äuß. Teil der Zunge.
Lingualis. N. hypoglossus.	zwischen Genioglossus und	Hyoglossus.
Constrictor pharyngis Plexus pharyngeus.	Pars basilaris occipitis, Zungenbein Schildknorpel, Ringknorpel	Oesophagus.
Stylopharyngeus N. glossopharyngeus.	Processus styloideus	mittl. Pharynxteil.
Longus colli Nn. cervicales ant.	Obere Brust- und untere Halswirbel	obere Halswirbel.
Rect. capitis anticus major Nn. cerv. ant.	Querfortsätze d. mittleren Halswirbel	Pars basilaris occipitis.
Rect. capitis anticus minor N. suboccipitalis.	Proc. transversus atlantis	Pars basilaris.
Rect. capitis lateralis N. suboccipitalis.	Processus transversus atlantis	Proc. jugularis occipitis.
Scalenus anticus Nn. cervic. ant.	Querfortsätze d. mittleren Halswirbel	erste Rippe vorn.
Scalenus medius Nn. cervic. ant.	Querfortsätze der sieben Halswirbel	erste Rippe außen.
Scalenus posticus Nn. cervic. ant.	Querfortsätze der unteren Halswirbel	zweite Rippe außen und hinten.

3. Muskel an der Brust.

Pectoralis major Nn. thorac. ant.	Clavicula, Sternum, 2. bis 7. Rippenknorpel	Spina tuberculi majoris.

Muskel und ihre Nerven.	Ursprung.	Ansatz.
Pectoralis minor Nn. thorac. ant.	dritte bis fünfte Rippe	Spitze des Proc. coracoideus.
Subclavius Nn. thorac. ant.	erste Rippe	hintere Fläche des Schlüsselbeines.
Serratus anticus. N. thorac. longus.	erste bis achte Rippe	hintererSchulterblattrand.
Intercostales Nn. intercostales.	von einer Rippe	zur anderen.
Triangularis sterni	Rippenknorpel 3—6	Brustbein.

4. Muskel der Rückengegend.

Cucullaris N. accessorius. N. cervicalis III.	Linea semicirc. occipit., Spina occ. Lig. nuchae, Proc. spinosi d. Brustwirbel	Extremitasacrom. claviculae, Acromion, Spina scapulae.
Latissimus dorsi N. thoracicodorsalis.	Dornforts. d. Kreuz-, Lenden- und unteren Rückenwirbel, 9.—12. Rippe	Spina tuberculi minoris.
Sylenius capitis N. occipit. major.	Dornfortsätze d. unt. Halswirbel	Os occipitis.
Levat. anguli scap. Nn. cervicales II. III. IV.	Querfortsätze der 4. oberen Halswirbel	Schulterblattwinkel.
Rhomboideus sup. N. dorsalis scap.	Dornfortsätze der 2 unteren Halswirbel	Basis scapulae.
Rhomboideus inf. N. dorsalis scap.	Dornfortsätze d. oberen Brustwirbel	Basis scapulae.
Serratus post. sup. Nn. intercostal.	Dornfortsätze d. oberen Brustwirbel	2.—5. Rippe.
Serratus post. inf. Nn. intercost.	Dornfortsätze d. unteren Brust- und oberen Lendenwirbel	2.—12. Rippe.
Complexus-Biventer N. suboccipitalis. N. occipit. major.	Untere Halswirbel u. Querfortsätze der oberen Brustwirbel.	Linea semicirc. sup.
Trachelomastoideus N. occipit. major.	Desgleichen	Process. mastoideus
Transversalis cerv. N. cervicales.	Desgleichen	Querfortsätze des 2. bis 6. Halswirbels.
Sacrolumbalis Nn. lumbales.	Kreuzbein, Lendenwirbel, hint. Teil des Darmbeines	unt. Halswirbel, Rippen, Querfortsätze d. Brustwirbel.
Spinalis cervicis Nn. cervicales.	Dornfortsätze d. oberen Brustwirbel	Dornfortsätze d. oberen Halswirbel.

Muskel und ihre Nerven.	Ursprung.	Ansatz.
Semispinalis cerv. Nn. cervicales.	Querfortsätze d. oberen Brustwirbel	Dornfortsätze d. ob. Halswirbel.
Spinalis dorsi Nn. thorac. post.	Dornfortsätze der unteren Brustwirbel	Dornfortsätze d. oberen Brustwirbel.
Semispinalis dorsi Nn. thorac. post.	Querfortsätze d. unteren Brustwirbel	Dornfortsätze d. oberen Brustwirbel.
Rect. cap. posticus major N. suboccipitalis.	Dornfortsatz d. Epistropheus	Hinterhauptbein.
Rect. cap. posticus minor N. suboccipitalis.	Dornfortsatz d. Atlas	Hinterhauptbein.
Obliquus cap. sup. N. suboccipitalis.	Querfortsatz d. Atlas	Hinterhauptbein.
Obliquus cap. inf. N. suboccipitalis.	Dornfortsatz d. Epistropheus	Querfortsatz d. Atlas.
Multifidus spinae N. occipit. major. Nn. spinales.	Querforts. d. Rückenwirbel	Dornforts. d. Rückenwirbel.
Levatores costarum Nn. intercostales.	Querforts. d. Rückenwirbel	Gegend der Rippenwinkel.

5. Bauchmuskel.

Obliquus externus Nn. intercostales.	acht untere Rippen	Linea alba, Lig. Poupartii.
Obliquus internus Nn. intercostales.	Crista ilii, Lendenwirbel (Scheide d. Quadratus lumbor.)	Ränder der unteren Rippen, Scheide d. Rectus.
Transversus Nn. intercostales.	6. bis 8. Rippe. Querforts. des Lendenwirbel. Crista ilii.	hintere Scheide des Rectus.
Rectus Nn. intercostales.	Brustbein. 5. bis 7. Rippenknorpel	Symphysis ossium pubis.
Pyramidalis Nn. intercostales.	Symphysis ossium pubis	Fascia recti.
Quadratus lumborum Nn. lumbales I.	Crista ilii, Processus transv. lumb.	zwölfte Rippe.

6. Muskel der Dammgegend.

Sphincter ani N. haemorrhoidalis; anococcygeus.	Os coccygis	M. bulbocavernosus (Constrict. cunni).

Muskel und ihre Nerven.	Ursprung.	Ansatz.
Levator ani Plexus coccygeus.	innere Wand des Beckens	Sphinct. ani extern. Fasc. perinaealis.
Constrictor urethrae Plexus coccygeus.	Lig. arcuatum, Ramus descendens ossis pubis	Lig. ischioprostatica.
Coccygeus Plexus coccygeus.	Spina ischii	Os coccygis.
Bulbocavernosus N. pudendus com.	Sphincter ani, Eascia perinaei, Corpora cavernosa penis	Fascia penis.
Ischiocavernosus N. pudendus com.	Ramus ascend. ischii	Corpus cavernosum, Fascia penis.
Transvers. perinaei Plexus coccygeus.	Tuber ischii	Perinaeum.

7. Muskel der Schulter und des Armes.

Deltoideus N. axillaris.	Clavicula, Acromion, Spina scapulae	Os humeri bis zur Mitte.
Supraspinatus N. suprascapularis.	Fossa suprasp. scapulae.	Tub. majus, oben.
Infraspinatus N. suprascapularis.	Fossa infrasp. scapulae	Tub. majus, mitten.
Teres minor N. suprascapularis.	Rand des Schulterblattes	Tub. majus, unten.
Teres major N. thorac. dorsalis.	Angulus scapulae	Spina tub. minor.
Subscapularis N. subscapularis.	Fossa subscapularis	Tub. minus.
Coracobrachialis N. musculocutan.	Proc. coracoideus	Spina tub. min.
Biceps N. musculocutan.	oberer Rand der Gelenksgrube, Proc. coracoideus.	Tuberositas radii. Fascia cubiti.
Brachialis internus N. musculocutan.	Os humeri, innere Seite	Processus coronoid. ulnae.
Triceps N. radialis.	Schulterblattrand, unterhalb d. Gelenksgrube, Oberarm hintere Seite.	Olecranon.

8. Muskel des Vorderarmes.

Anconaeus quartus N. radialis.	Condyl. ext. humeri	Ulna, außen u. oben.

Muskel und ihre Nerven.	Ursprung.	Ansatz.
Pronator teres N. medianus.	Condyl. int. humeri	Radius, vorn u, außen bis zur Mitte.
Palmaris longus N. medianus.	Condyl. int. humeri	Lig. carpi vol. Apon. palmaris.
Flexor carpi radialis N. medianus.	Condyl. int. humeri	Os metacarpi II.
Flexor carpi ulnaris N. ulnaris.	Cond. int. Olecranon	Os pisiforme, Os metacarpi V.
Flexor dig. sublimis N. medianus.	Cond. int. Ulna, Radius	2. Glied d. 4 Finger.
Flexor dig. prof. N. med. et ulnaris.	Ulna, Lig. interosseum	3. Glied d. 4 Finger.
Flexor pollicis long. N. medianus.	Radius, Ulna, Lig. interosseum	2. Glied des Daumens.
Pronator quadratus N. medianus.	Ulna, vorn u. unten	Radius, vorn und unten.
Supinator longus N. radialis.	Humerus, Cond. ext. humeri	Radius, Proc. styl.
Supinator brevis N. radialis.	Cond. ext. humeri	Radius, vorn u. innen.
Ext. rad. long. N. radialis.	Cond. ext. humeri	Mittelhandknochen d. Zeigefingers.
Ext. rad. brevis N. radialis.	Cond. ext. humeri	Mittelhandknochen d. Mittelfingers.
Ext. carpi ulnaris N. radialis.	Condyl. ext. humeri, Olecranon	Mittelhandknochen d. kleinen Fingers.
Ext. dig. communis N. radialis.	Cond. ext. humeri	2. und 3. Glied der 4 Finger.
Ext. dig. min. propr. N. radialis.	Cond. ext. hum. Ulna	fünfter Finger.
Ext. indicis proprius N. radialis.	Ulna, Lig. interosseum	Zeigefinger.
Ext. poll. longus N. radialis.	Ulna	2. Glied des Daumens.
Ext. poll. brevis N. radialis.	Ulna, Lig. interosseum	1. Glied des Daumens.
Abductor poll. long. N. radialis.	Ulna, Lig. int. Radius	Os metac. pollicis.

9. Muskel an der Hand.

Abductor poll. brev. N. medianus.	Lig. vol. Os m. min. majus	1. Glied des Daumens.
Flexor brevis poll. N. medianus.	Lig. vol. Os mult.	Sehnenknochen und 1. Glied.

Muskel und ihre Nerven.	Ursprung.	Ansatz.
Opponens pollicis **N. medianus.**	Lig. volare	Capitulum oss. met. I.
Adductor pollicis **N. ulnaris.**	Os capit. Os metac. III.	Sehnenknochen und 1. Glied.
Flexor dig. min. **N. ulnaris.**	Lig. vol. Os hamatum	1. Glied d. 5. Fingers.
Abductor dig. min. **N. ulnaris.**	Lig. volare	1. Glied d. 5. Fingers.
Adductor dig. min. **N. ulnaris.**	Lig. vol. Os hamatum	Cap. os met. dig. m.
Interossei (7) **N. ulnaris.**	Metacarpusknochen	Rückseite d. 1. Gliedes.
Lumbricales (4) **Nn. medianus et ulnaris.**	Beugesehne des Profundus	verschmolzen mit den Sehnen der Interossei u. d. Ext. comm.

10. Muskel des Schenkels.

Muskel und ihre Nerven.	Ursprung.	Ansatz.
Sartorius **N. cruralis.**	Spina ilii ant. sup.	innen und vorn am Kopf der Tibia.
Psoas **N. cruralis.**	Körper und Querfortsatze des letzten Brustwirbels u. d. ober. Lendenwirbel	Trochanter min. (gemeinschaftlich mit dem Iliacus).
Iliacus **N. cruralis.**	innere Seite d. Hüftblattes.	Trochanter minor.
Psoas minor **N. cruralis.**	wie der vorige	Fascia iliaca.
Pectinaeus **N. cruralis, obturatorius.**	Crista ossis pubis	unterhalb der Troch. minor.
Glutaeus maximus **Nn. glut. inf.**	hintere Seite d. Hüftbeines, Os sacrum u. Os coccygis	Linea aspera unterhalb d. Trochanter major, Fascia lata.
Glutaeus medius **Nn. glut. sup.**	äuß. Seite d. Darmbeines	äußere u. vord. Seite des Troch. major.
Glutaeus minimus **Nn. glut. sup.**	äuß. Seite d. Darmbeines, unter dem vorigen	oberer Rand d. Troch. major.
Pyriformis **N. glut. sup.**	vordere und seitliche Fläche d. Os sacrum	innere Fläche des Troch. major.
Gemellus superior et inferior **N. ischiadicus.**	Spina ischii, tuber ischii	Fossa trochanterica.
Obturator internus **N. ischiadicus.**	innerer Rand d. For. obt. Membr. obturat.	Linea intertrochanterica.

Muskel und ihre Nerven.	Ursprung.	Ansatz.
Quadratus femoris N. ischiadicus.	Tuber ossis ischii	Linea intertrochanterica.
Obturator externus N. obturatorius.	Rand des eiförmigen Loches	Fossa trochanterica.
Tensor fasciae latae N. glut. sup.	Spina ilii ant. superior	Fascia lata d. Oberschenkels.
Rectus femoris N. cruralis.	Spina ilii ant. inferior	Patella
Cruralis N. cruralis.	vord. Seite d. Schenkelknochens	Patella
Vastus externus N. cruralis.	äußere Seite des Os femoris	Patella
Vastus internus N. cruralis.	innere Seite des Os femoris	Patella
Adductor longus N. obturatorius.	Ramus descendens ossis pubis	Linea aspera mitten.
Adductor brevis N. obturatorius.	Ram. desc. ossis pubis	Linea aspera.
Adductor magnus N. obturatorius.	Ram. ascendens ischii	Linea asp. bis z. Condyl. femoris herab.
Gracilis N. obturatorius.	Ramus desc. pubis et ascend. ischii	Oberes Ende d. Tibia.
Biceps N. ischiadicus.	der lange Kopf vom Tub. ischii, d. kurze von d. Linea aspera	Capitulum fibulae.
Semitendinosus N. ischiadicus.	Tuber ischii	Tibia, oben u. innen.
Semimembranosus N. ischiadicus.	Tuber ischii	Condylus int. tibiae.

11. Muskel des Unterschenkels.

Muskel und ihre Nerven.	Ursprung.	Ansatz.
Gastrocnemius N. tibialis (ischiadicus).	Cond. fem. ext. et int.	Tuberositas calcanei.
Soleus N. tibialis.	Rand der Tibia, Capitulum fibulae	mit dem vorigen zur Tub. calcanei.
Poplitaeus N. tibialis.	Cond. ext. femoris	Tibia, innen u. oben.
Plantaris N. tibialis.	Cond. ext. femoris.	Lig. capsul. Calcaneus.
Tibialis posticus N. tibialis.	Fibula, Lig. inteross. Tibia	Os naviculare, Os cuneif. I. et II.
Flexor hall. longus N. tibialis.	Fibula	zweites Glied d. großen Zehe.

Muskel und ihre Nerven.	Ursprung.	Ansatz.
Flexor digit. long. N. tibialis.	Tibia	drittes Glied der vier äußeren Zehen.
Tibialis anticus N. peronaeus prof.	Tib. Lig. inteross.	Os cuneiforme I. u. Os metat. dig. I.
Ext. hallucis longus	Lig. interosseum, Fibula	zweites Glied der großen Zehe.
Ext. digit. longus N. per. prof.	Fibula, Lig. inteross. Tibia	drittes Glied der vier äußeren Zehen.
Peronaeus tertius N. per. prof.	Fibula vorn u. außen	Os metatarsi V.
Peronaeus longus N. peronaeus.	Fibula oben u. außen	Os cuneif. I und Os metatarsi I.
Peronaeus brevis N. peronaeus.	Fibula außen	Os metatarsi V.

12. Muskel des Fußes.

Extensor dig. brevis N. per. prof.	Proc. ant. calcanei	2. bis 4. Zehe.
Ext. hallucis brevis N. per. prof.	Proc. ant. cal. weiter oben	1. Glied der großen Zehe.
Flex. digit. brevis N. plant. internus.	Tub. calcanei	2. Glied der 4 äußeren Zehen.
Flex. hall. brevis N. plant. internus.	Proc. ant. calc. Os cuneif. II. III.	1. Glied der großen Zehe.
Abductor hallucis N. plant. internus.	Tub. calcanei, Os cuneif. I, Os metat. I.	1. Glied der großen Zehe.
Caro quadrata N. plant. externus.	Calcaneus	Sehne d. Flexor communis longus.
Abductor hallucis N. plant. externus.	Lig. calcaneo-cuboid. Os cuneiform. III. Os metat. IV. et V.	1. Glied der großen Zehe.
Abductor digiti V. N. plant. externus.	Calcaneus	Os metat. V. et Phalanx I. dig. V.
Flexor brev. dig. V. N. plant. externus.	Lig. calcaneo-cuboid.	Os metat. V. et Phalanx I. dig. V.
Interossei (7) N. plant. externus.	Metatarsus	Rückenfläche des 1. Gliedes der Zehen.
M. lumbricales (4) Nn. plant. int. et externus.	Sehnen des Flexor communis	1. Glied d. 4 äußeren Zehen.